うつのための
マインドフルネス＆アクセプタンス
ワークブック

ACT（アクセプタンス＆コミットメント・セラピー）で
うつを抜け出し活き活きとした人生を送るために

著
カーク・D・ストローサル
パトリシア・J・ロビンソン

序文
スティーブン・C・ヘイズ

訳
種市摂子

星和書店

The Mindfulness & Acceptance Workbook for Depression

Using Acceptance & Commitment Therapy to Move Through Depression & Create a Life Worth Living

by
Kirk D. Strosahl, Ph.D.
Patricia J. Robinson, Ph.D.

Translated
by
Setsuko Taneichi, M.D., Ph.D.

アクセプトする（受け容れる）こと，マインドフルでいること，人生にコミットすることについて，多大な教示をくれた親愛なる生涯の友，グレゴリー・E・キャンベル氏へ。君がいてくれたおかげで世界はよりよい場所になった。友よ，君の旅立ちはあまりにも早すぎた。そして，私の生涯の友人であり，心から理解し合える親友，支持者であり，アドバイザーでもある母，ジョイス・V・ストローサルへ。

——K・S

母，ワンダ・ジョンソン，父，エニス・ロビンソン，義理の母，ジョイス・V・ストローサル，そして義理の父，ジョン・ストローサルへ。よき友人として，また教師としてそばにいてくれることに感謝します。そして，グレッグ・キャンベル氏へ。あなたが色を塗り，世界へ届けた黄金色の本のように，この本が平和なひとときの訪れを告げますように。

——P・R

私たちの娘，ジョアンナ・メイ・ロビンソンへ。その献身的な働きとユーモアのセンスに対して。娘のおかげでこの本はより読みやすくわかりやすいものになりました。また，過去と現在において私たちがお手伝いしてきたすべての方々へ。うつから抜け出し自分自身の人生へと向かう勇気に敬意を表します。リーガン，エルザ，フランシス，ジョアンナ，アシュリー，アマンダ，ジェームス，エルスペス，マクロウ，アレックス，ジャクソン，A・J，エリー，そしてローガンへ——皆さんが自分の夢を追いかけるとき，常に自分の物語の筋書きをそっと優しく持っていられますように。そして，本書をとてもよい本に仕上げてくれた素晴らしい編集者ジャスミン・スター氏へ，その素敵なユーモア，洞察，情熱，エネルギーに感謝します。

——K・SおよびP・R

読者の皆さんへ

New Harbingerの出版物を手にとっていただきありがとうございます。New Harbingerでは，アクセプタンス&コミットメント・セラピー（ACT：アクト）とその諸分野への応用に関する本の出版に力を注いでいます。New Harbingerは，一般および専門家に向けた良質で信頼できる本をお届けする出版社として，長年にわたり好評を得てきました。

堅実で科学的で，臨床に基づいた研究を世に知らしめるNew Harbingerの責任の一環として，スティーブン・C・ヘイズ，Ph.D.，ジョン・P・フォーサイス，Ph.D.，および，ゲオルグ・H・アイファート，Ph.D.は，ACTシリーズに登場しうるすべての本の監修を行います。ACTシリーズの編集者として我々は，New Harbingerから出版されるすべてのACTの本のレビュー，提案への批評，必要なガイダンスを行い，それぞれの本の内容，深さ，および範囲に関し，丁重な助言を行っています。根拠やACTとの整合性が不明確な主張に対しては，我々の判定基準を満たすよう著者に注意を促します。

ACTシリーズの本は，

- 適正な科学的根拠を有し，
- 理論的に首尾一貫しており，すなわち執筆時においてACTモデルおよび背後にある行動原理と矛盾することなく，
- 専門用語や，独自性の強い手法との不必要な混乱を避けることで，ACTのワークをいつでも利用可能なものとし，
- 焦点を常に皆さん，すなわち読者の利益となるものへと向け，
- この領域のさらなる発展に寄与し，
- 実用性のある情報を提供します。

皆さんが本当に役立つ情報を得て，苦しみを軽減させることができるよう，これらのガイドラインはより広範なACTコミュニティの有益性を反映するものとなっています。

うつは人類が直面する，最も一般的かつ破壊的な心理的問題のひとつです。それにより，人は愛情，人間関係，仕事，そして人生そのものさえも失いかねません。うつはどんな豪傑も屈服させるほどの難題なのです。

今皆さんは，上記すべてを満たした，検証に耐えうる，強力な選択肢を提示する一冊の本を手にしています。つつましくも大胆な，『うつのためのマインドフルネス＆アクセプタンス・ワークブック』はカーク・ストローサル氏とパトリシア・ロビンソン氏によって著されました。ふたりは1986年にACTと出合い，初期の段階ですぐに中心的な役割を担うようになりました。診療への応用を行い，ACTコミュニティにおける第一人者，セラピスト，トレーナーとなりました。カーク氏は1999年に発行されたACTに関するオリジナル本の共著者です。問題の本質に切り込む能力を備えた技術レベルの高い臨床医として，カーク氏とパトリシア氏はACTをより身近なものとし，彼らの人間性や知恵との融合を果たしたのです。本書はケアというものの最高の価値を反映するものであり，我々は心からこの本を推奨します。

スティーブン・C・ヘイズ，Ph.D.
ジョン・P・フォーサイス，Ph.D.
ゲオルグ・H・アイファート，Ph.D.

序 文：
幻想を行動へ

「うつ」は単なる感覚ではない。「うつ」は行動である。

本書を読むと，この単純ながらも本質をとらえた見方が強く心に響いてくることでしょう。ぜひ心の準備をしておいてください。というのは，このような見方ははじめのうち，よい知らせと悪い知らせの両方を含んでいるからです。悪いほうの知らせは，私たちのマインドの手にかかれば，この考え方も自分を責める新しい口実になってしまうということです。マインドは，「うつが行動だとすれば，私は『うつを行う』べきではない。しかし実際には，私はうつを行ってしまっている。その責任は私にあるに違いない」と言ってきます。これはまったく自然なことです。マインドはいつだって私たちを評価し非難していますし，うつのときは特にその傾向が強まります。ですが，うつへとつながる行動，つまり，掘り下げればうつそのものである行動は，責められるべきものではありません。私たちのマインドは一筋縄ではいかない相手ですから，助けなしにそのもつれから抜け出すのは非常に困難です。うつはうつに悩んでいる人の「過失」ではないのです。

この見方に含まれているよいほうの知らせは，絶望的であるという幻想や自分が悪いという固定観念よりもずっと力強く，ずっと長く私たちを支えてくれるものです。本書を読めば，あなたの前にははっきりとした形を持った，活力に満ちた道が延びているとわかるでしょう。あなたは人生の犠牲者ではありません。永遠に苦悩し続けるよう運命づけられているわけでもありません。

自分をがんじがらめにしてきた行動について理解すると，他にも道はあると気づけるようになります。そうした選択肢に手が届かないわけではないのです。助けを借りてその存在に気づくことができれば，今，この瞬間それはここにあり，自由に選び取れるのだとわかるでしょう。

本書において，カーク・ストローサルとパトリシア・ロビンソン夫妻の執筆チームは，うつから脱して人生を取り戻すための，革新的で創造的で効果的な道を紹介しています。本書は言うなれば，苦悩という真っ暗な部屋に灯をともすような存在です。この灯によって，部屋の中には何があるのか，自分はどこにいるのか，そこにたどり着くまでには何があったのかがよりよく理解できるでしょう。そして，どうすれば何ものにも邪魔されずに自らの価値を見据える人生へと船出することができるのか，どうすればその温もりと自由の中へ足を踏み出すことができるのかを，今よりももっと容易につかめるようになるはずです。

最初の数ページから最後のページに至るまで，この本は手で触れることができそうなほど強い「気づき」の光を放っています。本書を著した，私の親しい友人でもあるふたりの優しさ，強さ，そして人間らしさを，あなたも感じ取ることができるでしょう。彼らは慎み深く，思慮深く，落ち着きと思いやりがあります。豊富な経験を持っています。問題を引き起こす行動からマインドの憂うつな習慣を振り払うのに必要な行動へと，あなたが一歩一歩進んでいくのに付き添う用意があります。もしあなたに，そうしたプロセスを全うする忍耐，今苦しんでいる自分自身に対する慈愛の心，そして，これまでと大きく異なる道を歩むことで生じる困難や不安と向き合う気持ちがあれば，本書はあなたの人生を変える助けとなるでしょう。

私が反論を恐れずにそう主張することができるのは，本書がターゲットとするプロセスの，うつに対する重要性を示す科学的根拠が，ここ10年で急激に出揃ってきているからです。私たちは今では，認知的な罠にかかるとどうなるのか，どうすればマインドフルネスを用いてその罠にかかった人を助け出すことができるのか，よく知っています。体験の回避がどのように作用するのかも，アクセプタンス（受容）がどのように頭の中の葛藤を和らげるかも，よく知っています。さらに言えば，体験に対してオープンになる（心を開いて受け容れる）ことが，いかに自らの価値との接触を助けるか，いかに一瞬一瞬の行動が自分の望む意義，完全性，他者とのかかわりと調和するような人生を創ることを助けるのかも，よく知っています。

本書の効果を実感するのに，私を信用する必要はありません。著者のふたりを信用する必要もありません。何かを信じ込んだり，納得させられたりする必要もありません。必要なのは，瞬きせずによく見よう，自分の体験の中で何が真実なのかを見極めようというウィリングネス（積極的意志）です。本書のやり方を試す際には，あなたの体験こそが最良の教師となることでしょう。

うつは単なる感覚ではありません。うつは行動です。頭の中の「言語マシン」は，もしかしたらこの表現に恐れをなすかもしれません。ですが，私たち人間にとっては，希望と活力に満ちた，価値あるメッセージなのです。人生を待ち続ける必要はありません。それはすでに始まっており，あなた自身が「生きる」べきものなのです。

その可能性にオープンになる準備ができましたら，どうぞページをめくり，始めてみてください。

ネバダ大学
スティーブン・C・ヘイズ

もくじ

エクササイズ一覧

イントロダクション

うつの新しい見方

われわれの疑念は裏切り者だ。試すことを恐れるあまり，
得られたであろう果実を失わせしめる。
——ウィリアム・シェークスピア

うつは，現代社会における最も一般的な心の問題のひとつです。テレビをつけるたびに，うつのための新薬や処方箋不要のサプリメント，その他評判の治療法に関する宣伝を目にします。新聞では，自殺という悲劇がいかにして起こったかを説明するために，当人がどれほどうつで苦しんでいたかが描写されます。報道機関や他の文化機関は私たちに，うつとは恐ろしいモンスターか，そうでなければ家族内で次々に伝染する病気のようなものであると教え込みます。最先端の脳スキャン装置を用いる科学者の記事には，うつにかかっている脳とかかっていない脳の写真が並べられています。また別の記事では，もう少しでうつをコントロールする遺伝子を発見できそうだという，科学者の自信に満ちたコメントが紹介されています。つまり，うつとは心の異常な状態であり，治療によって克服されるべき生物学的な病気である，というのが一般的な見方なのです。

私たちはまた，「うつの治療に成功すれば人生がこんなふうに変わる」という感情的な訴えにもさらされています。以前はうつに悩んでいた人が今は幸せな時を過ごしており，人間関係が回復しただけなく，新しいつながりもできている，といった話を耳にすることもあるでしょう。以前は頭

を抱え落ち込んでいた人が，今では子どもやパートナーやペットを連れて，満面の笑みで歩いている，といった広告を目にすることもあるでしょう。どれも，人生をコントロールするためにはまずうつを取り除かなければならない，というメッセージを発信しています。こうした幸せな生活を手に入れるためには，この広告にある薬を処方してもらうだけでいいんですよ，というわけです。

別の見方

本書ではまったく別の視点，つまり，「うつとは，何らかの重要な点においてバランスを欠いた生活を送った結果である」という視点から，うつとその対処法を理解していただきたいと思います。うつは，うつさえなければ健康的で活力と目的意識に満ちているような生活から突然生じることはありません。うつは異常でも，偶然でも，事故でもありません。あなたが人生に持ち込んでいるものの論理的帰結なのです。うつはあなたに，耳

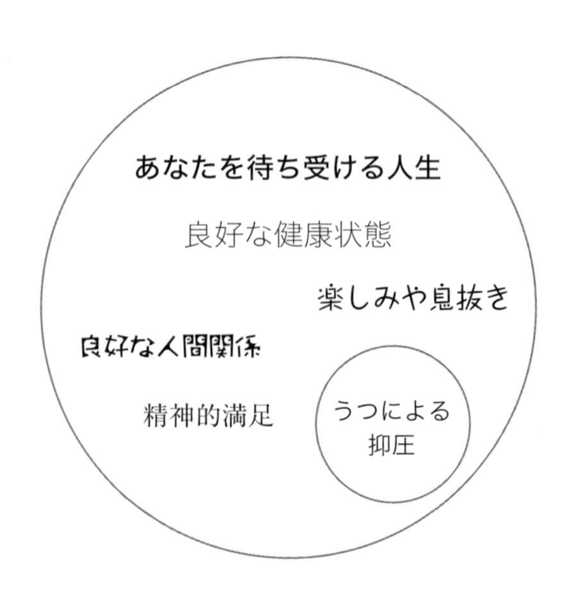

を傾ける価値のあることを伝えています。うつとは，行動を起こしてバランスを失っている生活の側面を見定める必要がある，というシグナルなのです。

◆ うつのコントロールが目標でないとしたら？

では，うつがそのようなシグナルであるとすれば，より具体的には何を伝えているのでしょう？　答えは人によって違いますが，共通するのは，あなたが今とっている行動によって，あなたは人生で価値を置く物事からどんどん遠ざかっていますよ，というメッセージです。あなたが本来できることと比べると，人生とのかかわり方が制限されてしまっているのです。多くの人は，「うつのせい」で日常のさまざまな活動に参加できなくなっていると思っています。そのため，最終目標は，人生をうまく進めるためにうつを取り除くことだと信じています。ところが残念ながら，このような常識的な方法では望む結果は得られません。皮肉なことに，よかれと思ってした，憂うつな思考，記憶，感情を抑制・排除するための行動が，かえってそうした体験を強めてしまうことが多いのです。言い換えると，うつをコントロールするための行動そのものが，うつを増幅させてしまう可能性があるのです。その結果，なるべく落ち込まないようにと活動，感情，思考，記憶を抑え込む癖がつき，結局はうつが悪化することになります。そうやってあなたの人生は，本来あるべき姿の何分の一かに収縮していくのです。

◆ 感じているものを感じ取り，生きがいのある人生を求めることが目標だとしたら？

人が人生に求めるものは，だいたい決まっています。健康，愛情ある人間関係，やりがいを感じられる仕事，建設的な気晴らし，精神的な活動，そしてレジャー活動です。こうした要素が備わったのが活き活きとした，生きがいのある人生であり，それを追求することは，気分をよくするためのエクササイズをするのとは違い，楽しいことが次から次へと起こるようなものではありません。むしろそれは，生きることへのコミットメントです。望んでいようと望んでいまいと，自分の感情や思考を進んで体験し，自分にとって価値や意義のあることを行おうとする生き方なのです。

残念ながら，現代社会が発するメッセージには，このような生き方に対する支援がほとんど含まれていません。生きがいのある人生を歩むうえでの最大の障害は，実は私たちが受けるソーシャル・トレーニング（社会訓練）によって生じ，強化されます。人間の持つ，考えたり感じたりする能力は，外的世界をさまざまな面で発展させることができますが，一方で，そうした能力があるために，私たちは日々の体験から活力を吸い取るような生活のルールをプログラムされやすくなり，極端な場合，うつへとつながってしまうのです。

本書では，あなたが自分の望む人生のあり方を見定め，人生で起こるよいことも悪いことも受け容れ，目標を見失わないでいるための方略を紹介します。こうして言葉にするとあまりに単純で，どこか非現実的に響くかもしれませんが，このやり方はうつを長引かせるパラドックス（逆説）に対処することになるため，とても効果があります。「うつを抑制・コントロールしようとすればするほど，うつがひどくなる」，「うつにつながる状況を回避しようとすればするほど，状況は悪化する」，そんなうつの罠にかかってしまうと，自分の運命の主導権を握れていないという感覚が強まるでしょう。

アクセプタンス＆コミットメント・セラピーのバックグラウンド

アクセプタンス＆コミットメント・セラピー（Acceptance and commitment therapy。ACT と略し，「アクト」と発音します）は，1980 年代後半の認知行動療法を研究・実践する動きの中から生まれました。ACT が土台とするのは，人の苦悩の中で言語や思考が果たす役割を調べた基礎研究プログラムです。ACT は，慢性疼痛から禁煙に対する不安まで，ありとあらゆる問題に適用されてきました。臨床研究においては，ACT がうつの治療に対して効果的であると証明されており，さらに治療が終わった後もよい効果をもたらし続けるようだとも報告されています（Zettle and Rains 1989; Zettle and Hayes 1987）。

◆ ACT は日々の生活におけるマインドフルネスとアクセプタンスを促進する

ACT は，望まない内的体験のほとんどは取り除くこともコントロールすることもできないので，アクセプトする（受け容れる）べきであるという前提の上に成り立っています。その一例が感情です。感情の大部分は学習して身についたもので，特定の状況，やりとり，出来事に接すると自動的に引き起こされる反応です。私たちは生まれ落ちた瞬間から感情的な反応をするようプログラムされていますから，ストレスの多い状況や不快な状況で感情を抑えることはまず不可能です。しかし，マインドフルネスとアクセプタンスの方略を用いれば，瞬間的にわき起こった感情から一歩距離を置くことができるため，そうした感情にとらわれずに済みます。同様に，不快な考えや記憶，ある種の身体感覚も学習に基づいており，自動的に生じ，意図的に消してしまうことができません。内的世界のコントロールできない部分に抗うのではなく，これを受け容れることを学ぶと，あなたの時間とエネルギーをコントロールできる物事に費やせるようになります。

◆ ACT は価値に沿った行為に焦点を合わせる

あなたが直接コントロールすることができる人生のひとつの側面は，毎日の行動とそれが自分の信念に一致する度合いです。ACT には，価値に沿った生き方を重視するという特徴があります。その人が自分らしい価値を探す手助けをすることで，ACT は意義ある人生に向かう道を示すコンパスとなるのです。最近では，今体験していることには意義があり尊いのだと感じさせてくれる「方向感覚（目指すべき方向がわかっているという感覚）」があると，人生に伴う痛みを受け容れやすくなることがわかっています。

◈ ACT の目標：心理的柔軟性

ACT をうつに対して用いるとき，その最終的な目標はあなたの生き方に柔軟性を持たせることです。ACT における「柔軟性」とは，たとえ不快でも健康的なことはやり通し，たとえ何らかの目的に適っても（さらには快適そうでも）不健康なことはそれ以上やらない，という姿勢を指します。この，「続けるほうが有益であれば続け，うまくいかなければやめる」力は，私たちが生きる混迷の時代にあって，唯一重要なスキル（技能）と言えるでしょう。言葉を変えるなら，柔軟性とは，人生の方向性と生きる意義を持つこと，人生に付随する無数の困難を受け容れること，自分の価値に即した行動をとれることであり，さらに，自分を苦しめる思考，感情，記憶，感覚を体験しているときでさえも，その３点を実行できる，ということです。

◈ 合言葉：受け容れ，選択し，行動する

ACT を別の方向から見てみると，健康的な生活のための処方箋と考えることもできます。

A は Accept：受け容れる
C は Choose：選択する
T は Take action：行動する

「受け容れ，選択し，行動する」。何度か声に出して，自分に言い聞かせ

てみてください。これからの数週間，ACT の方略について読み，実践することになりますが，この言葉が何らかの助けになるかもしれません。紙に書いて，冷蔵庫，化粧鏡，トイレ，パソコンモニターなど，目にする機会の多い場所に貼っておきましょう。できればこの 3 つの考えを，毎日口ずさむ合言葉のようにしてください。そして，1 日に 20 回でも 30 回でも唱えましょう！　私たちはときに，セラピストではなくチアリーダーのようだと非難されることもありますが，上等です。それで生きがいのある人生を送る手助けができるなら，喜んでチアリーダーになりましょう。

本書の構成

本書は，あなたの健康と幸せを目指す旅をサポートできるよう，3 部構成になっています。第 I 部は「変化への環境を整えよう」というタイトルです。旅を始めるにあたり，いくつか大切なこと，あなたのうつ体験とはどのようなものか，それが現在の生活にどのような影響を与えているか，そして，うつが対処すべき個人的な問題に向き合うのをどのように邪魔しているか（もしくはどのようにそこからあなたを守っているか）を理解する必要があります。それにより，うつがあなたの頭の中と外の世界において，どのように作用しているのかも理解できるでしょう。

第 II 部「うつを脱し，活き活きとした人生へ踏み出そう」では，あなたがどのような人生を送りたいのかを明確にし，そのような人生を歩むうえで障害となるものを（外的要因だけでなく，あなた自身がつくり出しているものも含め）取り除いていきます。そのために，不快な現実を受け容れるスキルや，不快な現実にとらわれず一歩距離を置くスキル，もっと自分のためになる行動をとるスキルなどを学んでいきます。旅のこの部分は，少しわかりにくいこともあるかもしれません。また，これまでとは正反対の考え方や行動がかかわってきますので，戸惑うこともあるでしょう。それでも我慢強くついてきていただければ（絶対にそれは可能です），少しずつうつの背後にあるパラドックスが見えるようになり，それに対処できるようにもなっていきます。

第III部「活き活きと生きることにコミットメントをする」では，手に入れたばかりの方略を習慣に変える計画を練り，価値に沿った生き方の定着とうつの再発防止を目指します。実は，本プログラムの中で最も重要なのはこの部分です。うつというのは非常にずるく，いなくなったと思ってもまたこっそりと忍び寄ってくることがあるのですが，新しい行動パターンのサポートの仕方を覚えれば，自分で自分の身を守ることができます。見逃しがちな初期の警告サインに気づくための方略を学び，うつへと陥るのを防ぐ一連の行動を身につけましょう。価値に沿った道から逸れてしまいそうなときに助けとなる，社会的支援のネットワークを築くためのアドバイスも載せています。

本書の使い方

多くの人がそうであるように，あなたがセルフヘルプ（自助）の本に興味を持ったのも，他人の手を煩わせず，プロに相談する費用もかけずにうつをコントロールする方法を知りたかったからではないでしょうか。その目論見は，本プログラムを根気強く続けることができればうまくいくはずです。ですから本書では，なるべく簡単に取り組んでいただけるような構成を心がけています。具体的な中身を見ていくと，各章は基本的にふたつの部分から成っています。まず，ACT の重要な概念をひとつかふたつ紹介し，うつに悩む人の実話を使ってその概念を説明します。こうした実例はすべて，私たちが過去 25 年間に心理学者として出会ったケースからの引用です。ご自身の状況と関連させて考えていただけるよう，できるだけ幅広い例を挙げるようにしました。また，どの章にも複数のエクササイズを用意し，特定の問題に対する「気づき」を養ったり，本プログラムをうまく行うのに役立つスキルを練習したりできるようになっています。そして各章の最後には,心にとめていただきたいポイントをまとめてあります。

本書をあっという間に読み終える人もいれば，一章読むのに一週間かける人もいるでしょう。自分のペースで進んでいただいてかまいません。また，紹介するすべての方略をうまく使いこなせるようになるよりも，自分のスタイルに合った鍵となる方略をいくつか身につけることのほうが大切です。本のあちこちへ飛び，興味を引かれた章やそのとき必要だと感じた章を読むのもよいでしょう。ACT の方略をほんのいくつかでもうまく使いこなせるようになると，すぐに生活の質の変化を実感できるはずです。

私たちが紹介するアイディアや活動の中には，常識としか思えないようなもの，はっきりしないもの，混乱するようなものもあるでしょう。他より理解しにくい概念があったとしても，がっかりしないでください。うつという怪物の特徴は，ACT がそれと格闘する際に，しばしば直感とは相容れない方略をとらなければならない，というところにあります。どうか，ACT のやり方がうまくいくかどうかを見定めるために，少なくとも 2 カ月間は続けてみてください。ある臨床研究では，ほとんどの患者さんが ACT の概念を用いたワークを始めて 1 カ月以内に，気分や生活の満足度が大きく向上したと答えています（Robinson 1996）。

社会的支援を得よう

周囲からの支援を得ることができれば，このプログラムをやり遂げられる可能性は高くなります。もし社会的支援そのものがあなたの抱える問題であるなら，先に第 16 章に目を通してみてください。社会的支援に関するさまざまなアドバイスを載せてあります。今すぐ使える方略としては，友人やパートナー，医師，兄弟姉妹，その他，あなたに対して影響力を持つ誰かに，自分が何をしようとしているのかを伝えるとよいでしょう。他者の前で「今までと違うことに挑戦する」とコミットする（決意する）のは，それをやり遂げる支えになります。同じことをかかりつけの医師に対して行うこともできます。うつを克服するためにこのプログラムを始めるところだと伝え，診察のたびにプログラムの進捗状況をチェックしてもらいましょう。セラピストの支援が得られるのであれば，次に会うときに本書を持参し，一緒にプログラムの構成を確認してみるのもよい考えです。そうすれば，セラピストとの取り組みに本書の内容を取り入れることができるかもしれません。例えば，第II部の各章を次回までの宿題とすることもできるでしょう。

ある説話

昔の仏教説話に次のようなものがあります。そこには，本書を読むことや本プログラムを進めることへコミットする勇気をどうしたら得られるのかが示されています。人生には変化がつきものであり，私たちの誰もがそれを受け容れることを学ばなければなりません。それでも，人生に最善を尽くす勇気を持つようにと語りかけてくるお話です。

> 高名な禅師から悟りを拝受することを願い，ある若い僧侶が長い旅をしていました。その学僧が師の房に入ると，師は床に座り杯で何かを飲んでいました。師は学僧に，その杯が大変尊いものであると説明しました。学僧がうなずくと，師は続けて，「なぜお前はこの杯が尊いと思うのか？」と尋ねました。学僧は，その色や大きさ，そして取っ手のほっそりとした感じが高貴さを感じさせると答えました。師は，そうした特徴がその杯を魅力的に感じさせることに同意したうえで，本当に尊いのはそのような特徴ではないと言いました。学僧は困惑し，では何が尊いのかと尋ねました。師は嘆息し，「この杯が尊いのは，すでに壊れてはいるが，今までに何杯もの茶がそこに注がれてきたからだ」と答えました。

私たちの人生には始まりと終わりがあり，その間にあるすべてのものは不確実さと変化の実践演習です。古いことわざにもあるように，「人の世に不変なものは変化のみ」です。生きがいのある人生という夢を追い求めるのも同じことです。この旅は，あらゆるものは変化する定めにあるという事実を受け容れさえすれば，あなたが知るべきことを教えてくれるようにできています。これが旅を始めない理由になるでしょうか？　私たちはそうは思いません。旅を始めるにせよ始めないにせよ，変化は避けられないのですから。あなたにも賛成していただけることを願いつつ，先に進むことにしましょう。

第Ⅰ部

変化のための環境を整えよう

吟味されざる生に，生きる価値なし。

——プラトン

うつから抜け出し，自分の人生を取り戻すための第一歩は，その出発点を理解することです。自分がいたいと望む場所から始めることはできません。出発点はいつも，あなたの現在位置です。うつのような複雑な問題の解決には，そもそもどうしてそうなってしまったかを知る必要があります。そのためには，うつに寄与するとされるいくつもの要因に正直に向き合っていただかなければなりません。この第Ⅰ部では，うつについての新しい考え方を紹介し，不快な問題の回避，人生に関する役に立たない考えへの執着，そして今までの対処行動がよい結果をもたらしていないことを無視すること，という，「うつの罠」を構成する主な要素の見抜き方をお伝えします。この3つが揃うと，人はうつのサイクルに閉じ込められてしまいますが，サイクルの存在に気づくことさえできれば抜け出すのは難しくありません。また，うつの影響を明確にするための自己診断表に回答していただくことで，どんな要因によってあなたの生活が縮小しているのか，どんな要因によってあなたが狭く限定された生活スペース（私たちはこれを，「うつによる抑圧」と呼びます）に押し込められてしまっているのかを把握することができるでしょう。

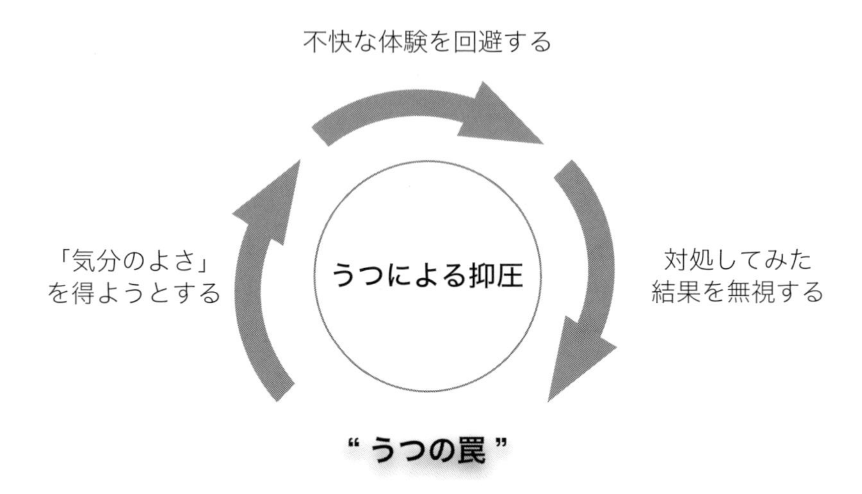

うつがどう作用するのかを理解してしまえば，対処に向けた準備は万全です。第Ⅱ部ではその「対処」に焦点を当てますが，当面の目標は，うつの新しい見方を学ぶことであり，あなたを意図しない方向へと向かわせている要因を正しくつかむことです。真実がいつも快適とはかぎりませんから，ときには難しさを感じるでしょう。ですが，真実は必ずあなたを自由にしてくれます。どうかすべての章をよく読み，すべての自己診断エクササイズに取り組んでください。自分をいじめず，ひとつひとつを着実にこなし，うつから抜け出す準備を整えていきましょう。

以下に載せるのは，各章の内容理解度を記録するためのワークシートです。ひとつの章を読み終わったらこのページに戻り，1 から 10 の数字でご自身の理解度を評価してください。1 はまだ助けが必要であること，10 は完全に理解したことになります。最初の 5 つの章では，これまでの考え方を捨て，うつが生活にもたらす利益と不利益について，新しい視点から見直していただくようお願いしています。とても大切な部分ですから，十分に時間をかけて進んでください。第Ⅰ部をやり遂げることができれば，

第I部　理解度把握シート

まだ助けが必要			自信なし			自信あり			理解できた！
1	2	3	4	5	6	7	8	9	10

章		理解度
1	うつをありのままにとらえよう	
2	うつに至る道とそこから脱する道を知ろう	
3	うつとその人生への影響を一覧表にしよう	
4	うつの罠を知ろう	
5	マインドを理解し，体験を信頼しよう	

事後確認：理解度が5より低い章があれば，その章のわかりにくいと感じた部分をもう一度読んでみましょう。それでも理解できたかどうか自信が持てないときは，友人や支えてくれる人にも読んでもらい，知恵を出し合うことで疑問が解消できるかどうか，試してみてください。このような周囲の人からのサポートは，理解を深める助けになるだけでなく，プログラムを続けるうえでのやる気を与えてくれます。人生に変化をもたらすには忍耐が必要です。思わぬ結果にイライラしても，自分への優しさや思いやりを失わないようにしましょう。

きっとうつに対する見方が変わります。そして，あなたの望む人生へと向かって新しいスタートを切ることができるでしょう。

第1章

うつをありのままにとらえよう

歴史の最も悲しい教訓のひとつは，あまりにも長い間欺瞞(ぎまん)にさらされていると，それが欺瞞であるという証拠を決して受けつけなくなってしまうことである。完全に欺瞞の虜(とりこ)になってしまうのだ。ペテン師に主導権を渡したが最後，二度と取り戻すことはできない。

——カール・セーガン

あなたがこのセルフヘルプ本を開いているということは，おそらく，解決できない深刻な問題を人生に抱えているのでしょう。人間関係か，もしかしたら虐待や暴力に悩んでいるのでしょうか。それとも，仕事に行き詰まっているにもかかわらず，リスクを恐れて次のステップへ踏み出せないでいるのでしょうか。あるいはもっとシンプルに，人生で求められることやそれから来るストレスで，やる気を失っているのでしょうか。年老いた両親の世話をしながら子どもの世話もし，同時に自分のキャリアも追求しようと奮闘しているのかもしれません。子どもに問題があり，どう対処したらよいのかわからず困っているのかもしれません。子どもとの衝突が嫌で，問題を見て見ぬふりをしている可能性もあるでしょう。あるいはまた，慢性疼痛や糖尿病のような持病といった，長く続く健康問題があるのかもしれません。

ひょっとしたら，短期的には気を紛らわしてくれるけれど，長期的にはかえってうつを悪化させるような習慣，例えば，アルコール，薬物，セックス，食べ物への（秘密あるいは公然の）依存と闘っているのでしょうか。

過去にこだわるあまり，今をどう生きるべきかがわからなくなっているのでしょうか。それとも，過去に現在の生活を侵食させてしまっているのでしょうか。もしかしたら，人生のルールに従えばうまくいくと考え，数字に依存した生き方をしているのかもしれません。高い給料をもらい，素晴らしい家に住み，「おもちゃ」に囲まれ，表面的なレベルでは成功していながら，なお満たされない思いを感じているのかもしれません。

一読しただけでも，どれもまったく珍しくない話であることがおわかりになるでしょう。このような試練は毎日の生活につきものです。人は皆，恋に落ちたり，失恋したり，離婚したり，転職したり，失業したり，病気や愛する人の死のような不幸に直面したり，といった日々を送っています。そして，しばしば効果の期待できないやり方でこうしたストレスに対処します。アルコールや薬物に依存している人は，アメリカだけで2400万人いるとされ（Grant et al. 2004），これは人口の約8.6%にあたる数字です。この種の問題の広がりはうつのリスク増加に対応しており，そのリスクは女性で約25%，男性で約20%という調査結果もあります（Kessler et al. 2005）。つまり，女性の4人に1人，男性の5人に1人は生きているうちにうつを経験するのです。もし今，この本を書店や待合室のような場所で読んでいるなら，周りを見渡して，どの人が5分の1であるのか，どの人がこれから5分の1となるのか，想像してみてください。この割合は，人間の基本的な教育やしつけに何かが欠けていることを意味するのでしょうか。うつは現代社会における風邪のようなものなのでしょうか。もしそうであるならば，何という病原体が流行の原因になっているのでしょう。

この章の目的は，うつとは何か，どのように作用するのかを認識・理解し，行き詰まりの芽となりうる，うつに関する迷信を一掃することです。あなたがうつの改善にエネルギーを向けるつもりなら，私たちはあなたが最大の効果をもたらす方略に焦点を合わせられるようお手伝いします。まずはうつの症状とうつが人生に与えるポジティブな影響・ネガティブな影響について学ぶことにしましょう。うつの影響を理解できるようになると，新鮮な空気をゆっくり大きく吸い込み，困難な状況に立ち向かう道は他にもあると気づくことができます。

ACT の視点

アクセプタンス&コミットメント・セラピー（ACT）は，うつに対する新しい見方を提供し，社会が教える困難な状況への対処法には，あなたをうつへと導くようなものが隠されている，と提起します。あなたはこれまで，困難な状況に直面したら，強くなってどんな苦痛も感じないようにすることがゴールだと言われてきたのではないでしょうか。さらに悪いことに，悲しみ，怒り，恐れといったネガティブな感情を持つのは，自分が健康ではないサインだと教えられてきたのではないでしょうか。このような考え方は，あなたとあなたが「感じている」こととの間に対立を引き起こします。そのため，嫌なことは早く去ってほしい，早く「気分よく」なりたいと，厄介な状況を回避する癖がついてしまうこともあります。

しかし，気分の落ち込みやうつは何もないところからわき起こってくるのではありません。人生におけるうつの存在は，何かがうまくいっていないというシグナルです。考えていただきたいのは，「結婚や家族，仕事，健康に関する問題を回避しても，おそらく問題はなくならず，むしろ悪化する」という点です。例えば，パートナーとの間に大きな問題を抱えているのに解決しようとしなければ，関係に溝が生じ，心が離れ始めるでしょう。状況が悪化すればうつはさらに深刻になり，他の問題，もしかしたらパートナーからどんどん心が離れていっているという問題とさえ向き合うのを避け始めるかもしれません。同じように，仕事に充実感がないという問題への対処法が，それについて考えないようにすることだったら，仕事はますますつまらなくなり，達成感がなくなっていくでしょう。あるいは，タバコや過度の飲酒，薬物依存など，健康に害のある習慣を持つ場合であれば，問題に背を向けたところでそのリスクがなくなるわけではありません。こうした状況にいるとき，人は頭の片隅では，自分らしさを奪っている問題にうまく対処できていないことを意識し続けています。ですが，たとえそのつもりがなくても，不快な感情やその引き金となる状況を避けるパターンにはまってしまうと，うつが引き起こされる可能性はぐんと高まります。

あなたの「うつ体験」を取り巻く人生の状況について考えてみましょう。そうした体験を俯瞰的に観察し，そこから十分な心理的距離を置いたうえで，自分に次の質問をしてみてください。もし，うつが現在の人生のあり方について何かを伝えているのだとすれば，そのメッセージはどのようなものだと思いますか。問題に正面から向き合うと感情的な苦痛を伴うため，そうならないよう，うつがあなたを守ってくれている可能性はあるでしょうか。気持ちの浮き沈みをコントロールしようとして行っているまさにその行動が，実はうつをひどくしている可能性はあるでしょうか。少しの間，こうした可能性について考えてみてください。

活き活きとした人生への旅路の最初のステップは，自分自身にちょっと変わった質問をすることです。その答えには，あなた自身も混乱するかもしれませんが，今の私たちにとって混乱はよい兆候です。あなたが正しいと思っているまさにその対処法が，本当は正反対の効果を生んでいるかもしれないのです。例えば，不満を口にしないことで，パートナーとの衝突から自分自身を守っているんだ，と思う人もいるかもしれません。ところが実際には，向き合うのを避けるほど問題は大きくなり，悪化するだけです。自分をうつに陥ることから守っているつもりが，逆にうつを悪化させてしまうのです。この他にも，うつにはさまざまな変わったループ（循環構造）が潜んでおり，対処しようとすれば頭が混乱してくるでしょう。つまり混乱というのは，うつに向き合い始めたしるしなのです。

「DEPRESSION」という言葉の意味

英語の「depression」とはなかなか面白い言葉であり，さまざまな意味を持っています。日常的にどのような使われ方をしているか見てみましょう。

- 落ち込み：不幸と絶望を感じる状態
- 精神障害：絶望や落胆のような感情，集中力の低下，エネルギーの欠如，睡眠障害，食欲不振，自己否定的な思考，希死念慮といった症状により特徴づけられる障害
- 不況：失業や生産活動の低下，インフレ，貧困の広がりによって経済が打撃を受けている状況
- 機能低下：活動力，能力，生命力，力強さの低下
- 低地：周りの土地よりも低い地理的構造
- 低気圧：雨を降らせる低気圧の地域

うつを示す英単語「depression」にさまざまな意味があるように，うつの経験も人によってさまざまです。しかし，うつの定義の土台となるような，すべての人に共通する側面もあります。私たちはそれを踏まえ，うつを「人生の抑圧期」と考えています。人生が低気圧に覆われ，天候不順になってしまう時期と言ってもいいでしょう。ここで言う抑圧とは，自分の望む生き方ができておらず，日々の生活に活力や目的，意義を感じられない状態を指します。うつによって奪われるエネルギーが多いほど，生活の他の領域にエネルギーを注げなくなっていきます。その結果，人生に求めるものが減っていき，人生が抑圧された状態に陥るのです。本当はもっとたくさんの選択肢があるのに，実際の行動は量の面でも範囲の面でもどんどん制限されてしまいます。私たちはこれを「うつによる抑圧」と呼びます。

うつによる抑圧の下では，人の行動は変わってきます。まず，悲しみだ

けでなく無感覚や孤立感を訴えるようになります。対人関係，健康，仕事，遊びなど，生活の基本的な構成要素が大切に思えなくなり，必要とも思わなくなります。それはまるで目隠しをしながら前に歩いていくようなものです。自分の足で歩いているのに目的地が見えず，方向感覚もありません。障害物があっても見えませんから，簡単につまずいてしまいます。「うつによる抑圧」下での生活をよく示しているのが，アマンダさんの例です。

●アマンダさんの話

アマンダさんは27歳の銀行役員で独身です。思春期からずっとうつに苦しんでいます。彼女は子どもの頃から太っており，学校でもよくからかわれていました。高校では勉強はできましたが，友だちは少なく，デートをしたこともありませんでした。自分の外見を恥じ，自分に興味を持ってくれる男の子がいても距離を置くようにしていました。彼女は高校時代について，とにかくつらくて苦しいだけだったと語りました。高校生の頃は，他の生徒が陰で彼女の悪口を言っており，太っていることをからかっていると感じていたそうです。

大学に進むと，社交的な場を避けることが多くなり，その一方で体重はますます増えていきました。アマンダさんの喜びや慰めは料理を作ることと食べることだけになり，25歳になる頃には体重が90キロを超えていました。そんな彼女も，料理教室である男性に出会い，ときどき一緒に出かけるようになり，6ヵ月後には恋人の関係になりました。ところがそうなった矢先，男性は一方的に関係を終わらせてしまいます。アマンダさんはひどくショックを受け，自分はつけ込まれやすくなっていたのだ，だから利用されたのだと思いました。彼女は，嫌われた原因は自分の裸の姿にあると固く信じていました。そして，二度と男性に傷つけられたりしないと心に誓いました。

その後もアマンダさんの体重は増え続け，身体を動かすことがさらに億劫（おっくう）になっていきました。その結果，27 歳で糖尿病になってしまい，うつは手に負えないほど悪化しました。そしてある夜，アマンダさんは永遠の眠りに就こうと，薬を大量に飲んでしまいます。次に目を覚ましたのは病院の緊急治療室でした。そこでアマンダさんは抗うつ剤を処方され，かかりつけ医に経過をみてもらった後，服用を始めました。それから数カ月後，気力や睡眠はいくらか改善しましたが，気持ちの落ち込みは変わらず，仕事で必要とされたときを除き，人との交流も避けていました。

うつ的体験

アマンダさんのような状況は，うつになりやすい人によく見られます。彼女を悩ませている肥満という現実的な問題は，現代人の多くが抱える問題でもあります。しかし彼女の場合，身体的な特徴を気にするあまり，「醜く，人から好かれない」という自己イメージをすっかり信じ込み，そのイメージに合うような行動をとり始めました。彼女が人を避ければ，人もまた彼女を避けます。さらには過食という新たな回避方略も始まり，食べることで自分自身に対する否定的な感情を忘れようとしました。それが体重増加につながり，やがて糖尿病を患うまでになりました。また，アマンダさんは人生における中心的な価値のひとつである，パートナーや家族を持つことからも目を逸らしました。どんな親密な関係にも悲しい結末が待ち受けているものと思い込み，交流しないことで人から拒絶されるのを避けようとしたのです。そして自分が糖尿病であることを知ったとき，とうとう究極の回避の形態を試みました。つまり，自殺です。

うつを引き起こす要因はうつになる人の数だけありますが，「うつ的体験」には共通点があります。まず覚えておきたいのは，うつとは，「負のスパイラル」であるという点です。生活のある領域における体験が他の領域に影響し，ドミノ倒しのように落ち込みの連鎖を引き起こします。そして，アマンダさんのケースからもわかるように，この「負のスパイラル」

から生じるうつ的体験は，感情，感覚，思考，記憶，行動の５つに分類することができます。

◈感　情

うつはしばしば，慢性的な悲しみや怒り，イライラを伴いますが，普通に体験する感情よりも鈍く，漠然としています。突然強い感情に襲われることもあり，特に多いのは理由がないのに泣き出す場合です。また，感情の麻痺や抑圧の感覚も伴うため，喜びのようなポジティブな感情を体験しているときでさえ無言でいることが多くなります。これは**快感喪失**あるいは**無快感症**と呼ばれ，字義どおり「喜びを感じることができない」状態を指します。対照的に，ネガティブな感情はすぐに現れ，しかも強く，はっきりと感じます。この，言わば感情的な痛手によって，うつの人は毎日エネルギーを消耗していきます。アマンダさんは自分のうつをこう表現しました。「暗い部屋の中で生活しようとしている感じです。その部屋では，いろいろなものが影のように私の周りを動くのです」

◈感　覚

うつは，腹痛，胸痛，頭痛など，身体的な痛みや不調も引き起こします。呼吸が浅くなって血中の酸素濃度が低下し，注意力，集中力に影響することもあります。緊張が高まり落ち着きをなくす人もいます。特に夜になると症状がひどくなる傾向が見られます。倦怠感も一般的な症状です。そのため，身体を動かすことが減り，筋肉痛のような問題につながることもあります。さらに，さまざまな病気にかかるリスクも高まります。これは，うつが免疫システムにも影響を与えているためと考えられます。うつに悩む人自身，身体的に健康でないと思っていることが多く，アマンダさんもたびたび医師に胃の不快感や生理痛など異なる症状を訴えていました。自分の健康状態について尋ねられると，何年もの間，健康と感じた覚えがないと答えています。

◈思　考

私たち人間の思考は，気分が落ち込んでいないときでさえポジティブなものよりネガティブなものの比率がわずかに高くなっています。そしてもちろん，うつの状態ではさらにネガティブな思考が優勢になります。うつ的思考は極端さを特徴とします。また，「私は敗者だ」，「他人から好かれない人間だ」，「欠陥品だ」と，完璧主義的で自己否定的な思考もよく見られます。過去の失敗や失望にとらわれ，罪悪感や恥ずかしさを抱くこともあります。過去の過ちを思い出したり，他人の期待に応えられなかった自分を責めたり，悪いことばかり想像して将来を不安がったりすることに過剰な時間を費やします。他の思考パターンとしては，そもそもの問題である「うつであること」それ自体について考えをめぐらし，「私の何が問題なんだろう」，「どうして他の人たちのように，少しくらい幸せを感じられないのだろう」と考え続ける，というのもあります。これではうつのサイクルに油を注ぐだけになってしまいます。アマンダさんは，同じことを繰り返し考えてしまう人の典型と言えます。彼女の場合，自分の体型について考えるか，そうでなければ，過去の失恋や人から拒絶された経験を思い返し，これから降りかかるであろう同じような経験に対して備えるか，のどちらかでした。

◈記　憶

うつの人は，過去の出来事，特にうつの引き金となった出来事を思い出すことも多いようです。詳しくは第10章で説明しますが，ある研究では，うつ状態にある人の記憶はマイナス方向に歪んでいることが示唆されています。例えば，うつの人はポジティブな出来事よりもネガティブな出来事のほうを思い出しやすい傾向がありますし，日々の出来事に関する記憶は曖昧で漠然としています。そしてこの記憶の不正確さは，歪んだ思考による悪循環の引き金となる可能性があります。アマンダさんの場合，子どもの頃父親にかけられたひどい言葉や，特に印象の強い学校での嫌な出来事を繰り返し思い出していました。その結果，自分の幼少期をトラウマととらえるようになりました。

◈行　動

うつは日々の行動パターンに影響を与え，一方，日々の行動パターンはうつに影響を与えます。例えば，うつに陥ると特定の行動が過剰になることがあります。過食，過眠，過飲酒などがそうです。反対に，運動やレジャー活動，友人や家族と一緒に過ごすことなどは避けがちになります。また，「自分の頭の中」にいることが増えるため，身体を動かす活動や注意力を要する活動を敬遠する傾向も見られます。こうしたことが起こるのは，わずかに残っているエネルギーを守ろうとするからです。うつに陥るとエネルギーが不足し，ポジティブな行動をとることができなくなります。ポジティブな行動がとれなければ，うつはいっそう深刻になり，ますます活動が縮小します。そのため身体はエネルギーをつくり出せず，こうして負の結果ばかりを生み出すループにはまってしまいます。このエネルギーの不足というのは，うつの中核をなす問題なのです。アマンダさんの例を見てみると，彼女はまったく運動をせず，社会的な活動からもどんどん遠ざかっていきました。最終的には，社会的活動レベルも身体的活動レベルも最低まで下がり，気分の改善に役立つような活動に参加するエネルギーすらなくなってしまいました。

うつに関する迷信

うつはたくさんの人が抱える問題ですから，テレビやラジオ，新聞，雑誌，セルフヘルプ本で取り上げられることも珍しくありません。しかし，メディアは扱う話題の最も響きのよい部分だけを切り取ることが多く，うつの場合，それが問題の実態に関する誤解を生んできました。アマンダさんの例には，うつを取り巻く迷信がたくさん含まれています。特に，うつがどのように進行し，どうすればそれを元に戻せるかについてです。こうした迷信によってうつの不正確な姿が描かれると，それを信じて，実際はうまく機能しない対処法を選ぶ人も出てくるかもしれません。そうなるのを防ぐために，まずは迷信の中身を見ていくことにしましょう。

◈ 迷信１：うつは異常な状態である

異常（abnormal）とは字義どおり，「常とは異なる」という意味です。ですから，「異常なこと」は「めったに起こらない」ものなのです。しかし，ある臨床研究は，アメリカでは毎年，人口のおよそ10％にあたる人がうつの症状に苦しんでいることを明らかにしています（Kessler et al. 2005）。さらに驚くべき統計もあります。精神障害，薬物依存，アルコール依存の年間罹患率は27％にのぼり，ある人の一生における罹患率はほぼ50％に達するというのです（Kessler et al. 2005）。つまり，アメリカでは人口の約半数が，生きている間に深刻な心の問題を抱えるということです。事実，健常な人でも，大半が短期間のうつを経験したことがあると言います。

これだけ多くの人が人生のどこかでうつを経験するのですから，うつが「異常」であるという主張は通らなくなってきます。それでは，普通の風邪をも異常事態と呼ばなくてはならなくなるでしょう。風邪を引けば気分が悪くなるものですが，それはもちろん異常ではありません。うつに陥る前のアマンダさんの状況を思い出してみてください。それほど異常なことが起こっていたでしょうか。どちらかと言えば，誰もが遭遇しうる，ありふれた状況だったように思えます。考えてみてください。誰にでも自分の嫌いな部分や，好きな人とうまくいかなかった経験があるものですし，糖尿病と言われれば怖くなって当然です。アマンダさんの生活に「異常」を見出すのは，なかなか難しい作業です。

一方，まったく違う見方をして，うつは健康な生活を送るうえで重要な役割を果たしているのだ，と考えることもできます。うつはあなたの人生が順調にいっていないと教えてくるシグナルです。この見方を受け容れることができれば，自分を責めるのをやめ，現状を変える努力を始めることはずっと容易になります。アマンダさんも自分がうつであることを受け容れ，それについて自分を責めるのをやめれば，そこで使っているエネルギーを，変化を起こすためのエネルギーに転換することができるでしょう。

◈ 迷信 2：うつはストレスに対する不可避的な反応である

ある研究では，少なくとも半数のケースで生活上のストレスがうつの引き金となっていると報告されています（Schotte et al. 2006）。さらに別の広く知られた研究によれば，臨床的なうつの事例を観察すると，少なくともその 25％は「喪失感や挫折感に対する反応」だったそうです（Wakefield et al. 2007）。こうした調査からわかるのは，うつは人生で起こるネガティブな出来事と結びついている場合が多いということです。しかし，失敗や挫折は人生につきものであり，よくないことが起こって気分が落ち込むのはごく自然なことです。そのどこにも，不健康さはありません。問題が出てくるのは，落ち込みやネガティブな感情を抑えつけたり，そこから逃げようとしたりしたときです。アマンダさんの場合がまさにそれです。人との交流が減り続け，体重が増え続けたのは，人間関係における自分の弱さをコントロールするために，アマンダさんが無意識的に努力を重ねた結果です。そして，この（過食による）感情からの逃避と，（社会的交流の回避による）引きこもりという危険な「逃げ」のパターンが，突然の糖尿病の診断と重なったとき，アマンダさんは「うつによる抑圧」の中に引き込まれてしまったのです。

多くの人が生活の中でストレスを経験します。なかには深刻なものもあるでしょう。ですが，それで全員がうつに苦しむわけではありません。ここに，うつがストレスに対する不可避的な反応であるとする説の問題点があります。うつが不可避的でないのは，子どものときに見たお手本と関係があるようです。子どもは周囲にあるお手本を観察することで，ストレスの対処法を学びます。例えば，自分の親が，ストレスがたまると家族と食事をしなくなり，会話も避けるようになるのを見ていると，その子も大人になったとき，同じような方法でストレスに対処する可能性が高くなります。

ストレスがかかったとき，自分の感情や行動とどう折り合いをつけるよう言われているかも，ストレスがうつにつながるかどうかを決める要因になります。「笑えば世界も一緒に笑う。泣くとひとりで泣くことになる」，「泣けばさらに泣きをみることになる」など，私たちはたくさんの警告やルールを耳にします。それをどの程度信じ，どの程度実践に移すかは人それぞれでしょう。実際にそうしてみるとわかりますが，ルールに従ってストレスに対処すると，行動が制限され，複雑な問題に対して現実的に，柔軟に対応するのが難しくなります。アマンダさんの場合，「みんな太っている人なんて好きじゃないから，冷たい目で見られたり悪口を言われたりする心配のない家にいるべきだ」という，「自分を守るために人と距離を置く」ルールに従うことでストレスに対処していました。しかし，ルールに沿って他人を避ければ避けるほど，孤独感は強まり，うつの症状に費やされるエネルギーも増えていきました。こうして，「うつによる抑圧」にはまる条件は整い，後はきっかけを待つだけとなった頃，本当にそのきっかけがやってきたのでした。

◈ 迷信 3：うつには感情の体験が関係している

アマンダさんの状況から見えてくる迷信は他にもあります。うつはしばしば，常に気分が落ち込んでいる状態であると見なされます。しかし，アマンダさんの行動の多くは，喪失感や恥ずかしさ，拒絶される悲しさといったネガティブな感情から自分を守るためのものでした。彼女のうつは，「感情を体験する」ことだけなく，「感情を体験しない」ことも絡んでいたのです。先の話を思い出していただくと，突然わき起こる悲しみやイライラ，恥ずかしさとともに，無感覚や無関心，孤立もうつの特徴でした。うつの人は，大勢の人がいる部屋の中でも孤独感を訴えます。無気力になり，社会活動への関心を失い，いずれは社会活動を自分から避けるようになります。うつのこのような側面から，うつが感情の体験を避ける助けになっていると考えることができるでしょう。

他の基本的な感情と同様に，悲しみも人間の基本的な状態の一部です。機会を与えられれば，悲しみは一日中私たちの意識から出たり入ったりしています。そして人生には，親友がガンになる，上司から不当な扱いを受ける，好きな人にそっけなくされるなど，悲しみを引き起こさないわけにはいかない出来事がたくさん存在します。しかしうつになると，悲しみや怒りや恐怖のような感情が，何の脈絡もなく突然わき上がるようになります。そんなとき，自分の抱く感情は現実の世界とは何の関係もないように思えますし，また多くの場合，状況にふさわしいと思う感情とも違っています。その意味で，このように突然わき起こる感情というのは，私たちがもっと直接的に，現実世界に根ざした感情を体験することを回避したときに起こるものと言えるでしょう。つまり，感情を体験しないようにすると，悲しみを生み出す状況がいつまでも解決されないために，悲しみの感情が宙ぶらりんになり，居場所を探し始めるのです。そんなふうにさまよう感情は，ほんの些細なきっかけさえあれば，これ幸いと表に出てきます。自分の望まない感情，思考，記憶，イメージを直接体験するのを避けることも，うつという結果を生み出すのです。

アマンダさんは自分の時間とエネルギーの大半を費やして，ネガティブな感情をもたらす状況を避けていました。自分に興味を持ってくれる独身男性と出会えるかもしれないのに，人とかかわるのをわざと避け，男性と過ごす機会があれば，むしろ自分への関心を警戒するようにしていました。それでもネガティブな感情が生じてしまったときは，その感情が嫌になり，少しでもそれを抑えつけようと孤独と過食の世界に逃げ込みます。しかし残念ながら，孤立して安全を確保できたとしても，そうした感情をコントロールするための努力は裏目に出るばかりでした。例えば，家では特に理由もなく泣き出すようになり，職場ではちょっとしたことがきっかけで同僚に対して声を荒らげるようになりました。もしアマンダさんが考え方を変えて，自分の抱える恐怖と向き合うことができれば，以前のように自分は健康であると感じられるようになるはずです。もちろん，向き合うことで人生上の問題が突然消えるわけではありません。向き合うことで，恐怖から逃げるのをやめる，という選択肢が生まれるのです。ネガティブな反応を生み出す状況にとどまり，それを受け容れる方法を学ぶという道を選ぶことができるのです。そうすれば，ネガティブな反応を取り除くことも，それをポジティブな反応と取り換えることができなくとも，アマンダさんがこれまでずっと求めてきた社会とのつながり，人とのつながりを持つことができるでしょう。

◈ 迷信４：うつは生物学的な病気である

うつが生物学的な病気であるというのは，おそらく現在最も広がっている誤解であり，その普及に一役買ったのが，製薬業界とさまざまな消費者支援団体，そして医療従事者です。この三者には，うつが病気であるという認識が浸透することによる恩恵が用意されています。製薬業界にとっては何十億ドルという薬の売り上げにつながりますし，消費者支援団体にとっては本人の責任を不問にする言い訳になるうえ，精神面の問題を抱えているという不名誉の軽減にもつながります。医療従事者にとっては，うつ治療の手間がずいぶんと省けます。「病気」であれば，薬を処方すればよく，うつの引き金となる行動をとらないよう導くといった複雑な仕事を回避できるのです。

ところが，うつが生物学的な病気であるという説を支持する科学的根拠はありません。病気の定義と記述を行う WHO がうつを病気とは位置づけていないのはそのためです。もちろん突き詰めて言えば，人間のあらゆる行動は生物学的な問題だと言えるでしょう。しかし，脳内の化学物質の変化がうつの原因であるという証拠はなく，うつに関係があるとされる，気分，思考，行動上の問題の原因であるという証拠すらありません。ですから，「本当は反対で，うつのほうが脳の化学物質を変質させているのだ」という考えも間違いとは言えません。言葉を換えるなら，うつにつながるような考え方，感じ方，行動を始めると，それが脳内の物質を変化させる，という主張も十分成り立つのです。どうか，うつが生物学的な病気であるという考えは単なる意見にすぎないことを覚えておいてください。科学的根拠に基づく知見ではないのです。

では，うつという状態はどうとらえるのが最もよいのでしょうか。多くの専門家は，うつには思考，感情，行動の相互作用が関係しており，その相互作用が究極的には人間の基本的な生物学的機能に影響を与え，またそこから影響を与えられもする，という点で意見が一致しています。このような見方は，うつの社会心理生物学的モデルと呼ばれることがあります(Schotte et al. 2006)。うつをこのようにとらえれば，生物学は考慮すべき要素のひとつにすぎなくなります。少なくとも同じくらい大切だと考えられる要素として，生活ストレスの影響，ストレスへの対処の仕方，これまでに身についた知識や習慣，思考パターン，行動，社会的要因，文化的要因などが挙げられます。つまり，うつというのはその発生方法にしても解決方法にしても，私たちが一般的に信じ込まされているよりもはるかに複雑なものなのです。

アマンダさんのケースはこの複雑さを如実に表しています。彼女にとって最も厄介だった要因のひとつは，幼少期から身につけてきた問題への対処の仕方でした。実践している方略は，ほとんどが面倒な状況や感情を回避するようにできていました。思考パターンは，他人に否定されたり恥ずかしい思いをしたりしないよう常に警戒態勢にありましたし，対処パターンは，他人と距離を置き，感情をコントロールするために何かを食べる，というものでした。その孤立傾向が原因で，社会的支援に頼ることもできませんでした。最終的にアマンダさんの人生をポジティブな方向に向かわせたのは，生物学志向の援助ではなく，ライフスタイル志向の介入（治療法）でした。アマンダさんがACTの実践に本気で取り組むことを決意し，もっとよい結果につながるような行動を選択するようになったとき，状況は改善し始めたのです。

◈ 迷信5：薬物治療がうつに対する最良の処方である

少なくともこの20年の間に，認知行動療法がうつに対して投薬と同等の効果を持つということが，確実な証拠をもって裏づけられてきました。興味深いのは，うつの再発防止という観点からすると，長期的により効果があるのは認知行動療法のほうであるとする研究が数多くあることです（Paykel 2006）。うつには再発傾向がありますから，この点はとても重要です。うつを経験した人の多くには，回復してまたぶり返すというパターンが見られます。それが生涯を通じて繰り返されることも珍しくありません。うつの再発の可能性が減らせるのであれば，どんな方法であれ試す価値があるはずです。

セルフ・マネジメント方略には，うつに終止符を打ち再発を防ぐという単純明快な利点があり，長期的な効果が期待できます。にもかかわらず，メディアから送られるメッセージは「うつ病治療の鍵は服薬である」の一点張りです。この誤解を助長するような出来事が1980年代後半から90年代にかけて起こりました。まず，たくさんの抗うつ薬が開発され，製薬会社は精力的に医師やヘルスケア関連事業者への売り込みを行いました。この頃に出た新薬は，従来の薬に比べて治療初期段階における副作用の少ないものが多く，初期治療を行う人間は抵抗なく処方することができました。やがて法律が変わり，一般市民に対しても宣伝活動が行えるようになると，製薬会社は消費者に直接アプローチし始めました。今日私たちが目にする宣伝広告は，その会社の薬を使わなければ通常の生活を送ることは不可能だと消費者感情に訴えてきます。薬による治療のリスクや限界については深入りせず，他に何も変える必要はない，処方された通りに薬を服用しさえすれば人生が充実する，と匂わせるものも多く見受けられます。

市場でのこうした動きは，アメリカにおける精神障害の診断や治療に大きな影響を与えてきました。うつと診断される人の数も，抗うつ薬を処方される人の数も，これまでになく増えています。セラピーを受ける人の数は減っていますが，これは抗うつ薬が簡単に手に入るためです。管理医療が可能になったことで，メンタルヘルスケアに関する予算も減らされています。しかし一般的なことを言えば，管理医療は本当に必要な治療を受けにくくします。ともあれ，1990年代，アメリカのメンタルヘルスに関する経費の削減幅は，抗うつ薬にかかる経費の増加幅とほぼ同等でした。

薬に関するまだある誤解は，薬物治療がセラピーよりも早く効果を発揮するというものです。しかし実際には，多くのエビデンスによって認知療法や行動療法がごく短期間でもうつを改善しうることが明らかになっています（Kelly, Roberts, and Ciesla 2005）。また別の研究では，ACTのような行動療法が薬物治療よりも早く成果をあげることが示唆されており（Mynors-Wallis et al. 2000），さらに行動療法であれば副作用の心配もありません。

ここまで考えると，ひとつ重大な疑問が残ります。おそらく実際に抗うつ薬を使用している方，あるいは使用を考えている方なら誰でも疑問に思うことですが，「薬物治療は回復にどう役立ち，また，この本で紹介されている考え方・方略は回復にどう役立つのか」という疑問です。ひいき目であることを承知で言いますが，私たちの答えは単純明快です。抗うつ薬の服用ですでに成果が見られているとしても，それでもなおここで紹介する方略を試してみるのが賢明だということです。この本の内容は，うつの再発予防にもつながるでしょう。今現在抗うつ薬を服用中の方は，こう考えてみてください。薬は，過度の疲労感，気力の欠如，睡眠不足，集中力不足など，人生にポジティブな変化を起こすうえで障害となる症状を緩和してくれるかもしれません。しかし，薬がポジティブな変化そのものを起こすことはありません。変化を起こせるのはあなた自身です。そしてこの本が紹介するスキルや方略は，いつ，どこで，どのようにその変化を起こすべきかを示す地図として用いることができます。見方を変えれば，薬の服用とこの本の内容の実践とは，相補的な役割を果たせるということです（もちろん，服薬を望むかどうかはあなた次第です）。あるいは，薬を試す前にこの本の方法を試してみるのもよいでしょう。一度試してみれば，服薬という選択肢は必要なくなるかもしれません。

アマンダさんは数カ月間抗うつ薬を服用しましたが，劇的な効果は得られませんでした。これは珍しいことではありません。抗うつ薬が一面で効果を発揮しても，他の症状は続くことが多いのです。アマンダさんは，薬だけでは対処しきれないほど，多くのうつ的行動を抱えていました。薬によって睡眠不足はいくらか改善され，気力もいくらかは戻りましたが，大切な生活領域における問題を本当に解決するためには，やはり行動を変え，避けていた状況に正面から向き合う必要がありました。もちろん，薬が代役になることはできません。これが抗うつ薬の役割の核心部分です。つまり，薬は症状を緩和させることはできますが，生活に必要な変化を起こせるかどうかは本人次第なのです。実際，気分を改善するために自分にはもっとやれることがあると理解できたとたん，アマンダさんの人生観はよい方向へと変化していきました。

◆ 迷信6：うつは不可抗力だ

うつに「かかっている」状態を，風邪を引いている状態と同列に扱うこの説は，なかなか魅力的です。風邪を引いていると言うと，本人に過失があったわけではなく，風邪のほうが勝手にやってきた，という感じがします。実際，目に見えないほど微小な菌が侵入する経路は無数にありますから，完全に風邪の侵入を防ぐことはほぼ不可能です。うつのことも，風邪と同じように，不可抗力的に身に降りかかってきたものとしてとらえる人はいます。その裏にあるのは，うつと個人の生活環境や問題への対処法との間には何の関係もない，という考えです。もしそれが正しければ，確かにうつになった責任をその人自身に問うことはできないでしょう。うつを生物学的，あるいは遺伝学的に解釈するのが好まれるのも，同じ理由です。どの考え方も，うつになった人はうつの犠牲者であり，したがってその人には何の責任もない，という印象を与えるのです。

しかし，この説には大きな問題がふたつあります。まず，私たちは事実として，うつになった人にはそれ以前に，うつにつながる行動をとり始めた時期があったことを知っています。このような行動の変化が起こっても，本人はそのとき，それが正しいと思って行動していますから，いずれ自分を苦しめる結果になるとは考えていません。つまり，うつにつながる行動をとってはいますが，そうと知って選択したわけではないということです。人は毎日の生活の流れの中で，つい何かを選んでしまいます。そのときはそれが無害に見え，よかれと思って選択しているのです。アマンダさんの場合，うつが始まるかなり前から，不快な感情の引き金となる状況を回避することが習慣になっていました。アマンダさんの生き方が，彼女をうつになりやすくしたと言えるでしょう。

うつの生じ方をよりうまく説明するとしたら，うつとは２種類の回避の結果である，と言えるでしょう。ひとつは，自分にとって不快となりうる感情の回避，もうひとつは，そうした感情の引き金となる状況の回避です。このふたつを積み重ねていくと，うつになります。回避行動がうつを引き起こすという考え方は多くの人にとって目新しいものだと思いますが，私たちのこれまでの話の流れから逸れてはいません。すでに何度となくお伝えした通り，私たちはみなさんに，うつに対する新しい見方を提供したいと考えています。これもそのひとつです。あなたにうつになった責任を問うために，行動がうつを引き起こす，と言っているのではなく，こういう見方をすることで，うつから抜け出す方法が確かに存在するのだということ，そして，その道は他ならぬあなた自身の手の中にあるということを感じていただきたいのです。

うつに「かかる」という発想のふたつ目の問題点は，これがうつの人に病人の役回りを与えてしまうことです。自分が「病人」であるとき，私たちは極端に受動的になり，状況が自然とよくなることや，誰かがそばに来て自分を治してくれることを期待します。しかし，これではうつはまずよくなりません。回避，孤立，引きこもりといった受動的な行動が増えれば増えるほど，うつは深まります。ですから結局，うつは風邪のようにはいかないのです。4時間ごとに2錠のアスピリンを服用し，水分を補給し，十分に休養をとったとしても，うつは治りません。実際には，うつを助長する行動をとり続けるかぎり，どんな薬も役に立たないのです。これはアマンダさん自身が発見したことでもあります。そしてこれに気づいたとき，活力や目的，意義を見出すのを邪魔している状況を避けず，そこに自ら歩み寄ることで，負のスパイラルを逆転させることに成功したのです。

幻想を行動に変える

うつがどのように見えるかでなく，うつの本当の姿とは何であるかを理解できれば，行動に移る準備は整ったと言えるでしょう。うつは一見，精神的，感情的，および身体的症状の詰め合わせであり，個人で立ち向かうには大きすぎる課題ですが，実際には，あなたの生き方にバランスの崩れているところがあると教えてくれる体験の集合です。うつはたまたま起こる事故ではなく，人生の状況について伝えるべきことを持って生まれてきています。あなたには選択肢があります。うつを災難の種として拒絶する代わりに，自分の今の生き方を受け容れ，うつとはこの複雑な時代における生活の当然の帰結なのだ，ととらえることもできます。今，この瞬間，この場所で，うつである自分を責めることをやめ，思いやりをもって向き合うこともできます。自分のエネルギーを，今あなたが陥っているジレンマを解決する方向に向けることもできます。解決策はあなたの目の前にあるのです。この本ではこれから，では具体的にどうすれば状況を変えることができるのか，という質問に答えていきたいと思います。

●アマンダさんの活き活きとした人生への旅

アマンダさんは27歳のとき，これまでのような生き方はもうたくさんだと思い，ACTに取り組み始めました。最初のステップは，うつである自分を責めるのをやめること，そして，うつを自分の人生を生きられない言い訳にするのをやめることでした。アマンダさんは，自分がしていたことは効果的ではなく，うつをコントロールするためにとっていた方略は逆にそれを悪化させていた点を認め，受け容れました。そして，うつ状態にはありましたが，自分が本当に求めているのは，ありのままの自分を受け容れ，守り，そばにいてくれる特別な人との絆を持つことであると気づきました。そのうえでアマンダさんは，もう一度人と付き合おうとしてみること，自分の外見にとらわれない練習を始めることを決意しました。

また，1日30分間ウォーキングをして全体的な健康状態を改善すること，健康的な食事を規則正しく摂ること，イライラしたとき，ストレスを感じたとき，落ち込んだときでも間食はしないことを決めました。しかし，長い間続けてきた考え方・行動は身体に染みついており，修正は簡単ではありませんでした。特に学ぶ必要があったのは，いかに自分を消耗させずにネガティブな思考や感情を抱くか，です。はじめの頃はデート中でも自分のネガティブな思考に没頭してしまい，うまくいきませんでしたが，時間とともに自己批判的な思考の影響力は減っていきました。次のステップは，男性は自分を利用しようとする，という恐れに向き合うことでした。アマンダさんは1カ月に2日デートをすることを決めました。また，自分が過去に傷ついたという事実と，自分には結婚したい男性のタイプについてゆっくり考える時間があるという事実を受け容れられるよう取り組んでいくことも決意しました。

ACTを始めて6カ月ほど経った頃，アマンダさんは自分と同じように肥満に悩む男性と出会いました。ふたりは最初から意気投合しました。もちろん，また相手に拒絶されるのではないかと恐れる気持ちもありましたが，次第に相手の男性も自分のことを人から好かれない，魅力のない人間と考えていることを知り，共通の恐れを笑い合うことさえできるようになりました。さらに，ウォーキングと健康的な食習慣のおかげで，睡眠や普段の気分が改善されていきました。運動不足とジャンクフードの過剰摂取でコントロール不能だった糖尿病も，習慣の変化とともに落ち着きを見せ始め，アマンダさんは以前よりも将来を楽観することができるようになりました。彼女は，ある朝目が覚めると，自分がそれまでよりもずっと人生に満足していると感じたと言います。依然としてボーイフレンドと一緒にいるときは傷つきやすく，自分は太っていて人に好かれないという考えも抱いていましたが，そのひとつひとつを深刻にとらえすぎることはありませんでした。アマンダさんは，活き活きとした目的ある人生へと向かって歩み始めたのです！

ACTへの秘訣

☞ うつは異常ではありません。アメリカでは4人に1人が一生のうちにうつを経験します。

☞ うつは「行う」もので，「かかる」ものではありません。その人の行動パターンに根ざしており，意識して改善することができます。

☞ うつは生活上のストレスや問題から無条件に生じるわけではありません。問題への対処の仕方に応じて生じます。

☞ うつには「感情を抱く」ことだけではなく，「感情を抱かない」ことも含まれます。無感覚・無関心，他者との乖離，活き活きとした活動の欠如という形で現れることもあります。

☞ うつは人生がバランスを失っているというシグナルです。行動を起こせという呼びかけです。したがって，よりよい人生を送る助けともなりうるのです。

コーチより

幻想は簡単には消えないものです。うつというタマネギの皮を剥くのが簡単なら，あなたはとっくにそうしているでしょう。今とは違うものの見方をするには勇気がいりますが，私たちはあなたが見慣れたベールをめくり，新たな可能性を見つけ出すのを隣で見守っています。

予　告

次の章では，うつに至る道とそこから脱する道について話したいと思います。また，うつを引き起こす二大要因を紹介し，心理的柔軟性を養ううえで役立つ3つの基本的な反応スタイルを見ていきます。うつから抜け出して自分の人生を取り戻すには，心理的柔軟性が必要です。

第2章

うつに至る道とそこから脱する道を知ろう

人生とは自転車に乗るようなものだ。ペダルをこぐのをやめないかぎり，落ちることはない。

——クロード・ペッパー

すでに触れたように，うつは何もないところから突然わいて出るわけではありません。私たちは人生において，うつの引き金となりうる数々の出来事に遭遇しますが，そうした一連の出来事への対応が結果的にうつを生じさせます。ですから，「うつによる抑圧」が始まるきっかけや，それを持続させたり悪化させたりする要因について知ることが非常に重要です。この章では，うつが起こるメカニズムを説明し，より活き活きとした人生を送るためにはどんな変化が必要なのかについて見ていきます。そのために，私たちに進みたい道から外れるよう訴えかける「セイレーンの歌」という概念を紹介します。また，心理的柔軟性の3つの次元に触れ，それがどのようにうつに対する脆弱性を低減してくれるのかも見ていきます。

うつに至る道：引き金となる出来事

現在では，どんな人にもときにはうつの症状が現れるという見解が広く受け容れられています。こういった短期のうつ症状は「**精神不安**

(dysphoria)」と呼ばれます。たいていの人は精神不安の時期を経験し，その間はネガティブな思考や感情，イメージ，身体感覚に悩まされます。おそらくうつに対する脆弱性というのは，感情に負荷のかかる状況やそこから生じる精神不安にはこう対処すべき，という文化的ルールがもたらすものなのでしょう。この考えについては本書の後のほうで詳しく見ていきたいと思います。今のところは，ストレスを感じる出来事があったとき，対処行動としてそこから物理的，あるいは心理的に距離を置いたりするのは，心身を休めエネルギーを回復するためである，とだけ言っておきます。この反応で問題となるのは，充分休んだ後でも雲隠れした状態から抜け出せない人がいることです。そうした人たちは山あり谷ありの人生に戻ることができません。活力や目的や意義に満ちた人生を追い求めることもやめてしまいます。

うつが生活に与える影響を理解するには，うつが生じ持続するプロセスを理解しなければなりません。うつの状態がどれだけ重たく抗いがたいものであるかを考えると，そのプロセスはかなり強力なものであるはずです。理解の第一歩として，引き金となる出来事の果たす役割について見てみましょう。「引き金となる出来事」は，精神不安の発端となる強い感情の高まりを引き起こすような出来事，状況，あるいは人とのやりとり，と考えることができます。現代社会におけるうつの保有率の高さは，人を「うつによる抑圧」へと追い込む経路がいかに多いかを示しています。ここでは，その中でも特に一般的な3つの要因，すなわち喪失感，心的外傷性ストレス（トラウマ），健康問題を取り上げます。

◆ 喪失感への対処

人は喪失感や失望感を抱くと，その悲しみから立ち直れなくなることがあります。悲しみによって傷を癒すのではなく，悲しみを回避のプロセスへと歪めてしまうのです。回避プロセスの中では，静かな生活を送り，仕事にしろ遊びにしろ，外とのかかわりを最小限に抑えようとする傾向があります。悲しみの結果できあがった新たな生活方針は，失う可能性のあるものには近づかない，というものです。それはまさしく，マリアさんが知らず知らずのうちに歩んでいた道のりでした。

●マリアさんの話

マリアさんは子どもの頃から，早く母親になりたいと思っていました。20歳で結婚し，翌年には第一子を妊娠，マリアさん自身も旦那さんもとても喜びました。妊娠後の経過は順調で，愛らしい女の子，マーサが生まれました。産後の数週間はマリアさんにとって人生で一番よい時間だったと言います。ところがある朝起きてみると，マーサはベビーベッドの中で冷たくなっていました。マリアさんはしばらくの間泣き続け，やがて涙が止まったかと思うと，今度はまったく無言の状態に陥るようになりました。夫や家族は必死に励まし，彼女を支えようとしましたが，マリアさんは回復しませんでした。

赤ん坊の死から数年が経っても，マリアさんは日常の基本的なこと以外，何もしようとはしませんでした。仕事はしていましたが，仕事も同僚と過ごす時間も楽しいとは感じませんでした。料理も作りはしましたが，夫の生活や夫が何を望んでいるかといったことには関心がなくなっていました。読書もせず，趣味もなく，ただテレビを観ながら寝る時刻を待つだけです。睡眠も不足しがちで，長い夜の時間は間食にあてることが増えていきました。そのため体重が増えましたが，「運動したほうがいい」，「支援団体の集まりに行ってみてはどうか」，「状況を変えるために何かしてみては」といった旦那さんや医師からのアドバイスもうっとうしく思うだけでした。マリアさんは，マーサが死んだ夜，自分が娘をほったらかしにしてしまったことを忘れたいと願っていました。そして，ひとりになり，二度と誰かの世話に心を砕かずに済むことを望んでいたのです。

◈トラウマへの対処

人生には試練が付きものですが，そのほとんどは「招かれざる」ものです。特に，幼少期から10代にかけてあまりに大きな試練に直面すると，大人になってからうつに陥る可能性が高くなります。過去のつらい記憶を避けたり，新たなトラウマに遭遇しそうなことを避けるという回避的な行動をとったりすれば，その可能性はさらに高まります。過度の労働や飲酒に代表されるこの種の回避方略は，今日，国を問わず見られるようになりました。その代償は健康だけでなく，人間関係にも現れます。アンナさんの例は，この道を通ってうつに至った典型と言えます。

●アンナさんの話

アンナさんは,一家の中ではじめて大学まで進学した子どもでした。彼女は明るく勤勉で，夏休み中の講義にも出席して大学課程を3年で修了すると，そのまま休みもとらずに大学院へ進学しました。そんなアンナさんでしたが，長く抱えたトラウマのため，人間関係がとても苦手でした。まだ小さいうちに両親が離婚し，母親はアンナさんが10歳のとき亡くなりました。10代の頃には祖父が殺されました。さらに大学1年のときには彼女自身がデート・レイプの被害者となりました。アンナさんはこうした出来事から受けたショックや心の傷に対処するため，人とのかかわりを最小限に抑え，デートも避けていました。児童福祉の仕事に長時間のめり込むようになり，稼いだお金はアルコール依存症の父に送っていました。アンナさんは自分の状況について,人と交流したり女性の友だちといたりするのも楽しいけれど，そうしないのは勉強と仕事で時間がないからだと自分を納得させていたようです。夜はテキーラを飲みながらネットサーフィンをして過ごします。テキーラは5杯までと決め，毎晩就寝前にきっちり5杯飲んでいました。睡眠中は悪夢に悩まされ，起床時は胸痛に悩まされ，肩と首の張りは一日中とれません。アンナさんはとにかく自分の嫌な記憶と孤独感をコントロールしたいと願っていました。

◈ 健康問題に対する反応

一般的なうつへの経路にはもうひとつ，ある行動パターンに陥って健康を害してしまった，というものがあります。健康そのものには大して意味はないが，健康でなければ他のすべてに意味がなくなる，とはよく言われることです。健康に関する誤った認識を持っていると，それが人々をうつに至らせることもあります。例えば，健康とは何もしなくてもそこにあり，健康でいるために何かする必要はなく，もし問題が起これば医者が何とかしてくれる，と思っている人は大勢います。市民に対して自分の健康を守る意志と勇気，そのためのスキルを持たせられない文化は，予防が可能だったはずの健康問題によって収拾のつかない事態を引き起こすことになるでしょう。

喫煙，飲酒，薬物使用，過食，拒食，運動不足（十分な運動の回避）といった行動は，その人を直接的にも間接的にも深刻な健康問題という危険にさらします。例えば，上記の行動はどれも，心臓，肺，腎臓，肝臓の病気，そして他の慢性的な病気に直接つながる可能性を秘めています。また，不健康なライフスタイルは，一度確立されてしまうと変えるのが非常に困難で，長期にわたれば生活のあらゆる面に影響が出てきます。運動，健康的な食生活，前向きなストレスへの対処といった健康的な習慣が欠けていることによっても，不健康な習慣と同様に，慢性的な病気のリスクは高まります。この場合，その人は病気になろうとしているわけではありませんが，健康的で予防的な行動がないために，身体の治癒力が弱まり，結果的に自分を危険な状況に置いてしまうのです。ジョーさんもこのような状況にありました。彼は，食べることで不快な感情を抑え込もうとしていました。

●ジョーさんの話

食欲はジョーさんにとって常に悩みの種でした。とにかく食べることが好きで，特に油っこい食べ物が大好物でした。少年期の楽しい思い出はもれなく，食べることか料理か音楽に関係しています。大学4年生のとき，ある女性と出会い，そのときは彼女に気に入ってもらえるよういくらか体重を落とすことができました。しかしその女性と結婚すると，新婚生活1年目で体重が20キロ以上も増えてしまいました。奥さんは彼の食習慣，特に夕食後に大量のアイスクリームを食べることが問題だと指摘しました。その後，我慢が限界に達した奥さんは浮気をし，ジョーさんは妻に拒絶されたショックから逃げるため，寝室を別にし，夜の過食の量をいっそう増やし，ひとりで音楽に浸るようになりました。

医師から高血圧と高コレステロール血症と診断されたとき，ジョーさんは自分を欠陥品だと感じ，病気について誰にも話しませんでした。それからは何かと理由をつけて教会に行かなくなり，主だった祝日以外は家族とも過ごさなくなりました。家にいて映画を観たり，音楽を聴いたり，好きなものを食べたりするほうがよかったのです。ジョーさんは，妻に拒絶されるつらさも医師からの病気の宣告ももうたくさんだと感じていました。健康についての心配ももうしたくないと思っていましたが，その願いはかなわなかったようです。

うつに至る道：気分をコントロールし，人生のコントロールを失う

以上の3つの例から，うつに悩む人に多いパターンが見えてきます。ストレスとなる感情や思考，記憶をコントロールしようとして人生への積極的な参加を犠牲にした結果，うつが生じるというパターンです。マリアさんもアンナさんもジョーさんも，自分を苦しめる問題を避けることに重点を置いた生活スタイルをとっています。そのため，3人ともそれぞれが不快な感情や思考，記憶に正面から向き合うのを避け，社会や人間関係から

距離を置き，充実感のない生活を送ることになりました。日常のあらゆる場面で回避が選択されるようになると，彼らの健康，人間関係，仕事，娯楽に関する価値は重要性を失っていきます。しかし，そうやって生活の中から活き活きとした感じが失われていくにつれ，避けているつらい思考や感情が消えることはなく，彼らのうつはひどくなっていきました。

3人の話からわかるのは，やはりうつは偶然生じるものではないということです。うつ的行動は，たとえ本人が意図していなくても，予想通りの結果を生み出します。繰り返しになりますが，それがうつのパラドックスです。気分が改善されると思ってとった行動が，逆にいっそうあなたを落ち込ませます。例えば，あなたが「気持ちの落ち込みがひどいから」という理由で友人との付き合いを避ければ，いずれ友人のほうがあなたに近づかなくなるでしょう。そうすればひとりでいる時間が増え，余分なエネルギーを節約できるからうつの改善につながるはずだ，と思うかもしれません。しかし，活動的でなくなればなくなるほど，何かをしようとするモチベーションはますます失われます。孤立感を抱き始め，友人が自分のことを忘れてしまうのではないかと危惧するようになります。そして，この孤立感がうつの深刻化を招くのです。

この「うつのサイクル」内の行動は，どれも独自の論理の上に成り立ち，確固とした目的をもって行われています。そしてその論理や目的が見据えるのは，間違ってもうつを悪化させることではありません。目的はうつの改善であり，そのための論理です。しかし残念なことに，うつの論理はそういう展開を見せません。もう一度マリアさん，アンナさん，ジョーさんのケースに戻り，3人の対処反応がどういう目的で行われていたかを見てみましょう。今回は，そのときうつの論理がどのように3人をだまして状況を悪化させたか，という点にも注意してみます。

マリアさんの場合，家で過ごす時間の大半は，料理をするか，食事をするか，テレビを観るか，あるいは寝ているかです。毎日同じことを繰り返す単調さに安全を見出し，喪失感や自分の弱さと向き合うのを避けていました。夫から運動や専門家の援助を受けることを勧められても何も言わず部屋から出ていき，やはり正面からの衝突を避けました。

アンナさんは自分の苦しみを決して人に明かしませんでした。トラウマについて話したこともありません。父親と話すときは批判されるのを避けるため，よくできたことだけを口にしました。自分が傷つくリスクを減らし，つらい記憶を思い出さないようにするため，人との接触や話題も制限していました。身体的，感情的な苦痛を和らげるために，飲酒という手段をとりました。

ジョーさんの場合，失敗のリスクを最小にするために，奥さんと一緒にさまざまな活動に参加するという約束も，医師にアドバイスをもらうという約束も守りませんでした。批判を避けるために社会的な集まりや医師との診察予約も避け，運動しないことに対しては言い訳をし，自分のネガティブな行動と向き合う代わりに，それをどうにか正当化しようとしました。

3人にとっての「うつに至る道」には，ストレスとなる個人的な問題や人間関係における問題に正面から向き合わず，目を背けたことが関係しています。それは自分自身をつらい感情や思考，記憶，身体感覚から守るためにしたことでしたが，これまで見てきたように，回避行動というのは実は，避けようとした感情や思考を悪化させてしまいます。結局はもともとの個人的問題や人間関係の問題も悪化させてしまう，というのが「うつのパラドックス」，あるいは「回避行動のパラドックス」なのです。

うつの症状というのは負荷が大きく，そういう状態で自分の問題を直視し，解決に向けて取り組むというのは，勝つ見込みのない勝負のように思えます。そこで，自分は問題の解消が望めるような状況にない，と考えてしまうと，そのストレスから突発的な怒りや苛立ちといった症状が出てきます。一方，回避，孤立，引きこもりといった行動は，現状をいっそう苦しくします。そんなふうにして感情的な苦痛からはどうやっても逃げられないことを知ると，また別の症状である不安がやってきます。こうしたさまざまな感情に襲われていれば，いつか限界がきます。そうなったときに残された逃げ場はひとつ，無気力，無関心，無感動の状態です。しかしこれもまた，解決不可能に見えるつらい問題からの逃避が別の形をとったものにすぎません。

多くの場合，うつに苦しむ人自身，問題から逃げても状況はよくならないことを理解しています。つらい思考や感情，記憶を避けていても何も解決しないとわかっています。ではなぜ，そうした洞察力に優れた人々が，心の奥では役に立たないとわかっている対処法を，それでもなお実践してしまうのでしょうか。ACTのユニークな特徴のひとつは，このパラドックスの核心にある，ふたつの基本的なプロセスを突き止め，具体的に理解するための助けとなれる点にあります。

うつに至る道：ふたつのセイレーンの歌

ギリシャの古典叙事詩『オデュッセイア』の中で，トロイア戦争を終えたオデュッセウスとその小隊は，ギリシャへの帰途につきます。彼らは小さな木の船で荒れるエーゲ海の北岸を横切らなければならず，想像を絶する困難と危機を耐え抜くことになります。その旅の途中，狭い水路にさしかかると，岸の岩陰には，海を行く者をその美しい歌声で魅了して魔法をかけ，船を岩に衝突させてしまうという海の女神，セイレーンたちがいました。彼女たちの歌は美しいだけでなく，その詩が聴く者の心に強い憧れを呼び起こします。セイレーンの歌の魔力を知っていたオデュッセウスは船員たちに耳を塞がせ，自分の身体をマストに縛りつけさせ，どんな状況で自分が何を言っても綱を解かないよう命じました。それでも歌が聞こえてくると，魔法であることを知っているにもかかわらず心を奪われ，船員たちに自分を解き放つよう懇願します。オデュッセウスの船が岩に衝突せずに済んだのは，ひとえに彼の計画，自分をマストに縛らせるという事前の策のおかげでした。

この物語は，うつに陥るプロセスがいかに強力なものであるかを示すメタファー（比喩）になっています。私たちを誘惑するひとつ目のセイレーンの歌は，不快な感情や記憶，思考，感覚から自分を守ることが幸せにつながり，そうしたネガティブな内的体験の発生を防ぐ最良の手段は，引き金となる状況を避けることである，と語りかけてきます。これが「回避の歌」です。ふたつ目のセイレーンの歌は，思考が語る物語は現実を反映している，だからその話を信じ込め，と訴えます。思考の話を信じるのは，セイレーンが歌う虚構や偽りの約束を信じるのと同じ状態です。これが「フュージョン（融合）の歌」です。これから見ていくように，うつの状態にある人は，充実した人生を送ろうと最善を尽くしているにもかかわらず，こうしたセイレーンの歌にだまされてしまいます。それだけこの歌は強力で，しかも私たち人間は，たとえうつの状態になくても，毎日毎日この歌を聞かされているのです。ですが，この誘惑の歌を聴くと必ずうつになるのかというと，決してそうではありません。「うつによる抑圧」にはまるかどうかは，気づきと意志にかかっています。オデュッセウスが歌をやり過ごして旅を続けることができたのも，このふたつが揃っていたからです。

◆ 第一のセイレーンの歌：感情の回避

セイレーンによる最初の誘惑，**感情の回避**とは，ストレスを生み出す思考，イメージ，感情，記憶，身体感覚や，それらを引き起こす状況と直接かかわるのを避ける傾向であると考えてください。これはほとんど無意識的に起こる反応であるため，回避していると自覚できることはまずありません。また，状況を後から振り返ってみれば，自分は確かに回避という言葉に当てはまるような行動をしていたと納得できるかもしれませんが，だからといってそれが，次に同じ状況となったときに違う対応ができるという保証にはなりません。どの程度感情を回避するかによって，うつの苦しさの程度も変わってくるでしょう。第３章では，この「感情の回避」という問題とそれがうつに与える影響について，より細かく見ていきたいと思います。同じく第３章では，あなたが抱える問題のうち，特につらく厄介なものは何かを明らかにする予定です。そうすることで，あなたが何を回避しているのかが見えてくるでしょう。

◈ 第二のセイレーンの歌：フュージョン

フュージョンは，不快な思考やイメージ，感情，記憶，身体感覚とあまりに強く結びついてしまった結果，そうした内的体験が自分の健康や活力を脅かすようになった状態，と考えてください。人はある思考や感情，記憶が自分にとって危険であると判断すると，その侵入者を排除しようとする傾向にあります。しかし残念なことに，その排除方略に従えば従うほど，うつは悪化します。第5章では，このフュージョンが人生に与える影響について検証してみたいと思います。特に危険なフュージョンの形態は，「人生における健康や幸福とはこういうものであり，こういうやり方でそれを達成しなければならない」という特定のルールに縛られてしまうというものです。そうなると，たとえ自分にとっての健康や幸福が文化的常識の示すそれとまったく異なる場合でも，自動的にそうしたルールに従うようになってしまいます。

53ページの図が示すように，感情の回避とフュージョンというふたつの問題は，たちの悪いフィードバック・ループの中で作用し合います。このふたつによって，ストレスのかかる状況で生まれる，望まない思考，感情，記憶，イメージ，身体感覚といったものを受け容れることが難しくなるのです。

うつに至る道：隠れた利益

うつは，指摘されてはじめて認識できるような，たくさんの便利な機能を持っています。一例を挙げると，うつは健康の増進に役立つ行動，例えば楽しい時間を過ごす，仕事に打ち込む，充実した人間関係を築く，誰かの心身の状態に気を配るといった行動に従事しないことに対する，社会的に認められた理由を提供してくれます。うつというのは本質的に，不快な状況を回避する原因であり，その結果でもありますから，状況によっては，「ストレスで自分のうつの症状が悪化するかもしれないから，夫の飲酒問題を話し合うのはやめておく」というように，健全な対応への障害として働くこともあれば，「あまりに疲れているので，妻と一緒に映画に行くことができない」というように，ポジティブな行動をとれない理由として使われることもあるのです。

前章のアマンダさんの例を思い出してみると，うつが生じ，持続するのに必要な要素がすべて現れていたことがわかるでしょう。アマンダさんはデート相手から拒絶されたりデート中恥ずかしい思いをしたりしたくなかったので（感情の回避），再び自分を傷つけないためという名目で，男性と会うのを避けるようになりました。また，拒絶された感覚や大切なものが失われる感覚は，健康や幸福に対する脅威であるから，どんなことをしても排除しなければならない，と固く信じていました（フュージョン）。しかし，人との交流から遠ざかれば遠ざかるほど寂しさは募り，寂しさが募れば募るほどうつは深刻さを増しました。これによりアマンダさんは，自分は思っていた以上に拒絶されたり恥をかいたりするリスクに対処できないのだと考えました（再度のフュージョン）。そのため，食べることでうつをコントロールしようとしましたが，過食は体重増加を招き，ますます自分に自信が持てなくなってしまいました。

アマンダさんの行動はそれなりに筋が通っていますが，うまく機能したとは言えません。感情の回避とフュージョンというセイレーンの歌に惑わされ，知らず知らずのうちに人生における活力や意義，目的を失うという対価を支払わされていました。ACTでは，このような一見筋が通っていて，故意ではない一連の回避行動の結果がうつであると考えています。つまり，アマンダさんは「うつに**かかっていた**」のではなく，「うつを**行っていた**」のです。ここで改めて確認したいのは，アマンダさんが自らうつになろうとしていたわけではないという点です。事実はまったく逆で，彼女はうつ

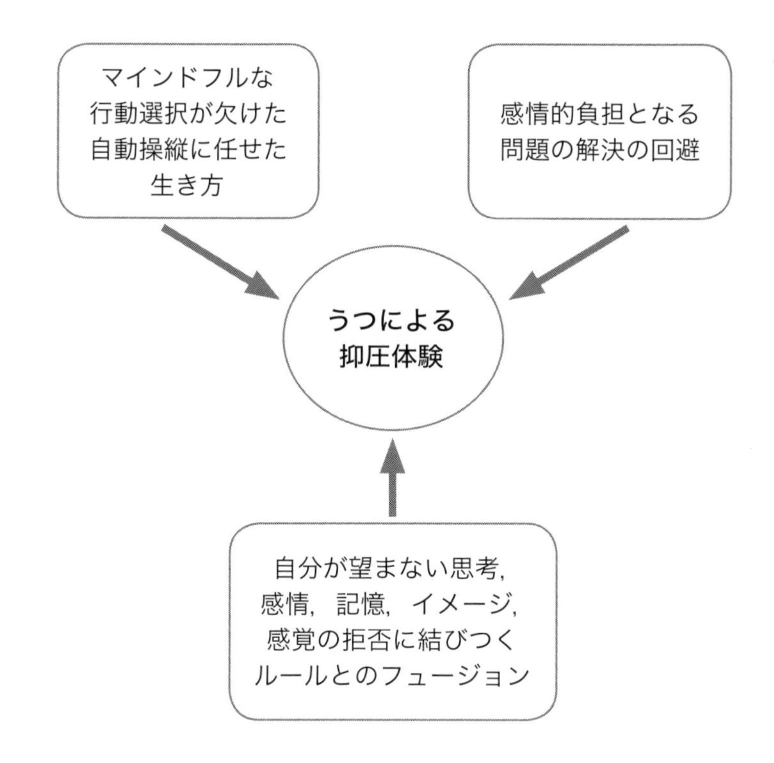

を改善しようとしていました。ですが，うつのコントロールという目標を達成しようとすると，コントロール不能のうつ症状という意図しない結果につながります。アマンダさんがうつのトンネルを抜け，活力を取り戻すことができたのは，彼女が戦略を変更し，望まない感情や記憶，イメージも受け容れ，再び社会とかかわるために，自分の意志で，価値に基づく選択を行ったからに他なりません。

うつから脱する道：活力への３つの道

「うつによる抑圧」の体験へと至る３つの道が，回避，引きこもり，健康や幸福の維持に関する自己破滅的なルールへの執着であるならば，そこから抜け出す道には，接近，積極参加，うまく機能しないルールからの離脱，さらに，悲しみや怒りを引き起こす状況に関して意志を持った選択を行うことが含まれなければなりません。ACT では，ある人が困難な状況に直面した際に見せる典型的な反応を「反応スタイル」と呼びます。いつでもどんな状況でも変わらず，ある特定の行動をとってしまう傾向，と表現してもよいでしょう。ACT モデルは，望まない体験に対する反応，人生一般に対する反応（生き方），困難な状況への反応という 3 つの基本的反応を設定し，各反応におけるスタイルを総合すると，その人の心理的柔軟性がわかると考えています。望まない内的体験への反応スタイルにはアクセプタンス（受容）と拒絶，人生に対する反応には意志を持った生き方と自動操縦に任せた生き方，困難な状況に対する反応には接近と回避，それぞれ 2 種類の反応スタイルがあります。この 3 つの局面において選択する反応スタイルを変えることで，活き活きとした人生が占める空間を広げ，うつによる抑圧から自らを解き放つことができるのです。

◈ 望まない内的体験のアクセプタンス（受容）vs 拒絶

人は誰でも絶え間なく流れ続ける思考，感情，記憶，イメージ，身体感覚を抱えており，そのすべてを本人だけが体験します。しかし，思考や感情といった内的体験に対する反応は人によって実にさまざまです。最も基本的な違いのひとつは，体験したくないと感じるような不快な内的体験があったとき，それを受け容れるか，あるいは何とかして避けようとするか，という点です。体験の回避というのは，例えば熱いバーナーに触ってしまい，とっさに手を引っ込めるときのように，うまく機能する場合もありますが，つらい感情や思考の回避が習慣化してしまうと，生活の質の低下につながります。望まない内的体験も受け容れるというスタンスをとることができれば，不快な感情をコントロールしたり，回避したり，遮断したりする必要もなくなり，自分の選んだ生き方に向かって足を踏み出すことができるのです。

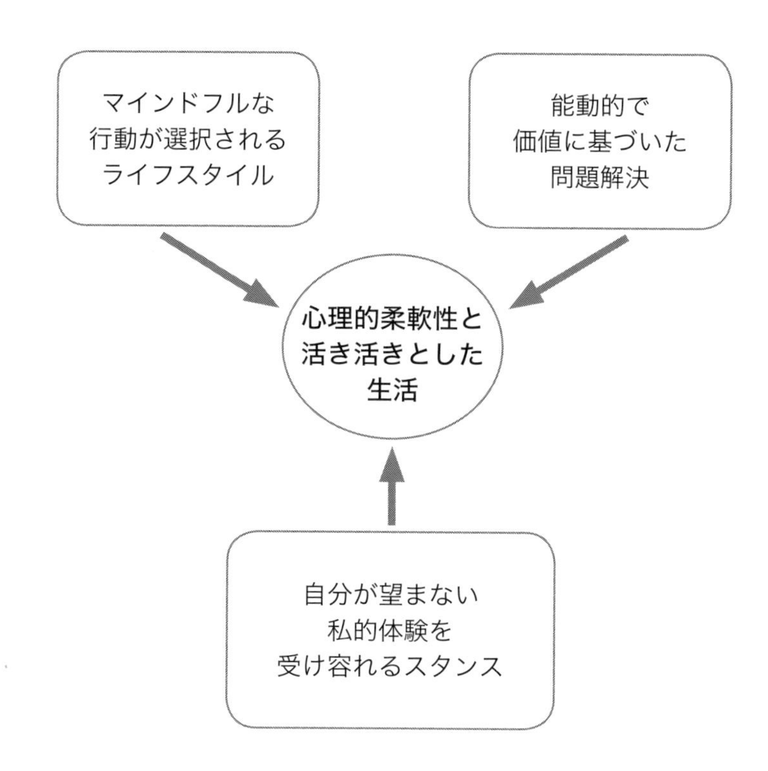

現在あなたは転職活動中で，候補の会社をひとつ見つけたと仮定しましょう。履歴書を送ると，面接に呼ばれました。あなたは建物の中を一歩進むごとに不安が増し，心配になってくるでしょう。目の前に迫った面接のことを考えると胸が締めつけられ，「緊張しすぎて失敗したらどうしよう」といった考えが浮かんでいることに気づくかもしれません。あなたの反応スタイルが回避であった場合，こうした不快な内的出来事をコントロールすることで頭がいっぱいになり，自分のエネルギーや意識は面接を成功させることから逸れていってしまいます。反応スタイルが受容であったなら，自分の弱い部分に嫌な感情や思考が浮かんできたなと認識しつつも，面接のための計画を実行することにエネルギーを注ぎ続けることができるでしょう。

◈ 意志を持った生き方 vs 自動操縦に任せた生き方

自分の状況は，ルームランナーで一生懸命走り続けているのに努力に見合う結果がまったく得られていないのと同じだ，と感じることはないでしょうか。私たちは言語を持つ種として進化したことで，日々の生活に対し，ルールに沿った自動的な反応をしやすくなっているようです。とにかく頑張ればいい，あの車やあの家を手に入れればいい，そうすれば後はすべてうまくいく，と思っているのです。ところが，30 代，40 代になって，自分の人生に関するルールはまったく自分のためになっていなかったと気づく人が増えています。

「今，この瞬間」に意識を向けることは，自分の体験に注意を払い，意志を持って決断する助けになるように思われますが，西洋文化ではこのような気づきにあまり価値を認めておらず，それが教えられることはほとんどありません。その結果，毎日の生活において自分の選択を振り返り，その選択がどんな影響をもたらしたかについて考える時間を持つこともありません。ですが，自分の体験と，（ルールではなく）自分の選択が生んだ結果によって導かれる意志を持った生き方は，あなたを自分自身の価値に近づけてくれるはずです。そうした生き方を実践すればするほど，広く普及した文化的ルールに支えられている幻想（「これを食べろ，これを着ろ，この薬を飲め……，そうすればあなたの人生は……」）に引き込まれずに済むでしょう。また，自分の体験に対してよりマインドフルになることは，他者をより優しい目で見ることにもつながります。例えば，友人が何かあなたを傷つけるようなことをしたとき，その行為を批判的に判断することが減るでしょう。問題の一因となっていた自分の無意識の行動にも気づくことができるようになるかもしれません。

私たちは，この反応スタイルの正反対に位置するのが，自動操縦に任せた生き方であると考えています。現代の生活スピードはこれまでの世代に比べてはるかに速くなっており，一方で，私たちを取り囲む物理的世界とのつながりはこれまでになく希薄になっています。私たちは携帯電話，

GPS，車速制御装置等，役に立ちそうな機能や機器に惹きつけられますが，実際には気づきが減っているだけです。自動操縦に任せた生き方になりやすい人々は，生活がますますスピードを上げているように感じられ，そのスピードについていこうと躍起になります。生活に自動操縦の部分が多くなればなるほど，あなたの振る舞いは社会的ルールと社会的期待の枠組みにとらわれていきます。あなたは「そうすべきだから」という理由で物事を行い，それが活き活きとした人生を送るのにどれだけ役に立つかということは考えません。この反応スタイルでは，例えば友人に傷つくようなことを言われた場合，あなたは問題に効率よく対処するため，友情に関する社会的ルールに則り，「本当の友人ならこんなことをしない。だからこの人は本当の友人ではない」と判断することになります。自動的な，ルールに則した反応スタイルをとる人がうつになりやすいのは，活力ある選択や行為へと導いてくれる日々の体験とのつながりが失われてしまうからなのです。

◈ 困難な状況への接近 vs 困難な状況の回避

ここまですでに，困難な状況に対していっそうのエネルギーをもって対処することを選ぶか，引きこもり，受動的になり，苦しみにとらわれてしまうか，という話をしてきました。困難に立ち向かおうとする人は，恐れず積極的に問題に取り組み，問題解決を通じて活力を高めていきます。不快な感情や思考，状況の不確実さに必要以上にとらわれることがありません。先ほどの例で言うと，こういった人々は自分を傷つけた友人と向き合おうとし，ときには緊迫した関係になりつつも積極的に話し合いを持ち，問題を乗り越えようとします。たとえ関係改善につながる保証はなくても，とにかくやってみようとするのです。

回避傾向にある人は，感情的なつらさを強いられる局面では身を引いてしまいがちです。自分が手を出して悪化させてしまうよりは，なるがままに任せたほうがよいと思うのです。先の例で言うと，傷つくことを言った友人に対しては，また何か行き違いがあれば友情関係そのものが崩れると考え，対話しないことを選びます。あるいは，唯一の解決策は相手の謝罪を待つことだと思う人もいるでしょう。これは，自分を傷つけたことにその友人が気づいているという前提に立った選択ですが，もちろん相手が気づいていない場合もあります。今まで見てきたように，物事が自然に改善するのを座って待つのでは困難な状況は悪化するばかりですから，回避はうつのサイクルを助長するだけと言えます。こういった消極姿勢は問題をコントロールできていないという感覚を強め，自分の方略がうまくいかなかったときには，フラストレーション，怒り，拒絶感など，不快な感情を生むことにもなります。

心理的柔軟性

私たちがACTの目的は心理的柔軟性の向上であると言うとき，つまり私たちは，ACTは日々の生活の中で自分の体験を受け容れること，よりマインドフルになり，自分の意志に基づいて行動すること，困難を避けるのではなく解決するために行動を起こすことを教えてくれるんだよ，と言いたいのです。今挙げた活力の3つの側面は，それぞれ独立しているのではなく，互いに作用し，支え合う関係にあります。例えば，望まない内的体験を受け容れられるようになれば，「今，この瞬間」に心を置き，マインドフルで意志を持った生き方をすることが容易になります。日常生活をマインドフルに送ることができるようになれば，問題に気づきやすくなり，思いやりの心をもってそれに対処することもできるようになります。不快な思考や感情などの内的体験を抱えながらでも問題に向き合うことができれば，そうした内的体験の中身のあるがままの姿，つまり，それはどれもあなたの一部にすぎないのだということを受け容れられるようになります。そして，そのすべてが心理的柔軟性の向上につながり，価値に基づいたライフスタイルを探求する助けとなるのです。

うつを悪化させている生活の側面に対処する力は誰にでも備わっていますが，その力を行使するためには，問題に向き合い，それを受け容れなければなりません。実際のところ，それ以外に人生の問題に対処する術はないのです。自然に消えてくれる問題など，本当にごくわずかです。自分を悩ませている問題に進んで立ち向かうならば，うつを乗り越え，生きがいのある人生を実現することができるでしょう。マリアさん，アンナさん，ジョーさんもそうやって人生を変化させることができました。

●マリアさんの活き活きとした人生への旅

マリアさんはついに，赤ん坊を失ったことを悲しまないようにしてきたという事実と正面から向き合えるようになりました。そう，彼女はこれまでずいぶん泣きましたが，涙と共にわき起こるさまざまな思いや記憶を受け容れようとはしていませんでした。これが，彼女がグリーフサポート・グループ（喪失を体験した人に精神的援助を行う団体）に加わらず，ロボットのように日課を繰り返す生活を送っていた理由のひとつです。マリアさんは，マーサの死は自分にも責任があるという，耐えがたい思考に強くとらわれていました。そのため，その思考とそこから生じる罪悪感や悲しみを避けようと，静かに生きることを望んだのです。

しかしやがて，マリアさんはこうした感情や反応を恐れていても，自分の人生や愛する心，そして健康を害するだけであると気づいていきました。また，常に献身的な妻であり母でありたいと願っていたにもかかわらず，悲しみを避けることで結婚生活にも悪影響を与えているのだと理解しました。彼女は地域の教会のグリーフサポート・グループに行くことを決意しました。そして，自分が避けてきたのと同じような感情をそこにいる多くの人たちも共通して抱えていると知り，驚きます。マリアさんははじめて，娘の死に対する自責の念を包み隠さず話しました。夫と一緒に歩くことも日課にすると決めると，歩きながら自分たちの関係を今後どのようによくしていけるかを話し合うようになりました。そうしてマリアさんは，自分が以前よりも悲しみや罪悪感に支配されなくなったことに気づきました。そのような気持ちは依然として存在していましたが，人生の他の側面に意識を向けられるようになったのです。料理にももっと時間を割くようになり，食事の質が向上しました。日々の運動によって体重は減り，セックスへの興味も回復しました。マリアさんはうつから脱する道を歩んでいたのです。

●アンナさんの活き活きとした人生への旅

アンナさんは医師に，自分が飲酒の問題を抱えていること，社会的付き合いを回避する傾向があることを伝えました。医師は，厳しくコントロールされた生活スタイルでトラウマから逃れることはできるかもしれないが，充実した生活を送ることはできない，とアンナさんが気づけるよう力を貸しました。また，背中や首の痛みには，ストレス，トラウマ，睡眠不足が関係していると伝えたうえで，寝る前に行うストレッチについての冊子を渡し，健康心理学者に相談するよう指示しました。相談する中でアンナさんは，飲酒量を減らし，終業後にもっと社会的活動にかかわるという計画を立てました。そして，１年以上会っていなかった友人に電話し，一緒に映画を観に行き，楽しい時間を過ごすことができました。数週間後，今度は友人のほうが彼女を夕食会へ招待し，多くの新しい友人を紹介してくれました。

飲酒量を減らしたことで，アンナさんは以前よりも健康状態が改善していることに気づきました。睡眠状態もよくなり，ときおりレイプに関する夢にうなされることはありましたが，これまでよりもうまく対処できるようになりました。また，恐怖心や不安感にさいなまれることが予想されましたが，それでもデートをしてみようと決意しました。すぐにある男性と親密になり，案の定，強い恐怖心や不安が付きまといました。アンナさんは，この感情は確かに快いものではないが避けて通ることもできないと受け容れることにしました。父親に対しても，アルコール依存症を医師に相談するよう勧めるようになりました。新たに身につけた考え方により，アンナさんはうつから脱する道に立つことができたのです。

●ジョーさんの活き活きとした人生への旅

ジョーさんは，社会的な付き合いから逃げ回ることにうんざりしていました。家族の集まりや他の社会活動を避けることで，自分の価値を大切にする生き方ができなくなっていることに気づいていました。ジョーさんは，健康状態を無視することが，面倒な問題を避けるときのパターンのひとつであると認めました。彼はそれまで，浮気について妻と真剣に話し合ったことがなく，自分がどれほど傷ついたかを伝えたこともありませんでした。問題を持ち出せば，妻が自分から離れていってしまうのではないかと恐れていたのです。しかしジョーさんはついに，本音を言わずに妻と向き合わないことこそ結婚生活に対する最大の脅威となっていることを悟りました。心の内を話さないことで，自分たちの関係に望む誠実さや率直さといった価値が損なわれていたのです。

ある晩の夕食の席で，ジョーさんは話を切り出しました。最初は双方にとって苦痛に感じる時間が流れましたが，思い切って話題にすることで，それまで持てなかった対話の可能性が開かれました。冷え切った静寂が，徐々に意見交換へと変化していきました。ジョーさんは健康に気を配ることも決意し，食事の改善と毎日のウォーキングに取り組み始めました。次第に気分が改善され，自分にも問題と向き合い解決する力があるのだと気づくことができました。ジョーさんもまた，うつから脱する道を歩み始めていたのです。

うつから脱する道：思い切って想像する

「うつによる抑圧」の深みにはまると，体験の強烈さに圧倒されてしまいがちです。そして，無感覚，悲しみ，イライラ，不安感を経験します。自分自身，人間関係，過去や未来についてのネガティブな思考やイメージが四六時中ついて回り，物事に集中できなくなります。そのため忘れっぽくなり，勘定の支払いや人との約束など，大切な用件さえ忘れてしまうことがあります。疲労を感じても眠ることすらできないかもしれません。こうした状態では，幸福感を取り戻してよい生活を送れるよう，症状を征服すること，つまり，症状を取り除くことを目標にしてしまいがちです。

ですが私たちは，あなたの追求すべき目標や方向性について，異なる考え方を提供したいと思っています。ACT の考え方では，うつの征服というのは手段であって，目標ではありません。私たちが見据える目標は，生きがいのある人生，自分の価値に沿った，生活を豊かにする行動をとることができる人生を送れるようにすることです。うつが重要な問題であるのは，この目標の障害となるからです。たとえあなたがうつをコントロールする方法，あるいはうつを除去する方法を発見できたとしても，それで人生に根本的な変化を起こすことができないのであれば，私たちの本来の任務を達成できたとは言えません。

エクササイズ：よりよい未来を想像する

このエクササイズでは，もしうつの症状が人生行路の障害となっていなければ，あなたはどんな人生を歩むことができるのかを考えてみます。うつが奇跡的に一晩にして消滅し，あなたの人生に何の影響も与えなくなったと想像してみてください。以下に，うつという障壁が消えたとしたらするであろう大切なことを，ひとつずつ書いてください。

よりよい未来

自分の健康（運動，精神性，食事，アルコールや薬物に関することなど）のために，私は，

人間関係（パートナー，家族，友人）について，私は，

仕事や他の活動（家事，ボランティア，学生生活など）について，私は，

余暇の活動（楽しみ，趣味，レクリエーション活動，創作活動など）について，私は，

事後確認：心配しないでください。書いたことすべてをあなたに求めようというわけではありません。少なくとも，今はまだ。現時点では，今よりもうまくいっている未来について考えようと思えたことに対して，自分を褒めてあげてください。

◆ 今日の夢は明日の現実となりうる！

前ページのエクササイズで書いた自分の答えを，ベッドサイドテーブルの引き出しのような，すぐに取り出して何度も見返すことができる場所にしまっておいてください。そして，リストを見返すたびに，この本でACTに取り組んだ結果，どれだけ前進できたか，リストに書いた生き方に少しでも近づくことができているか，考えてみてください。感情的なつらさを伴う問題や状況に正面から対処できるようになると，生活を大きく変貌させることもできるようになります。そのためには，決意を固め，時間をかけ，いつも気分よくいられるわけではないということを受け容れる必要があります。ですが，これは不可能なことではありません。あなたにも絶対に実行可能であると，私たちが保証します！

ACTへの秘訣

- ☞ うつの引き金となる出来事は，うつを経験する人の数だけあります。
- ☞ 気分をコントロールしようとすると，人生のコントロールを失うという意図しない結果につながりやすくなります。
- ☞ うつを生じさせるふたつのセイレーンの歌とは，感情の回避と，望まない内的体験のコントロールに関する，うまく機能しないルールとのフュージョンです。
- ☞ うつから脱する道には，望まない内的体験の受容，日々の生活に対するマインドフルで意志を持った態度，問題の回避ではなく解決のための行動への取り組みといった，心理的柔軟性が求められます。

コーチより

もしあなたが向きを変え，自分個人の問題や対人関係の問題に正面から向き合おうとすれば，すぐに健康と活き活きとした感じを取り戻すことができるでしょう。失敗を克服する才能は誰にでもあります。失敗とも仲よくやり，うつの負のスパイラルを反転させましょう！

予　告

次の章では，生活の主な側面におけるあなたのうつの症状を一覧表にしていただきます。また，あなたがこれまでにうつをコントロールするためにしてきたことを明らかにし，そうした方略がどう作用してきたかも評価していただきます。そして，うつがどのようにあなたを守ってきたかについても考えてみます。うつをまったく新しい視点から眺めるのに役立つ，うつに関する重要なパラドックスもご紹介します。

第3章

うつとその人生への影響を一覧表にしよう

私は長い間，人生――本当の人生がもうすぐ始まるものと思っていた。しかし，いつも何かが邪魔をした。先に片づけるべきこと，やりかけの仕事，勤め上げなければならない任期，払い終えねばならない借金。全部済ませないと人生は始まらない。
やがて私は理解した。こうした邪魔こそが私の人生なのだと。
――アルフレッド・D・ソウザ

ここまで，うつがどのように生じ，どのように居座り続けるのかを見てきました。これでようやく，よりよい人生に向かう旅路につくことができます。その第一歩として，うつが「あなたのために」すること，そして「あなたに対して」してきたことを一覧表にします。前章で述べた通り，うつになるにはそれなりの理由があります。それを踏まえ，うつとは不可抗力的にかかるものではなく，自分の行動によって陥るものであるという見方ができるようになると，「ではどの行動が自分をうつに陥らせ，どの行動がその状態に引きとめるのか」を見抜くことが重要になってくる，とも書きました。かわって本章では，うつ的行動によってあなたの生活のどの側面が特に影響を受けているのかを考えてみます。また，これまであなたがどのようにうつに対処してきたかを明らかにし，その効果を評価してみます。さらに，うつによって困難な状況への対処が妨害されている場合，なぜそうなるのかを検証していきます。こうしたエクササイズには，難しい問題に挑む科学者になったつもりで，誠実かつ客観的に取り組んでみてください。どうか自分をいじめるようなことはしないでください。これは自己批判のためのエクササイズではありません。私たちはただ，あなたが望む人生を実現するのに役立つ行動・役立たない行動を明らかにしたいだけなのです。

一覧表：生活の４領域におけるうつ的行動

うつの症状を生じさせ，持続させる行動を把握するために，それらの行動を生活の領域ごとに分類するという方法があります。ここで着目するのは，健康，人間関係，仕事，娯楽の４つです。これから先，何度となくこの４領域に触れることになるでしょう。実際，いずれは４つの領域それぞれにおいて具体的な目標を設定し，その目標をいかに追求すべきかを考えていくことになります。そこに至る最初の段階として，まずはうつ的行動が各領域にどのように現れるかを見てみることにしましょう。

エクササイズ：健康，人間関係，仕事，娯楽に関する行動の一覧

後の章で再度このエクササイズに取り組みますので，書き込む前にワークシートをコピーし，未使用のシートが常に手元にあるようにするとよいでしょう。ワークシートに今日の日付を記入したら，チェックリストに従い，自分の行動を振り返ります。あなたがしがちな行動にチェックを入れ，生活の各局面に対応するリストごとに，チェックを入れた行動の数を数え，4つのスコアを作成してください。各項目は，どの反応スタイルを示すかによって記号分けされています。

A = 望まない内的体験のアクセプタンス（受容）vs 拒絶
M = マインドフルな行動 vs 自動操縦に任せた生き方
PS = 困難な状況に対する接近型の問題解決 vs 回避型の問題解決

各リストの最後に，反応スタイルごとのチェック数の合計を書き込む欄があります。

健康に関する行動の一覧

PS		元気がないし，やりたいとも思わないので，定期的な運動はしていない。
A		ネガティブな思考，感情，記憶，イメージを頭から追い払おうとして多くの時間を費やす。
PS		運動量を増やす・喫煙量を減らすなどして健康増進を目指すが，たいていすぐにあきらめてしまう。
A		感情をコントロールしようと，飲酒や喫煙，薬物に頼る傾向がある。
M		精神的な活動（教会に通う，祈る，日記を付ける，ヨガ，瞑想など）はめったにしない。
A		空いた時間はたいてい，テレビ視聴，読書，掃除など，気が紛れるようなことをして過ごす。
M		日中，健康的な活動（ウォーキング，深呼吸，イメージングなど）によって気を静めたりリラックスしたりするのは難しいと思う。
A		自分が落ち込んでいる理由を分析したり，どうしたら気分がよくなるかを考えたりすることに多くの時間を費やす。
M		就寝前の習慣があり，それによって心を落ち着かせたり，一日を振り返ったり，ぐっすり眠る準備を整えたりすることができる。
M		暇なとき，長時間空想にふけっていることがある。
PS		もっと活動的になれば気分がよくなるのかもしれないが，代わりに食べることで気分をよくしようとする。
合計：____		小計：　A：______ M：______ PS：______

人間関係に関する行動の一覧

PS		負担をかけたくないので，自分の欲求や要求で友人や親戚を困らせないようにしている。
PS		意見の食い違いや言い争いを避けるため，友人や家族から距離を置くことが多い。
A		友人は本音を言えば私に会いたくないのだろうから，自分から友人を避けるようにしている。
M		過去に他人からされた嫌なことをよく思い返してしまう。
PS		人の要求にばかり時間と労力を割き，自分の欲求をないがしろにしがちである。
M		パートナー，子ども，その他の親しい人と一緒にいるだけでもつらく感じることが多い。
A		人から嫌われたり馬鹿にされたりすることがないよう，相手が自分について知る内容をコントロールしようとする。
A		人にきついことを言った後，その人を相手にしなくて済むように自分の殻に閉じこもってしまうことがよくある。
M		過去に人をがっかりさせた経験をよく思い出す。
A		人の相手をしているのが嫌になると，会話を終わらせるために相手が聞きたがっているようなことや相手の期待に沿うようなことを言う。
PS		パートナーや子ども，親，その他の親しい人との間で争いが起こりそうな問題にはかかわらないようにしている。
合計：____		小計：　A：______ M：______ PS：______

仕事に関する行動の一覧

A		昇進に悪影響があったとしても，仕事で何か失敗をする可能性のある立場に立つことを避ける。
PS		落ち込みがあまりにひどいため，仕事や学校を休んだことがたびたびある。
A		仕事のことで他人に批判されると，それ以上努力を続けられなくなる。
M		今の仕事はまったく好きではないが，現状を変えるための努力はほとんどしてこなかった。
PS		職場や学校でやるべきことを先延ばししすぎて，結局最後までできなかったことがある。
M		職場や学校で，目の前の作業に集中するより，ぼんやりしていることのほうが多い。
A		やるべきことが重要であればあるほど尻込みしてしまう。

M		学校や職場で，何でも「形だけ」していると感じる。
PS		教師や上司と衝突したときは，何も言わずただ事が収まるのを待つ。
A		見込みがない場合は，昇給や昇進を願い出たりしない。
PS		職場や学校で，やりがいを感じることも成長を感じることもないが，現状を変える努力はほとんどしてこなかった。
合計：____		小計：　A：______ M：______ PS：______

娯楽に関する行動の一覧

PS		くつろいだり遊んだりしない。したいと思わない。
M		ひとりで何かをして楽しむということはほとんどない。
A		自分が楽しめていないことに気づくといっそう不快になるだけなので，息抜きになるような活動はあまりしない。
M		自由な時間があっても，気が散って結局何もできないので，かえってイライラしてしまう。
M		楽しい状況でどうやってくつろいだらよいかわからないので，公園に行って遊ぶより家にいたほうがよい。
PS		自分の限られたエネルギーを節約するため，散歩するとか何か楽しいことをするといった選択肢は選ばないことが多い。
M		自由な時間の大半を退屈して過ごしていることに気づく。
A		楽しいことや息抜きなどをしようとするとき，自分がしていることよりも自分がどう感じているかに意識が集中する。
A		人が自分より楽しんでいることがわかるので，誰かと一緒に楽しい活動に参加するのを避けている。
PS		やれば楽しいかもしれない活動でも，ほんのちょっとした邪魔が入っただけでやめてしまう。
PS		自分を元気づけたり勇気づけたりしてくれそうな趣味や活動は，もうまったくと言ってよいほどしていない。
合計：____		小計：　A：______ M：______ PS：______

このエクササイズの次のステップとして，各反応スタイルのチェック数を数えましょう。合計が出たら，以下の表中の該当する数字に丸を付けてください。スコアが高いほどうつの罠にかかりやすく，「うつによる抑圧」体験全般から影響を受けやすいことになります。

3つの反応スタイルにおけるスコアの合計

A＝望まない内的体験のアクセプタンス（受容）vs 拒絶															
0	1	2	3	4	5	6	7	8	9	10	11	12	13	14	15
望まない内的体験を拒絶する可能性はかなり低い								望まない内的体験を拒絶する可能性はかなり高い							

M＝マインドフルな行動 vs 自動操縦に任せた生き方														
0	1	2	3	4	5	6	7	8	9	10	11	12	13	14
自動操縦に任せた生き方をする可能性はかなり低い								自動操縦に任せた生き方をする可能性はかなり高い						

PS＝困難な状況に対する接近型の問題解決 vs 回避型の問題解決															
0	1	2	3	4	5	6	7	8	9	10	11	12	13	14	15
問題を回避する可能性はかなり低い								問題を回避する可能性はかなり高い							

事後確認：心当たりのあるうつ的行動はありましたか？　健康，人間関係，仕事，娯楽の4領域で，うつ的行動のスコアに大きな違いがありましたか？　もしあったなら，最も頻繁にうつ的行動をとっている生活領域に改善の努力を集中させるのもよいかもしれません。第13章では，その生活領域に特化した人生のビジョンと人生計画を立てることもできるでしょう。

反応スタイルのスコアの合計からは何が見えてきましたか？　他と比べて特に問題となっている反応スタイルはありましたか？　スコアが突出している反応スタイルがあるのは決して珍しいことではありませんし，それもまた，この本のどこに注力すべきかを知る手がかりとなるでしょう。ACTプログラムに取り組む時間が限られている場合は，以下の早見表で，第Ⅱ部のどの章が各反応スタイルに役立つのかを確認してください。ただし，ふたつ以上の反応スタイルでスコアが高いようでしたら，多少時間はかかってもACTプログラム全体を一通り行うのが最善の道でしょう。いずれにせよ，第Ⅰ部の5つの章についてはすべて行うことをお勧めします。どの章も第Ⅱ部で行う「変化のための」エクササイズの基礎となるからです。また，第15章「人生の方向性を保とう」に出てくるエクササイズにもぜひ取り組んでください。このプログラムから得たことを定着させるのに必ず役立ちます。

反応スタイル	ターゲットとなる章
望まない内的体験のアクセプタンス（受容）vs 拒絶	第7，8，9，10，11章
マインドフルな行動 vs 自動操縦に任せた生き方	第6，12，13章
困難な状況に対する接近型の問題解決 vs 回避型の問題解決	第6，14章

最初に行うこのエクササイズは，現時点でのあなたの立脚点を知るためのものと考えてください。自己批判が目的ではありません。合格・不合格を決めるテストでもありません。このエクササイズはただ，今いる位置から少し下がって，何がうまくいっていて何がうまくいっていないのかを見極める機会を提供するものです。誰でも自分が望む場所から始めることはできず，今，実際にいるその場所から始めるしかないということを忘れないでください。生活のさまざまな場面でそうであるように，物事に対する見方・取り組み方を変えることができれば，物事の進み方もすぐに変えていくことができるのです。

対処方略：解決策の一部か問題の一部か

当たり前のことですが，これまでに実践してきたうつをコントロールするための方略が成功しているなら，あなたは今この本を読んではいないでしょう。この本を手に取っているという事実から，あなたのうつへの対処法が全体としてはあまりうまくいっていないことがわかります。それが確認できたら，今度はこれまでの対処法をきちんと評価することが重要です。うつへの対処法というのは驚くほどバラエティ豊かです。診療を受ける，セルフヘルプ本を読む，瞑想する，日記を付ける，定期的に運動する，楽しい活動に参加する，友人に社会的支援を求めるなど，ポジティブな対処行動もあります。一方，飲酒，薬物使用，過食，孤立，運動不足，長時間寝る，笑顔をつくりうつではないふりをするといった，実際にはうつを増幅してしまう対処の仕方もあります。

◈ 短期的結果と長期的結果

一覧表作りの次のステップに進む前に，短期的対処法と長期的対処法の違いについて知っておきましょう。前のエクササイズのリストにあったうつ的行動の多くは，その場でうつをしのぐ助けとなる対処法，つまり短期的対処法に含まれます。うつの人はしばしばそのときの感情に基づいて決定を下しますが，そうした決定は一瞬で行われるため，自分でもそんな決定をしているとは気づかないことがほとんどです。

例えば，気分をよくしたくてお酒に手を伸ばしたら，うつに対する短期的対処法をとっていると言えるでしょう。アルコールはそのときその場で高揚感をもたらしてくれるからです。ここで注意したいのは，お酒を二，三杯飲むという行為が本質的に間違っているわけではないという点です。この話の難しさはここにあります。他の例でも考えてみましょう。落ち込みがひどく疲弊しているという理由で散歩を断念したとすれば，より活動的になるための短期的対処法をとったことになります。乏しいエネルギーを「もっと重要な」ことに向けようとしているからです。この例のように，私たちが下す決定の大部分は，その時点では非常に理に適っているように見えるのですが，それは私たちに，くつろいだり休んだりしようとしてとる行動の正しさを疑う習慣がないからにすぎません。これはうつのパラドックスのひとつです。その瞬間は自分のためになることをしているように見えますが，後になるとそうではなかったとわかるのです。

長期的対処法はしばしば，短期的対処法とはまったく異なる様相を呈します。こちらは健康と幸福感を増進するためのものであり，そのとき抱いている感情への対処には重きを置きません。例えば，お酒を飲んで人為的に気分を変化させる代わりに，「アルコールは神経系を鈍らせるので，飲んだ直後は元気になっても，しばらくすればまた気分が沈む」ということを思い出し，外へ出て30分ほどウォーキングしてくることもできるでしょう。飲酒と違い，運動というのは本当の対処法です。運動すれば，ポジティブな気分に関与するホルモン分泌が促され，さらには心臓血管の状態や代謝がよくなり，体重に関する悩みの解消につながります。問題は，運動は手軽な解決策ではないということです。実行するにはそれなりの時間が必要ですし，肥満傾向の人には楽しい活動にはならないかもしれません。

◈ 短期的解決策に潜むパラドックス

気分をよくしたいと思ったら，自由に使える即効性の対処法はたくさんあります。アルコール，薬物，タバコ，食べ物，セックスといった対処法は，人工的な快感をもたらしてくれるでしょう。別の対処法――家にいる，運動を避ける，長時間寝る，他者との衝突を回避する，仕事や学校をさぼる，など――は不快な状況から逃げ出す助けとなるでしょう。こうした対処法はどれも自分の意思で実行することができますし，実際，多くの人がそうしています。ここに潜むパラドックス，そして問題は，短期的対処法によりそのときその場で快適さを得ることができても，長期的には抑うつ症状が増大してしまうという点です。なんと残念なことでしょうか！　私たちは不快な状況に陥ると，どうしても短期的対処法に心惹かれてしまいます。それによって短期的な安心を得られるからです。しかし，やはり長い目で見れば，以下のジュディさんの話にあるように，代償を支払うことになるのです。

● ジュディさんの話

ジュディさんは結婚して 12 年，9 歳と 11 歳のふたりの子を持つ 33 歳の女性です。夫は建設作業員で，仕事の後は同僚と一杯飲むことが習慣になっており，帰宅してからさらに飲むこともしばしばでした。ジュディさんのうつが始まったのは，夫が地元のナイトクラブで知り合った女性と関係を持っていることを知って 2 年が経った頃です。彼女は夫の愛情を失ったと感じながらも，彼を許すことにしました。その夫は今もなお，妻が第二子を産んでから太ったために魅力を失い，それが情事に走るきっかけになったのだと言いたげな態度をとっています。

ジュディさんは夫の飲酒癖がコミュニケーションの障害となっていると思いましたが，それについて何か言うことはありませんでした。言えば夫が離れていくか，新たな不倫沙汰が起こるのでは，と恐れたのです。彼女は仕事に役立つような資格や特技もなく，夫に去られたら自分ひとりでは生きていけないと思っていました。強い孤独感と寂しさに襲われましたが，友人に会おうという気にもなれませんでした。今ジュディさんの毎日の生活は，家事，雑誌を読むこと，テレビを観ること，昼寝を中心に回っています。子どもたちと一緒に過ごすのは楽しいと感じていますが，その時間も少なくなっています。

ジュディさんの短期的結果と長期的結果

この後，あなた自身のうつ的行動とそこから生じる短期的結果・長期的結果を分析することになりますが，まずはジュディさんがこのエクササイズで提出した結果を見てみましょう。

短期的結果と長期的結果の一覧

うつをコントロールするためにしたこと	短期的結果	長期的結果
昼間たくさん居眠りする。	起きた後は少し気分がよい。子どもの言い争いを聞かずに済む。	しばらくすると一日中何もしていないことに罪悪感が出てくる。それにより，生活が行き詰まっているという感覚が強くなってしまう。
大勢の人が集まるような行事は余計な体力を消耗するので参加しない。	人前で笑顔をつくる必要がなくなったのでほっとしている。今，夫は私抜きで参加しており，私が行かないことに不平を言っている。彼をがっかりさせているんだなと思う。	親しい友人のひとりとはもう1年以上も会っておらず，彼女を失望させてしまっていると思う。これについては日に日に罪悪感が膨らんでいる。

自分がいかに憂うつであるかを夫に語ろうとする。	彼は私の話を聞いていないようで，代わりにすぐ説教を始める。うつになっていることを非難したいようだ。お酒が入っていると特にひどく，そういうときは私が自分の部屋に引っ込むことになる。	夫がまったく助けてくれないので，時間と共にますます孤独を感じるようになった。こうしたやりとりでうつが悪化した。他に話し相手を見つける必要があると思う。
しょっちゅう犬と散歩している。	心が落ち着き，しばらくの間は気分よくいられる。散歩の直後は健康になった感じがするし，自分の問題をあまり悲観的にとらえずに済む。	散歩することで身体が健康になったと思える。少なくともひとつ，問題解決に取り組んでいると言えそうだ。
うつを悪化させてしまうので，子どもとの言い争いを避ける。	子どもたちと争ったり癇癪に付き合ったりしなくてよいのでほっとする。夫が帰宅して対処してくれるのを待つようになった。	学校での子どもたちの問題行動が増え，自分がきちんと手助けできていないと感じる。母親として失格だと思う。
気持ちを落ち着かせ，ストレスを和らげるためにタバコを吸う。	しばらくの間，気を紛らわす助けにはなると思う。ストレスで参ったときも，外へ出て一服するとリラックスできる。	自分はタバコ依存で，健康を害していると感じる。本数を減らそうとすると，普段よりイライラすることに気づいた。

概括：ジュディさんの回答には，短期的対処法と長期的対処法の両方が含まれていることがわかります。どれもうつの人が感情をコントロールしたいときにとる典型的な方略です。彼女が特に有効でないと評価した対処法が，基本的には回避行動（居眠り，喫煙，社会活動の回避，夫や子どもとの衝突の回避）であることに注意しましょう。臨床研究から，この種の回避がうつの主たる要因であるということがわかっています（Hayes et al. 1996）。

こうした回答について共に検討したところ，ジュディさんの抱える問題のひとつがすぐに明らかになりました。本人が役に立たないと認識しているにもかかわらず，なおもネガティブな対処方略を日常的に用いている点です。なぜこのようなことが起こるのでしょうか。それは，行動に移る時点では，こういった回避方略が最もとりやすい対応だからです。ちょっと横になり居眠りしてみてください。起きると多少気分がよくなっているでしょう。タバコを吸いながら何か別のことを考えてみてください。子どもをしつけるのをやめてみましょう。子どもはあなたを悪い母親とは呼ばないでしょうし，あなたも悪い気はしないでしょう。あなたの目的が気分をコントロールすることであるなら，今挙げたような対処方略は非常に理に適っていると言えます。しかし，目的が問題を解決し，活き活きとした人生を送ることであるとすると，こうした方略はまったく役に立たないでしょう。

エクササイズ：短期的結果と長期的結果の一覧

このエクササイズでは，あなたがうつに苦しみ始めた時期から今に至るまでを振り返ってみてください。左の欄には，うつをコントロールするために行ってきた主だったことを書き入れてください。そして，それぞれの対処法の短期的結果と長期的結果を考え，隣のふたつの欄に記入してください。欄が足りない場合は以下の用紙をコピーして使いましょう。

短期的結果と長期的結果の一覧

うつをコントロールするためにしたこと	短期的結果	長期的結果

事後確認：このエクササイズで何か発見はありましたか？　多くの人同様，あなたの手元にも今まで試してみたことの長大なリストができあがっていることでしょう。そのリストの中に，短期的な対処法を見つけることはできましたか？　一歩下がって客観的に眺めると，そうした対処法が長期的にはどんな結果をもたらしたと言えますか？　リストの中に，長い目で見ても実際に役に立ったと感じられるものはありましたか？　もしあれば，その対処法をもっと積極的に活用していくのもよいでしょう。

場合によっては，長期的には惨めな結果に終わった短期的対処法ばかり，というリストになっているかもしれません。うつを管理しようとする試みが長期的に見て効果をあげていないなら，自分でもそれに気づくはずです。その場合には，うつを完全に支配できていないと感じるからです。あなたの人生は1カ月前よりうまくいっていますか？　1年前と比べるとどうですか？　人生に対する満足度は増していますか？　それとも減っているでしょうか？　自分が望むような生き方ができていますか？　うつへのある対処法がうまくいっているかどうか，自分を傷つける結果になっていないかどうかを，曇りのない目で見ていくことが大切です。うまくいっていないならやめましょう。うまくいっているならどんどんやりましょう！

うつがいかにしてあなたを守るか

ジュディさんの例は，うつ的行動の重要な特徴を教えてくれています。実はうつ的行動の大部分は，あなたがひとつないし複数の理由で対処できないと思った状況，特に感情的に緊張を強いられるような状況を避けたり，そこから逃げたりするのを可能にする短期的対処法なのです。うつの特徴である無感覚と生活からの乖離感は，保護シールドの役割も果たしています。うつになると感情的世界が狭くなり，苦痛となりそうな状況を回避することができるのです。これはあなたが意図的に行っているわけではなく，「問題への対処と引き換えに感情が抑制される」という罠にかかった結果です。残念なことに，この罠にかかると，困難な状況に正面から向き合う意欲が奪われてしまいます。そのため，時間が経つにつれ状況がますます悪化する可能性が出てきますし，実際に悪化してしまうのです。

エクササイズ：うつの誘発要因の一覧

このエクササイズでは，あなたの現在の生活状況からさらに距離をとり，あなた自身がうつの体験と同化してしまう危険性がなくなるところまで下がっていただきます。うつがあなたにどう影響しているかを観察し，考えを整理する機会にしてください。そのためには，うつから来る無感覚と乖離感の先にあるものを見据え，自分の生活状況を公平に評価することが求められます。このエクササイズはひとりで行うものですから，やり遂げられるかどうかはあなた次第です。ひとりで行う利点は，あなたの考えを他人に見られる心配がないことです。ですから何も隠し立てする必要はありません。

多種多様な生活状況がうつの引き金となりえますし，最悪の場合，慢性的な抑うつ症状の引き金となる可能性を秘めています。こうした危険因子は，人間関係，個人的な健康上の習癖，仕事や余暇の活動において作用します。以下に載せる「うつを誘発しうる状況」のリストを読み，当てはまる項目があれば，その苦痛レベルを10段階で評価してください。1が最低レベル，10が最高レベルの苦痛であることを表します。右の欄には，その危険因子が最近のものか長期にわたるものであるかを書き入れます。

うつの誘発要因の一覧

うつを誘発しうる状況	感情的苦痛（1＝低，10＝高）	期間（最近のことか長期にわたることか）
パートナーとうまくいっていない。		
余暇の過ごし方に満足していない。		
身体的な痛みや健康上の問題を抱えている。		
仕事としていることに魅力を感じない。		
親しい人と死別したが，悲しまないようにしてきた。		
自分の身体を大切にできていない気がする。		
過去の行いで後悔しているものがある。		
習慣的に行う精神的な活動（瞑想，日記など）はない。		
友人に裏切られた／利用されたと思っている。		
親や子どもと疎遠だ／よく衝突する。		
幼少時の虐待の記憶やトラウマに悩まされている。		
薬物やアルコールに依存している／過度に使用している。		
家庭や職場で強いプレッシャーを感じている。		
生活が経済的に苦しい／安全とは言えない生活環境にある。		
親しい人から身体的もしくは感情的虐待を受けている。		
その他（記入してください）：		

事後確認：危険度の評価をしてみて，何か発見があったでしょうか。うつを誘発する状況の多くにはポジティブな習慣やライフスタイルが欠けていることがわかり，驚きましたか？　たくさんの項目があなた自身の状況に当てはまりましたか？　それともひとつかふたつ程度だったでしょうか？　それぞれの項目を読んで，どのくらい心が揺れたでしょうか？　慢性的な問題や長期にわたっている問題もあれば，最近になって表面化してきた問題もあるでしょう。うつの危険度を知る目安はふたつあります。

1. つらい感情を生じさせる問題が多いほど，危険度が高い。
2. これらの問題に悩まされている期間が長いほど，危険度が高い。

エクササイズ：うつと回避の一覧

この一覧表では，あなたが直面しているであろう課題や問題にうつがどのくらい影響を与えているかを明らかにします。うつは感情的につらい状況を回避することで悪化するため，ここでは次のふたつの質問をしたいと思います。まず，「どのような未解決の問題によって，自分のうつが助長されていると思いますか？」，そして「そうした問題に対処し解決するのを，うつがどのように邪魔していますか？」です。答えやすくするために，それぞれの質問をこの章のはじめに触れた４つの生活の側面，つまり，健康，人間関係，仕事，娯楽に分けてみましょう。他のエクササイズ同様，答えを書きながら自分を責めないようにしてください。あなたはここまで，できるかぎりのことをしてきたのだと思います。そして今，このプログラムに取り組むことで，新しいものの見方とスキルを得て，人生に大きな変化をもたらすことができるはずです。どうか辛抱強くお付き合いください。あなたを必ず望む場所にお連れします！

うつと回避の一覧

健　康

健康を増進する行動や活動がないことが，うつを助長していますか？

この問題に対処し解決するのを，うつがどのように邪魔していますか？

人間関係

人間関係に関するどのような問題が，うつを助長していますか？

この問題に対処し解決するのを，うつがどのように邪魔していますか？

仕　事

職場や学校におけるどのような問題が，うつを助長していますか？

この問題に対処し解決するのを，うつがどのように邪魔していますか？

娯　楽

趣味や楽しみに関するどのような問題が，うつを助長していますか？

この問題に対処し解決するのを，うつがどのように邪魔していますか？

事後確認：いずれかの項目で，解決に向けた取り組みがなされていなかった問題に気づきましたか？　過去において，うつであることを問題と向き合わない理由にしていたことに気づいたでしょうか？　うつがつらい現実に直面することからあなたを守っているというのは，まさにこのことです。気持ちがひどく落ち込んでいるときにこのエクササイズに取り組むのは大変かもしれません。ほとんどの人は，うつこそつらさの原因であると考えることに慣れてしまっているため，違う見方をするのが難しくなっています。

ジュディさんの結果

ジュディさんはこのエクササイズに取り組みながら，自分の生活で何が起こっているのか，うつがいかに火に油を注いでいるのかについて，いくつかの興味深い発見をしました。

ジュディさんの「うつと回避の一覧」

健　康

健康を増進する行動や活動がないことが，うつを助長していますか？

過去5年の間に体重が15キロ増えた。タバコも吸いすぎで，自分が健康だとは感じない。痩せたいし，禁煙したい。運動するためにYMCAに入ろうかと考えたこともある。

この問題に対処し解決するのを，うつがどのように邪魔していますか？

タバコをやめたり食生活を変えたりするのは怖い。今は，タバコと間食で心を落ち着かせている。もしやめてしまったら，うつがかなりひどくなると思う。気分が落ち込んで，YMCAに電話する気力もなくなると思う。

人間関係

人間関係に関するどのような問題が，うつを助長していますか？

確かに夫と私は結婚生活に問題を抱えているが，そういう見方をして話し合いを持ったことはない。ただお互いのあら探しをし，相手のしたことに文句を言うだけだった。子どものこともどうしたらいいかわからない。家では行儀が悪く，学校では先生の言うことを全然聞かない。セラピーのようなものが必要だと思う。

この問題に対処し解決するのを，うつがどのように邪魔していますか？

うつ状態のときには，自分が魅力的でないと感じ，夫を避けている。もうほとんど会話がなく，口を開けば文句や非難めいたことしか出てこない。子どもの素行の問題は，自分が原因だという気がしている。だから私がかかわるのをやめ，夫に任せたほうが，子どもたちのためになると思う。

仕　事

職場や学校におけるどのような問題が，うつを助長していますか？

学位はあるが，きちんとキャリアを積んだことはない。子どもたちが学校に上がったらまた働き始めるつもりだったが，結局そうはならなかった。仕事でうまくやれる力が自分にあるか不安。

この問題に対処し解決するのを，うつがどのように邪魔していますか？

仕事を探す気にはなれない。うつは仕事に就いたり仕事を続けたりするうえできっと障害になるから，やってみようという気さえ起こらない。

娯　楽

趣味や楽しみに関するどのような問題が，うつを助長していますか？

好きなことをして過ごす時間はほとんどない。犬の散歩くらいで，教会にももう行っていないし，最近何かやって楽しかったことなんて思い出せない。そういう状態だから精神的な問題が増えるのだということは自覚している。

この問題に対処し解決するのを，うつがどのように邪魔していますか？

うつという問題が重すぎて，自分の楽しみというのは優先順位が低くなっている。それに，家事や子どもの世話もままならないというのに，どうすればそんな時間がつくれるのだろうか。

●ジュディさんの活き活きとした人生への旅

ジュディさんは，自分を責めたり問題と向き合うのを避けたりする自分の傾向に苦しんでいました。しかし，一覧表作りのエクササイズを行うことで，ジュディさんに新たな考え方が生まれたようです。感情をコントロールしようと，あまりに多くの時間とエネルギーを物事の回避に費やしていたため，人生が完全に行き詰まっていたこと，そして，向き合うのを避けていた問題はどれも悪化するばかりだったことに気づいたのです。ジュディさんは，自分に仕事の経験がないために，夫との関係にとらわれていると感じていました。特に，自分の希望や夫に対する要求を口にすれば，夫は自分を見限るのではないかと恐れていました。

けれどもそれ以上に恐れていたのは，人生が下り坂を転がり続けることでした。健康であるという自覚はなく，現在の状況に閉塞感と恥ずかしさを感じ，今の生き方では自分が大切したいものを大切にできないと思っていました。ジュディさんは，よき母であり頼もしい親であることが大切だと考えていましたし，互いに尊敬し合う，親密で愛情あふれる関係が大切だと考えていました。よき友人であること，健康を増進することも大切にしたいと考えていました。ジュディさんが人生の舳先を望む方向へ向けるためには，問題を正面から見据え，たとえそれがよくないものだとしても，自分の行動とその結果を受け容れる必要がありました。ACT における「act」という言葉の意味に従って，受け容れ（accept），選択し（choose），行動する（take action）必要がありました。ジュディさんはついに，もし夫との間に自分が望んでいるような関係を築けないのなら，たとえ将来への不安があっても結婚生活に終止符を打つことを決意しました。仕事に役立つスキルを身につけること，よき母親になる努力をすることも決めました。

ジュディさんは，このひどい状況の原因は，夫の浮気問題と向き合わなかったこと，そして夫が浮気に関して説明しようとしないことにあると気づきました。そこで，子どもたちが友人の家に泊まった夜，浮気の問題を持ち出し，その責任を取り，謝罪するよう求めました。また，飲酒は自分との関係に悪影響を与えていること，飲酒に関して夫には外部からの助けが必要であることを伝えました。彼は立ち上がり，何も言わずに席を離れると，トラックに乗って走り去りました。ジュディさんは泣きましたが，同時に，孤独と無感覚という牢獄から解放されたような気がしていました。このとき彼女は，人生の波を越えるために知っておくべきこと，つまり，「自分の信念に基づいて行動するならば，最も恐れている感情でさえ乗り越えることができる」ということを学んだのです。夫は数時間後に家に戻り，アルコール依存の治療を受けることに同意しました。さらに自分の不貞を詫び，それがジュディさんの外見とは無関係であることも認めました。夫はジュディさんの許しを乞いましたが，このときばかりは本心からの言葉でした。ジュディさんは生きがいのある人生を歩み始めたのです！

うつ的行動とは選ばれたものか？

ひとつ明確にしておきたいのは，私たちはあなたがうつになったことを責めているのではないということです。自分の重んじる価値に従って生きるのがどれだけ大変か，私たちはよく知っています。価値という線路からの脱線は容易です。だからこそ，多くの人が人生のどこかの時点でうつを経験するのです。また，うつは外部の世界とは無関係の，生物学的な病気のひとつであるという考えを捨てるならば，ではそもそも，うつの発達には何が関係しているのか，そしてうつを持続させる要因は何なのかを明らかにしなければなりません。これは自分を責める訓練ではなく，あなたの生活に存在するうつの要因を洗い出す試みなのです。

多くの場合，行為と結果には因果関係があります。ACT の枠組みでは，これを「責任対応力がある（response-able）」という言葉で表します。「責任対応力」とは，「責任がある（responsible）」と「対応する能力がある（capable of responding）」というふたつの意味を兼ね備えた造語です。あなたの行為と行為の欠如が，まさに「今，この瞬間」のあなたの状況を決定しています。しかし，罠にかかった熊に対して「なぜ罠にかかったのか」と責めるのが無意味なように，「なぜうつの罠にかかったのか」と自分を責めるのも無意味です。たとえ知らないうちに罠にかかってしまったと気づいた場合でも，その状況に対する責任を負うことは可能です。次の章では，罠から自分を解き放ち，充実した人生への旅を再開するためのツールを紹介したいと思います。

ACTへの秘訣

☞ うつ的行動は，それをすることにより感情的につらい状況ややりとりを回避できるという効果があります。うつは複数の回避行動から成り立っていると考えましょう。

☞ 短期的なうつへの対処法は，問題の解決よりも感情のコントロールに主眼を置いていることが多いものです。その長期的な結果は問題の悪化であり，うつの深刻化です。

☞ 長期的な対処法は，多くの人が望むような即効性は持ちませんが，安定的でポジティブな結果をもたらします。

☞ 問題を避けるよりも解決するほうがよく，つらい感情から逃げるよりも向き合うほうがよいのです。

☞ うつはつらい状況からあなたを守るバリアとして働きますが，問題と向き合うのを避けていれば，最終的にはうつの悪化を招きます。

コーチより

うつは寄生虫のようなものです。あなたを問題解決に取り組ませないことで栄養を得ています。うつの罠を見抜き，またどんな行動があなたを罠にかかりやすくしているかを見抜くことができるようになれば，行動を変え，人生を変えることができる場所に来たと言えるでしょう。あなたには，向きを変え，問題を正面から見据える力と強さが備わっています。自分の重んじる価値に従って行動し，よりよい人生へと向かうための，驚くような変化を起こすことができるはずです！

予　告

次の章では，うつの罠を分析し，うつ状態を継続させる力を紹介します。また，現代社会がいかにあなたに感情と健康に関するルールを押しつけているか，そのルールがいかにうつに陥りやすくさせるものであるかを見ていきます。ひとつ目のセイレーンの歌，感情の回避についても詳しく見ていきます。

第4章

うつの罠を知ろう

問題をもたらしたのと同じ思考法でそれを解決することは不可能だ。
——アルバート・アインシュタイン

前章の最後で，あなたは罠にかかっていると言いました。よくできた罠は，周囲の環境に溶け込み，チーズのようなおとりを使い，最後にバチンときます。あなたをとらえているうつの罠を理解するには，あなたをおびき寄せた要因が何であるかをはっきりさせなければなりません。本章では，「社会化（社会環境からもたらされる基本教育）」がいかにうつの罠に対する耐性を低めてしまうかを見ていきたいと思います。ACT モデルが開発された当初に検討された問題のひとつは，「なぜあれだけ聡明で，鋭敏で，注意深い人たちがうつ状態に陥り，それが数年とはいかなくとも数カ月間も続き，しかも効果的でない対処法にしがみついてしまうのだろうか」というものでした。そこで本章では，誰もが飛びついてしまうおとりとして機能する，核となるプロセス（コア・プロセス）についても述べることにします。この知識を身につけることで，人生に潜むうつの罠を見抜き，これまでとは違ったやり方で対応することができるでしょう。

感情とその機能を理解する

Emotion（感情）という言葉をじっくり眺めてみてください。何か妙なことに気づきませんか？　少し形を変えて見てみましょう。E(motion)。今度はいかがでしょう？　動きを示す言葉（motion：動き）に気づきましたか？　これが，emotionという言葉が伝えようとしていることです。つまり，その字義どおりの意味は「動き」なのです。感情とは，私たちを行動へと駆り立てる内的な力です。うつを本当に理解するためには，人生において感情が果たしている役割を理解し，私たちは感情にどう対処するよう教わってきたのかを理解する必要があります。人と感情との関係は，ずいぶんと不安定です。私たちが日常的に体験する感情，例えば怒り，恥ずかしさ，不安，嫌悪感，悲しみといった感情は，快いものではありません。ですが，こうした感情は私たちの健康や幸福感にとって絶対的に不可欠なものなのです。

◆感情とは知性の一形態である

子どもたちは，言語能力を発達させ，より高度な思考プロセスを獲得するずっと前から，感情を体験し，それを他者に伝える能力を持っています。感情の研究者たちは，言語を獲得していない幼児が表情によって基本的な感情を表現できることを明らかにしました（Ekman 1992）。そのような基本的感情は，人種，文化，民族にかかわらず，乳児期初期に発達が見られ，幼児が自己と他者の識別を始める以前から存在しています。ときに幼児は，親が泣いているというだけで泣き始めます。私たちは皆，自分が自分であるということさえ認識できていない段階で，すでに感情を体験し表現していたのです。このことは実は，感情というものが私たちのハードウェアにインプットされたものである，つまり，私たちにとって不可欠の部分であるということを示唆しています。人間であるということは，感情を有するということなのです。では，なぜ私たちはこのように進化したのでしょう。

感情は，人類以前の動物が使用した最古の相互理解の形態であると信じるに足る理由があります。まだ地球上に人類とそれ以前の動物が共存していた時代から考えると，言語や高度な思考というものは，人類の歴史の比較的後のほうで現れたと言えます。このことから，何十億年もの間，人類以前の動物は，知性の初歩的形態として感情を用いてきたことがわかります。感情は種族をまとめる力でした。性的魅力を感じるという基本的感情は，おそらくは子孫づくりに不可欠だったでしょう。愛着という感情は，個体が集まって集団を形成するのに必要でした。感情が有害な体験の一形態であったなら，それが自然淘汰の過程を生き延びることはなかったでしょう。

ヒトの幼児は成長するにつれ，言語能力や高度な思考を発達させます。そして，こうした能力を手に入れると，感情を抑えるように訓練されます。社会秩序を保つためには，感情の抑制が必要になることもあります。性的魅力を感じた人であれば誰とでもすぐに男女の関係になれるわけではありません。もしそれが許されるなら，同じ相手に惹かれた人との間で激烈な争いが起こるでしょう。対話することや高い水準で物事を考えることを学べば，ある種の感情の高まりを静めることができます。

感情を抑えるよう教えられるもうひとつの理由は，感情が他者の強い反応を引き起こしてしまうからです。親が子に向かって，「泣きやまないと本当に怒るからね」と言うのを聞いたことはないでしょうか。こういうとき，親が本当に言わんとしているのは，「お前の感情表現が，私に強く不快な感情を生んでいる。私がこの感情を抱かなくても済むように，お前のその感情表現をやめなさい」ということです。人間と感情との関係が不安定なのは，感情がときに非常に不快な体験をもたらすことに加え，自分の感情表現が周囲の人々の感情に影響することにも起因しているのです。思考を崇拝し感情を敵と見なす社会の中で成長すると，この体内警報システムとの関係がいつのまにかぎくしゃくしていることに気づきます。

すでに述べたことですが，とても大切なのでもう一度繰り返します。感情は偶然の産物でもランダムなものでもありません。感情は生存に不可欠であるがゆえに，数十万年にもわたって進化し続けてきました。感情は私たちの個人的な世界で何か重要なことが起こっていることを示すシグナルです。感情はさまざまな行動の動機となります。この警報システムに対して鈍感になると，生活上のストレスに対応しにくくなります。怒り，恥ずかしさ，嫌悪，恐れ，悲しみ，見捨てられ感といった基本的な否定的感情は特定の出来事に向けられますが，うつはより広範囲にわたる警報です。あなたが恥ずかしさと苦痛に満ちた状況にとらわれたと感じると鳴り出します。うつの警報が鳴るような状況では，基本的な否定的感情がすべて現れます。怒りを感じ，己を恥じ，置かれた境遇に嫌悪感を抱き，恐怖，悲しみ，孤独を感じます。今のあなたの状況に当てはまるものがあるでしょうか。私たちからのアドバイスは，メッセンジャーを無視するな，ということです。無視せず運んできてくれたメッセージを読み，すぐに行動に移りましょう。

気分のよさ至上主義（Feel-goodism）の文化

第1章で，アメリカでは毎年4人に1人以上が，感情面での健康や幸福感において深刻な問題を抱えると述べました。この数字は恐るべきものであり，私たちが教えられてきた人間としての在り方には何か本質的な誤りがあるということを伝えています。ACTの見地からすると，現在の文化的慣習は感情の大切さを意図的に無視しています。西洋文化では，「不快な感情や思考，記憶，感覚は不健康のサインであり，心理的な苦痛や苦悩を引き起こす主犯である」と思うよう，社会的に仕向けられています。このような考え方は，健康の定義に「つらい内的体験のないこと」が含まれる文化に由来します。この考えに従えば，健康を達成するためには内的世界のあらゆる否定的な要素を排斥する必要があります。心の内に隠した秘密を一掃してはじめて，そしてそうすることでしか，よい人生を歩むことはできなくなります。悪は外，善は内，というわけです。

これをACTでは，「気分のよさ至上主義の文化」と呼びます。私たちはよくも悪くも，感情を直接体験するようにとは教えられていません。むしろ，ある体験が正常か異常かを判断するよう教えられています。心に浮かんだ感情が正常と考えられる場合，それを維持することに問題はありません。しかし，異常と考えられる場合，それを維持することは不健康であり，取り除く必要があります。本来，人間はどんな性質の感情であっても直接体験していたはずですが，それが，その感情が望ましいかどうか，受け容れ可能かどうかを評価するように変わってしまったことは，大きな問題をはらんでいます。というのは，評価はラベルづけにつながり，ラベルづけは**分類**につながるからです。そして分類というのは，（「正常で望ましい」か「異常で望ましくない」かというように）二者択一的な言葉でなされます。私たちは，まず物事のよし悪しを判断し，そして悪い物事，つまり異常というラベルを貼られた感情や思考，イメージ，感覚については，排除するかコントロールするための対処方略をとるよう教えられています。このような社会訓練により，私たちはうつに対する耐性を失い，うつの罠にかかりやすくなっています。なぜなら，生きるというプロセスに，不快な状況や苦悩を含む反応は付きものなのですから。不快な状況もつらい感情も，人生の句読点のようなものです。つらい出来事があって苦悩を体験することに，何の問題もありません。苦悩という症状は，日々のストレスに対する健康的な反応です。本当の問題は，人生におけるつらい出来事を避けようともがくことにあります。避けられるはずのない問題を避けようとすることに，です。

◈ 気分のよさ至上主義の代償

どうしても気分よくいられない状況で気分のよさ至上主義を実践すると，どのような代償を払うことになるのでしょうか。ある興味深い調査がこの疑問に答えてくれています。14カ国で一年間に人々が精神疾患にかかるリスクを調査したところ，アメリカは世界的に見てもそのリスクが飛び抜けて高いことがわかりました（Demyttenaere et al. 2004）。リスクが最も低かった国々と比較すると，実際，300％も高かったわけですが，ここにふたつ目の興味深い発見があります。すなわち，リスクの最低値を記録したのは，仏教の伝統を色濃く残す国（中国と日本）だったのです。後で詳しく述べるように，仏教哲学は気分のよさ至上主義の文化とは相反する思想です。仏教では，気分よくいることが不可欠という考えを信奉することこそ，苦悩の種であると説きます。人生には山も谷もあることを理解し受け容れるよう促す文化は，概して健康的な人間を生み出すのです。

ネガティブな感情，記憶，思考，感覚といったものが自分にとって悪いものなのか，不健康であることを示すサインなのかと考えるときは，こんな見方をしてみてください。最愛の配偶者を失って2週間泣き続け，そしてその後立ち直るというのは，健康な証ではないでしょうか。長期にわたる悲しみを感じることなくパートナーとの決別に耐えている人を，本当に立派だと思えるでしょうか。愛着を持ち，かつ必要としていた職を解かれて，失望せずにいられるでしょうか。自分が癌であると聞かされて，不安や恐れを感じずにいられるでしょうか。こうした質問はすべて，うつの罠の中心に置かれた擬似餌を示しています。あなたを誘うおとりは，「人生が何をもたらそうとも，正常な人生を送るためには不快な感情や思考，記憶，感覚を取り除き，克服し，抑圧しなければならない」という揺るぎない信念なのです。

◆ 第一のセイレーンの歌：感情の回避

第2章では，うつをもたらし持続させるふたつのセイレーンの歌，感情の回避とフュージョンについて触れました。フュージョンの問題については次章で扱うことにし，ここでは文化的修養という観点から，感情の回避について考えたいと思います。基本的に私たちは，感情，特にネガティブな感情を避けることを勧める文化的ルールに従うよう教育されています。問題は，感情の存在を許さないと，その感情に効果的に対処する能力を失ってしまうことです。感情を直接体験することが，立ちすくまず状況に応じた行動をとるための支えとなるでしょう。

うつの罠

うつの罠の本質とは，「これまでに受けた教育に照らすとまったく正しいことをしているのに，それがうまく機能していない」状態です。気分をよくしたいと思って努力すればするほど，むしろ落ち込んでしまうのです。もし私たちの文化が，充実した人生を送る方法を実はまったく知らないとしたらどうしますか？　私たちの文化はまったく見当違いの道を進んでおり，そのため実際にはひどい機能障害をもたらしているとしたら，どうしますか？

◈バチン！　感じ方をコントロールしようとすることが問題である

第3章での一覧表の作成を通して，うつを改善しようとして実践していた方略の中には，逆にうつを悪化させていたものもある，と気づいたのではないでしょうか。もしそうであれば，気分のよさ至上主義の本流に直面していることになります。あなたが，悪であり，有害であり，不健康であると評価している内的体験が，実は人生に何か修理すべきことがあると教えてくれるシグナルだとしたら，あなたはそのような内的体験をコントロールしたり取り除いたりしようとはせず，そのシグナルに耳を傾けようとするでしょう。抑え込み，消してしまおうとすることに心を奪われていると，シグナルに耳を傾けることも，そこから利益を得ることもできなくなります。

◈バチン！　心的事象はコントロール不能である

感情の問題をコントロールし，取り除けば，充実した人生を送れるという考え方には，もっと大きなマイナス面があります。私たちの知るかぎり，そもそも感情や思考，記憶，感覚が生じるのを止めることは不可能です。こうした内的体験は人として学ぶことの一部であり，また，私たちの神経系は簡単に引き算できるようなものではありません。つまり，自分の体験として一度蓄積された思考や感情，記憶を忘れることはできないのです。学習された内的体験は，いつでもどんな状況でも現れる可能性があり，それがいつ，どこで，どのようにして姿を現すかを予測することはできません。ですから，感情をコントロールしようとすれば，その方法はおのずとひとつに決まります。内的体験を引き起こす状況や環境を回避するしかないのです。ですが，この方略を選択すれば，回避すべき対象が増えるにしたがって，あなたの人生は縮んでいきます。そして皮肉なことに，あなたが必死に抑えつけようとしている内的体験自体は，相変わらずそこにあるのです！

◆ バチン！ 心的事象は抑え込もうとするとより大きくなる

うつの罠から抜け出し，かつ将来にわたってうつの罠にかからないようにするためには，その性質をもうひとつ知っておかなければなりません。これは，抑制を対処方略として使っている場合に起こることと関係があります。回避の一形態である**抑制**とは，故意に感情や思考，記憶，感覚といったものを意識の外へ追いやろうとすることを指します。抑制がうまく働かないことを説明するために，ちょっとしたエクササイズをしてみましょう。キャンプファイヤーの場面を思い浮かべてみてください。炎を思い浮かべ，燃える木の匂いを嗅ぎ，その熱気を感じます。そしてここで止めます。想像したり，思い出したりするのをやめてください。煙の匂いを嗅ぐのをやめ，熱気を感じるのをやめてください。完全にイメージを断ってください。今，この瞬間から，キャンプファイヤーについて何ひとつ考えてはいけません。考えてはいけないと自分自身に命じると，何が起こりますか？

もうひとつやってみましょう。過去に学校の先生に言われた嫌なこと，あるいは先生からされた嫌なことを思い出してみてください。そのときあなたはいくつでしたか？ 先生はあなたに，どんな口調で，正確には何と言ったでしょう？ 部屋の様子，教師の外見，そのときの状況をできるだけ詳細に思い出してみてください。さて，では今，その不快な経験を思い出すのをやめてみましょう。今浮かんでいた思考，記憶，感情をすべて心の外に追い出してください。

どうでしたか？　内的体験を抑制しようとしてもうまく取り除くことができなかったとしたら，あなたも私たちの仲間です。いくつかの研究が，故意に思考や感情，記憶を抑制しようとすると，逆にそれが鮮明になってしまうことを明らかにしています。これは，不快な思考や記憶はもちろん（Marcks and Woods 2005），ネガティブな感情にも当てはまります（Campbell-Sills et al. 2006）。つまり，望まない感情，記憶，思考を無理に抑えようとすると，消えるどころか戻ってきてしまうのです。ここに，「どのような感情，思考，記憶，感覚が現れるかをコントロールすることはできないが，抑制しようとすることでそれを極度に悪化させることはできる」という新たなパラドックスが存在しています。

●スーザンさんの話

27歳の看護師，スーザンさんにうつの症状が現れ始めたのは，1年ほど前，7年間続いていた結婚生活が崩壊し始めたときでした。その頃，夫のボブさんが他の女性と関係を持っていることを知ったのです。スーザンさんは恥ずかしさや自分を否定されたような気持ちを抱きましたが，夫婦関係を維持するよう努めました。ところが，ボブさんはその女性との関係を続けるために，離婚を望みました。夫を心底愛していたスーザンさんは打ちのめされました。夫の不誠実さにショックを受け，自分は夫を許そうと努力していたのに，夫のほうは離婚を求めていることにぞっとしました。

スーザンさんは夫婦に共通する友人と付き合うのをやめました。恥ずかしさと苦しさに襲われるからです。また，彼らが自分にとっての友人なのか夫にとっての友人なのか判然とせず，気まずいせいでもありました。神経を落ち着かせるため，夜はお酒を飲むようになりました。以前は教会の活動に熱心でしたが，そこでボブさんとその新しいガールフレンドに会うことを恐れ，教会に通うのをやめました。スクラップブックを作ることが好きでしたが，離婚後はほとんどしなくなりました。スーザンさんは魅力的な女性でしたが，デートの誘いはすべて断っていました。ボブさんのときと同じことが起こって傷つくのを避けるため，誰かと親密になったり交際したりすることから離れていたかったのです。

エクササイズ：うつの罠を見抜くには

うつの罠の仕組みを理解するのはただでさえ大変ですが，あなたが感情をコントロールしようともがいている最中であればなおさらです。そこでこのエクササイズでは，スーザンさんが結婚生活の崩壊という問題にどのように対処しているかを読み，そこに抑制と回避方略が含まれているかどうかを考えていただこうと思います。各対処法に目を通したら，その問題点を指摘していると思う文を選び，丸を付けてください。

1. 夫のことを考えないようにと自分に言い聞かせています。考えるとうつがひどくなってしまうので。考え始めると涙が止まりません。感情を抑えられなくなると感じます。
   a. スーザンさんのうつは，ボブさんのことを考えるのをやめれば改善する。
   b. 悲しいと感じるのはスーザンさんにとって非健康的であり，自制心を失っているということである。
   c. 悲しみを抑えようとしているために，スーザンさんには多くの漠然とした感情が生まれている。

2. 昔からの友人とはもう会っていません。夫と共通の友人もいるので，そういう人たちは夫やガールフレンドのことを話題にすることがあります。それがつらいのです。
   a. スーザンさんは離婚のつらさや恥ずかしさを感じるのを避けるために，友人と一緒に過ごすことを避けている。
   b. スーザンさんにとって友人の近くにいることは非健康的であり，できるだけ離れているほうがよい。
   c. スーザンさんの旧友は明らかに彼女よりもボブさんを大切に感じているので，新しい友人を見つけるべきである。

3. デートはしません。何人かよさそうな方はいましたが。また人を好きになることができるかどうかわかりません。

 a. スーザンさんの心は傷ついている。二度と同じ目に遭わないためには，デートを避けることが最善の道である。
 b. スーザンさんは悲しみが自分にとって非常に有害であると評価しており，そのため再び悲しみを生むかもしれない状況は避けるべきだと考えている。
 c. スーザンさんは喪失感から立ち直るための休息時間をとっているだけである。

4. 人生について前向きに考えようとしていますが，うまくいっていないようです。本当なら今頃は気持ちを切り替えてもっと明るくなっているべきなのですが，実際はひどい気分です。

 a. スーザンさんは，悲しみが消えてはじめて健康になれるという考えにとらわれている。だから悲しみを抑え込もうとして，余計に悲しみが増している。
 b. スーザンさんは人生を前向きにとらえようとしており，健康になるためにはその方向で努力し続けるべきである。
 c. スーザンさんは離婚したことを悲しんでおり，その悲しみが去るまでは次のステップに移るべきではない。

5. 楽しいことをしようとしますが，裏目に出るだけです。楽しいことをしても悲しいままだと気づくので，落ち込むのです。

 a. 悲しみやうつの症状が存在するかぎり，スーザンさんは楽しい時間を過ごすことができない。
 b. 楽しいはずのことをしているのに楽しさを感じないなら，スーザンさんの気持ちが落ち込むのも当然だ。
 c. スーザンさんは無理に楽しいことをして悲しさをコントロールしようとしている。うまくいかないとわかると，よりうつが深まる。

6. 自分はかわいくてよい人間なのだと自分自身に言い聞かせていますが，前向きになろうとすればするほどうつはひどくなるようです。

 a. スーザンさんは，自分はかわいくないしよい人間でもないという考えを抑え込もうとしており，結果としてそうした考えが頭から離れなくなっている。それがうつを悪化させている。
 b. スーザンさんは前向きな考え方をしようとしている。気分がもっと落ち込んでしまうというのは珍しい。
 c. スーザンさんは頑張って笑顔をつくり，悪条件の下でも最善を尽くそうとしている。

7. 強くなってボブのことを忘れようとしましたが，やっぱり忘れることができません。

   a. スーザンさんは離婚による喪失感を乗り越えられるはずである。それができないとしたら彼女には何か問題がある。

   b. スーザンさんは，強い人というのは失ってしまった大切な人の記憶を抑え込むものだというルールに従っており，その結果，逆にボブさんとの思い出を次々によみがえらせてしまっている。

   c. スーザンさんは，ボブさんのことを考えなくなればより健康になれるということをよく理解している。

答え：1：c，2：a，3：b，4：a，5：c，6：a，7：b

事後確認：どうでしたか？　スーザンさんの対処方略に身に覚えのあるものがありましたか？　感情の回避と抑制は通常，行動の回避という形で現れます。スーザンさんがさまざまな状況を避けようとしているのは，それが離婚に関する不快な感情や思考，記憶の引き金となることを危惧しているからであるという点に注意してください。スーザンさんに公平を期して言うならば，うつ状態での生活とは，あるクライエントが表現したように，「卓球のように，行きつ戻りつを繰り返し，決して終わることがない」のです。健康な生活を目指して，ネガティブな感情，思考，記憶をポジティブな感情，思考，記憶に置き換えようとするゲームです。ただ残念なことに，あなたがポジティブな感情をネットの向こうへ打ったとしても，ネガティブな感情が打ち返されてきます。そのラリーに終わりはありません。気分を改善しようとすればするほど，気分は悪化していきます。

エクササイズ：回避と抑制

スーザンさんの例を使い，回避と抑制の方略を見抜く練習ができました。次はあなた自身の生活を見てみましょう。わかりやすさを重視し，ここでも選択形式をとりますが，選択肢の内容は先ほどよりも一般的なものになっています。まずは第３章のエクササイズ「短期的結果と長期的結果の一覧」に戻り，あなたが最も頻繁に使い，かつうまく機能していないと考える対処方略を５つ選んでください。以下の空欄にそれを書き，当てはまると思う，ひとつまたは複数の選択肢に丸を付けてください。

1. ______________________________

____

a. 感情的な苦痛を引き起こしうる状況を回避している。
b. つらい感情，思考，記憶を抑制しようとしている，または回避しようとしている。
c. つらい心的体験から目を逸らそうとしている，またはそれを感じないようにしている。
d. 無理に前向きな感情，思考，記憶を引き出そうとしている。

2. ______________________________

____

a. 感情的な苦痛を引き起こしうる状況を回避している。
b. つらい感情，思考，記憶を抑制しようとしている，または回避しようとしている。
c. つらい心的体験から目を逸らそうとしている，またはそれを感じないようにしている。
d. 無理に前向きな感情，思考，記憶を引き出そうとしている。

3. ______________________________

____

a. 感情的な苦痛を引き起こしうる状況を回避している。
b. つらい感情，思考，記憶を抑制しようとしている，または回避しようとしている。
c. つらい心的体験から目を逸らそうとしている，またはそれを感じないようにしている。
d. 無理に前向きな感情，思考，記憶を引き出そうとしている。

4.

a. 感情的な苦痛を引き起こしうる状況を回避している。
b. つらい感情，思考，記憶を抑制しようとしている，または回避しようとしている。
c. つらい心的体験から目を逸らそうとしている，またはそれを感じないようにしている。
d. 無理に前向きな感情，思考，記憶を引き出そうとしている。

5.

a. 感情的な苦痛を引き起こしうる状況を回避している。
b. つらい感情，思考，記憶を抑制しようとしている，または回避しようとしている。
c. つらい心的体験から目を逸らそうとしている，またはそれを感じないようにしている。
d. 無理に前向きな感情，思考，記憶を引き出そうとしている。

事後確認：このエクササイズに取り組んで，自分の方略に共通するテーマが見えてきましたか？　うつの罠がどう作用するかを理解できれば，引っかかりやすいおとりを予想し，探すことができます。そしておとりを見つけることができれば，それは「落ち着きを取り戻し，気づきと意志を持って前進しよう」という合図です。回避や抑制の方略をとりたくなったときも，あなたには選択の余地が残されています。自分が選ぼうとしている回避や抑制行動を見抜き，別の行動をとるのです。

気分の管理が目的のうちは人生の管理は不可能

抑うつ状態の人々によく見られるのが，ある活動をするかどうかを決める基準を，気分の管理に置いているというパターンです。スーザンさんの話を分析すると，行動の価値をうつに対する影響度で判断していることがわかります。気分のよさ至上主義が命じるところに従い，離婚の「克服」とは，離婚を悲しまず，思い出すこともなく，結婚や離婚に関する思考，感情，記憶から解放されることだと考えているのです。最終的に（「克服」の意味も含め）自分が信じる「健康」の定義を実現するためにスーザンさんがとった行動は，どれもうつの罠の締めつけをきつくするだけでした。

人生をうまくやっていくためには，報われる行動，自信につながる行動，問題に対処し解決へと導く行動が求められます。ここで直面するジレンマは，うつ状態にあると，こうした行動もまた不快な感情，思考，記憶，感覚の引き金になりうるということです。そのため，望まない内的体験をコントロールしようと，それを生み出す状況そのものを回避する傾向が出てきます。しかし，避け続けていれば最終的には人生を狭め，人生の質を低下させます。実際，ある臨床研究では，感情のコントロールを目的とした行動は，うつを解決する要因ではなく，うつを誘発する要因として働くことが報告されています（Hayes et al. 1996）。感情をコントロールするための行動は，一般的に3つの形態をとります。前向きな活動の減少，個人的問題の回避，そして正常性の再定義です。

◈ 前向きな活動の減少

うつの人は，前向きな活動や振る舞いを減らすパターンに陥ることがあります。気分を管理するうえでの邪魔になるからです。「友人がお茶に誘ってくれたが，私の問題のことで負担をかけたくなかった」とか，「以前は週に2，3回は運動していたが，もうそうしたいと思わなくなった」といった発言をする人もいます。最初の例からは，友人と会うのは楽しい時間を過ごすためではなく，個人的な問題を話すためである，という考えが見えてきます。2番目の例には，行動するためには相応な動機が必要だ，という考えが反映されています。ところが残念なことに，動機づけされた状態というのは，抑うつ状態の対極に位置します。ですから，先ほどの発言をした人が運動を再開する見込みはほとんどありません。たとえ運動が気分の改善に役立つとわかっていたとしても，です。感情をコントロールするために前向きな活動をしないというのは，本人には効果的に見えるため，理に適った行動として選択されています。後の章では，この問題とその解決策について，より詳しく見ていきます。

◈ 個人的問題の回避

個人的な問題に対処し，それを解決するためには，困難な状況に歩み寄る必要があります。問題と向き合わなければ，解決はないのです。「問題と向き合う」とは，何が起こっているのかを把握し，選択肢を整理し，さまざまな解決策を試してみる，ということです。ある人が，「自分は気分の落ち込みがひどく，上司に仕事をせかされても対処できない」と言う場合，この人の選択肢は，仕事に行かなくなるか，上司に対して受動的で従属的になるかに限られてしまうでしょう。別の例で考えてみます。恋人との関係に不満を抱えているのに，その話を持ち出せない人がいたとします。すると，ふたりの関係が変化する可能性はまずありません。問題と向き合うのを避けることで，生活に自分の大切にしたい価値が反映されなくなっていきます。

◈ 正常な活動の再定義

スーザンさんのケースが示すように，一般的に見られる感情コントロール方略のひとつは，うつのリスクの観点から正常な活動を定義し直し，新しい定義によってリスクを伴うと判断される活動を避けるというものです。例えば，スーザンさんくらいの年齢では，離婚後１年で誰かとデートしたとしてもまったくおかしくありません。誰かと出かけるからといって手に負えないほど感情的にもろくなる必要はなく，再び独身の女性として楽しい時間を過ごし，新たな友人をつくることもできるでしょう。デートや友人との外出といった活動は，繰り返される日常にバランスを与えてくれます。正常な活動がうつのリスクという観点から再定義されてしまうと，生活は制限され，結局はうつが悪化してしまいます。

●スーザンさんの活き活きとした人生への旅

スーザンさんはこれまで行ってきた対処の仕方を分析してみました。そして，彼女が行っていた感情的回避行動こそが，実は避けたかった感情，思考，記憶を呼び起こし，それを長くとどめているのだと気づきました。悲しみという感情は，望んではいなかった離婚に対する健全な反応であることを受け容れたとき，嘆きや悲しみは，無理にそれを抑え込もうとしなければ，自分を癒す助けにもなりうるのだと理解しました。スーザンさんは，友人と外出し，気まずさを感じるかもしれません。夫の記憶が浮かんでは消えるなら，浮かんでは消えるに任せることもできます。夢に描いていた結婚生活やふたりの関係の喪失を嘆き悲しむ時を持つこともできます。恐怖や不安も受け容れながら，新しい人間関係をつくる努力をすることもできます。スーザンさんは，自分の感情を偽らずに，感じるままにこれらのことを行えると理解しました。そしてこのことが，苦痛を体験するための，人生を前向きにとらえる精神的に健全な方法なのだということを理解したのです。スーザンさんは，再び世界とかかわりを持ち始めました。何事もダイレクトに感じることができるようになるにつれ，うつが生活の前景から背景へと後退し始めたことにも気づきました。スーザンさんは活力ある人生を歩み出したのです！

ACTへの秘訣

☞ うつの罠のルールを覚えていれば，あなたの行動に対する影響力が減少します。うつの罠のルール：

- ☞ 不快な感情，思考，記憶はあなたにとって悪いものであり，不健康を意味する。
- ☞ つらい内的体験のない状態が健康である。
- ☞ 嫌な体験を前向きな体験に置き換えることで，それをコントロールし取り除くことができる。
- ☞ 以上のことを実行できていないとしたら，それはあなたの努力が足りないのだ。
- ☞ 悪いものをよいものに置き換える努力を続けなくてはならない。たとえそれが，人生のコントロールを失うことを意味しようとも。

☞ うつがあなたに知られたくない秘密：これは全部，真っ赤な嘘！

コーチより

問題は，感情的な苦痛ではありません。感情というものは，実はあなたが価値ある人生を送る手助けをするようデザインされています。あなたが人生と正面から向き合うことを選べば，つまり，個人的問題を解決し，自分が価値を置く活動に参加し，健康を維持することを選べば，つらい感情も引き連れたまま，うつの罠から抜け出すことができるでしょう。スーザンさんにできたのですから，あなたにもできるはずです！

予　告

次の章では，ふたつ目のセイレーンの歌，フュージョンについて詳しく述べたいと思います。また，言語や思考はとても便利なものですが，同時にあなたをうまく機能しない人生のルールに陥れるのだということも説明します。あなたのマインドの大切なふたつの側面，賢いマインドと反応性のマインドを紹介し，反応性のマインドがいかにあなたをうつへと導くのか，賢いマインドがいかにあなたを活き活きとした人生へと導くのかも見ていきます。

第5章

マインドを理解し，体験を信頼しよう

厄介なのは，マインドが自分の内にいる小人のように思えてしまうことだ。

——ルートヴィッヒ・ヴィトゲンシュタイン

これまでの章で，うつとは人生のある領域（ひとつかそれ以上）でバランスが崩れていることを示すサインだと述べました。皮肉なことに，うつの罠にかかった状態でいると，自分を苦しめる問題を回避できる場合もあるのですが，その代償として，自分が理想とする人生は犠牲になります。このような道筋を歩んでしまう理由の一端は，「社会化」にあります。私たちは成長するなかで，ネガティブな感情，思考，記憶をコントロールするためのルールを身につけます。ところが，そうしたルールに従うことで，進みたい道からはずれてしまう場合もあるのです。しかし，ルールに背いてやっていく，というのも，言うは易し，行うは難しです。なぜなら私たちは，生き方についての助言や忠告を絶対にやめないマインドを持っているからです。そのアドバイザーとある程度距離を置くことができなければ，お馴染みのルールにいつまでも従い続けることになります。本章では，マインドの働き方の基本的な性質を紹介したうえで，あなたがメンタルな力の配分に抑制と均衡の仕組みをいくらか導入できるようにお手伝いしたいと思います。そうすることで，マインドのアドバイスを必要なときにだけ利用できるようになります。また，マインドの「賢い」部分を使えるようにもなるので，直接的に体験するほうがよい場合には，そうできるようにもなるでしょう。

第二のセイレーンの歌：フュージョン

第4章では，感情の回避がうつの発現と持続に与える影響について考察しました。その中で，ACTが開発された当初に検討された問題のひとつは，「なぜあれだけ聡明で，鋭敏で，注意深い人たちが効果的でない対処法にしがみつき，それが数カ月から数年も続き，活き活きとした人生の断片さえ失ってしまうのか」というものだったと述べました。このシナリオは，何らかのメカニズムが働いて，効果のない対処法がもたらす結果を正しく理解するのを妨げている，ということを示唆しています。ある方略が必然的にあなたの気分をより落ち込ませるのでしたら，常識的な解決法として考えられるのは，その方略を使うのをやめて，もっとよい方略を探すことでしょう。ですが，うつにおいてもその他のさまざまなつらい状況においても，そのような解決策がとられることはまずありません。

抑うつ状態の人は自尊心が低く，自分は苦しんで当然の人間だと思い込んでいるため，わざと効果のない方略を選んでしまうのだという説もありますが，これはばかげています。今まで私たちは，うつのままでいたいと思っている人に会ったことはありません。深刻なうつを抱える人は，うつを克服するために思いつくかぎりのことを試しています。それが何度裏目に出たとしても，努力を続けているのです。

別の可能性として，うつの人には，効果のない方略がもたらす結果を客観的に評価する能力よりも優位に立っている何かがある，という説明も考えられます。うつの人が仕事から帰る途中，「飲めばうつを悪化させるだけだ」と考えることは珍しくありません。ところが家に着いたとたん，今度は「腹が立って仕方がない。俺の人生はどん詰まりだ。空虚感に耐えられない。憂さを晴らすには飲むしかない」と考えます。飲酒はうつを悪化させるだけだと認識できたわずか数分後に，同じ人が過度の飲酒へと誘う考えに引き込まれてしまうのです。この人の例からは，健康だと感じるには怒りや虚しさなどの「悪い」感情や，「私の人生はどうにもならない」といった「悪い」考えをすぐにも取り除かなければならない，という考えが見えてきます。しかし残念ながら，過度の飲酒という応急措置は，長期的にはうつをいっそう悪化させてしまいます。この例は，**フュージョン**と呼ばれる危険な心理プロセスをよく表しています。

フュージョンについては次のように考えてみてください。ある思考や感情が浮かんだとき，あなたはその所有者になることもあれば，それに所有されてしまうこともあります。所有者になれば，「人生なんて無意味だ，という考えが浮かんでいる」とか，「今，悲しい気持ちを感じているのがわかる」と言うことができます。そのような思考や感情は，マインドの視点から眺めるなら，あなた自身とは切り離されて「そこにある」ものです。反対に，あなたが思考や感情に所有されているときは，「人生は無意味だ」とか，「私は悲しい」と言うでしょう。先ほどの飲酒するうつの人の例で考えてみると，「人生は無意味だ」という考えを字義どおりに受け止めていたり，自分は悲しみしか感じないと考えていたりするなら，一見現実に思われるその状況から逃れるために，飲酒したいという強い衝動に駆られるのも当然でしょう。

思考，記憶，感情を所有するとき，あなたは支配者となり，思考，記憶，感情は奴隷です。ところが，こうした私的体験があなたを所有した場合，主客は逆転します。あなたは私的体験と一体化してしまい，これを抑制，コントロール，または回避しようとする悪循環に陥ります。例えば，「悲しみのような不快な感情は不健康だから，そのような感情は持たないほうがよい」という思考に所有されてしまった人にとって，悲しみの感情を受け容れることはとても難しくなります。ACT で言う「フュージョン」は，そのとき感じたり，考えたり，思い出したりしているものとあなたが完全に同一化している状態を指します。心の中の出来事としっかり結びついてしまっているのです。ですから，その人にとっては，自分の考えていることが真実となります。何かを思い出せば，それは過去の記憶ではなく，今まさに起こっているかのように感じられます。怒りのような感情とフュージョンすれば，簡単に感情を爆発させることになります。

ややこしいのは，それでもフュージョンが思考に本質的に備わった性質で，この世界で生きていくための能力に大きく貢献している，という点です。例えば，手を握って「愛してる」と言うだけで，愛し合った直後のような親密さを感じられるのもフュージョンのおかげです。大きな壺を作ろうとしている陶芸家が，「中心」と思考することで，土と一体化したように没頭できるのもフュージョンの効果です。つまり問題となるのは，確かめられたことも正当性を疑われたこともない不正確なルールとのフュージョンで，フュージョンそのものではないのです。「健康になるには悲しみを取り除かなければならない」というルールとフュージョンすれば，そのルールに従った方略を用いて，例えばネガティブな思考をポジティブな思考と交換しようとするでしょう。そこに，「うまくいかないのは自分が弱いからだ」というようなルールを付け足せば，実際にはうつを悪化させているにもかかわらず，回避のような効果のない方略を実践し続ける，という公式ができあがります。

うまく機能しないルールとフュージョンしなければ，あなたを支配して誤った方略へと導くルールがないわけですから，感情を回避する必要もなくなります。そして，怒りや悲しみのような基本的感情が，必要に応じて軌道修正するのを助けてくれます。今の人生には変えなければならない部分があることを教え，問題を解決するよう促してくれるのです。それでおしまい。そして，うつも終わりです。

これから説明していきますが，フュージョンを起こす条件というのは，実は私たちの言語と思考プロセス（考え方）の中に隠れています。なるべく抽象的な説明にならないように努めますが，言語や思考がどのようにしてマインドを生み出すか，そしてその後にどのように行動をコントロールするかについては，科学オタク的な知識をちょっとばかり学んでいただく必要があります。少し難しいかもしれません。たいていの人は，マインドを科学的な関心の対象として眺めることに慣れていないからです。むしろ，マインドそのものとなり，マインドが発する言葉に従うことに慣れているのです。それではまず，マインドを持つという問題に対する仏教の見方を見てみましょう。

◈原　木

仏教の人生観は，西洋のものとはまったく異なっています。仏教では，人は完全な気づきをもって生まれてくると考えられており，この気づきを「樸(ぼく)」（何の彫刻も施されていない原木の意）と呼びます。これは生の意識とも言うことができ，経験を整理・分類しようとするマインドの働きによって不純化されていない状態です。その後成長するにつれて，言語やより高度な思考力が身につき，その過程で系統的にマインドが獲得され，完全な気づきは失われてしまいます。言語や思考力が発達するにつれて，マインドは日々の経験の中でより支配的な役割を果たし始めます。私たちはあらゆる文化的ルール，規範，期待を内面に取り込み，それに合わせることを学びます。そうすることで社会の一員となれるわけですが，マインドの「考える」部分が「感じる」部分を支配し始めるため，幸せな人生への道筋が見えにくくもなります。言語化できる考えや概念は強められますが，一方で直感や前意識的な知といったものは置き去りになります。同時に，マインドはあなた自身よりもいくぶん大きい存在であるかのように振る舞い始め，あなたの現実のとらえ方を支配するようになります。

問題は，マインドの形成が，あなたが話し，考えられるよう鍛えてくれた人々や文化的な力に完全に依存している点です。マインドはこうした社会的な訓練なしには存在できません。仏教徒の修行は，マインドとは独立した存在であるという幻想からその人を解き放つためのものです。仏教では，人生という旅の目的は，誕生の瞬間に持っていた完全で単純な気づきに立ち返ることなのです。キリスト教にも，言葉から生み出される知識によって幸せな生き方ができなくなることを同じように伝えている寓話があるのですが，ご存じですね――知識の木から果実をとって食べたためにエデンの園を追放されたアダムとイヴの物語です。なんとも興味深いメッセージではありませんか！ ――人類のすべての苦悩の根底には，物事について知り，比較し，照らし合わせ，そして評価する能力の獲得があったのです！

◈ マインドはどのようにして形成されるのか

認知科学（人間の知性に関する研究）の分野で最近大きく発展しているもののひとつに，**関係フレーム理論**（relational frame theory：RFT, Hayes, Barnes-Holmes, and Roche 2001 参照）があります。ACT は RFT の成果を基盤にしていますので，その主な考え方のいくつかを少し詳しく見ておきましょう。RFT の研究者は，子どもがどのようにして言語を学び，またそれを内在化するのか（思考がときに「潜在的言語」と呼ばれることからもわかるように，このふたつは不可分のプロセスです）について，体系立った調査を行っています。子どもが思考し，発話する力を発達させる過程を見ることで，研究者たちは，音声化される言語および潜在的な言語がどのように行動をコントロールするかを明らかにすることができます。その結果わかったのは，この問題に関する仏教徒の思想は少なからず真理をとらえていたということです。つまり，言語の獲得こそ，人間関係を理解し，社会のルールに従うための最重要手段だったのです。言語によって，人は世界の事象を分類し，出来事や状況を評価し，現在を基点に未来を予測します。言語がなければ，私たち人間は食物連鎖の頂上には立っていなかったでしょう。

◆ルール支配行動

RFTでは，言語システムに直接コントロールされる行動を**ルール支配行動**と呼びます。ルール支配行動は，いったん形成されるととても強力な習慣になります。つまり，あなたの言語システム内にいったんルールができあがると，たとえ客観的に見たときの結果が惨めでも，ほとんど必ずそのルールに従ってしまうということです。思い当たる節はあるでしょうか？　そうなる理由のひとつは，心の中のルールに従うことに対して，文化が大きな見返りを約束するからです。ルールが現実にはうまく機能していないとしても，です。

人は，言語を学ぶのと同時に生き方のルールを学びます。「笑えば世界も一緒に笑う。泣くとひとりで泣くことになる」といったルールに従うと見返りがあることを約束されます。ルールが，「ネガティブな感情はお前にとって悪いものだから取り除かなければならない」と言うなら，そのルールが生活の中で実際にうまく機能するかどうかに注意を向けるよりも，ルールに従うことのほうが重要になります。これは，ルールが約束する見返り（健康で幸せになること）があまりにも魅力的なため，ルールに従う行動をやめる力をほとんど失ってしまうからです。

ルール支配行動について，もうひとつだけお伝えしておきましょう。人にルールを植えつけるのはとても簡単です。子どもはスポンジのように言語を吸収し，それと一緒に文化のルールを吸収します。大人の場合は，外国語を身につけて流暢に話せるようになるには多くの年月がかかることもありますが，子どもなら3，4年しかかかりません。ですから，社会秩序を維持するのに必要なルール――そして，それ以上のルール――を子どもに植えつけるのは簡単なのです。青年期にさしかかる頃にはそうしたルールがすっかり定着し，そのときどきにどう行動するかは「言語マシン」（マインドを表すACT用語のひとつ）が支配するがままに任せるようになっています。あなたも一歩下がってよく見てみれば，マインドが四六時中あなたの行動をコントロールしていることにすぐに気づくはずです。あなたは数秒ごとに，何に注意を向けるべきか，30分後にどこにいるべきか，どんな用事を終わらせておくべきかをアドバイスされています。とはいえ，背景でめまぐるしく作動している言語マシンを一歩下がったところから眺めるのは，慣れていないとなかなか大変でしょう。でも，心配いりません。本書の第II部では，あなたが世界クラスのマインド観察者になれるようお手伝いします。

◈ 関係フレーム

かなり科学オタク的な話になってしまいますが，ここで**関係フレーム**という概念を紹介したいと思います。関係フレームは，人間の言語の基本的な構成要素と言えるもので，子どもの成長期に，段階的に発達します。それは，ふたつかそれ以上の物または概念の間の関係に他なりません。日頃から当たり前になっているようなことで，例えば午前9時と午後9時を区別する能力といったものでも，実は，一連の複雑な言語プロセスを必要とします。まず，時計の文字盤にある9という数字が一日のうちの特定の時刻（8時より後で10時より前）に相当するということを知らなければなりません。つまり，8が9より小さく，9が10より小さいと理解していなければなりません。また，いくつかの関係を理解していてはじめて，「午前9時と午後9時は同じ数字を使っているけれど，午前と午後という記号が時刻を正確に知るためのヒントになっている」とわかります。これだけの言語プロセスを経て，一方の9は普通明るい時に，他方の9は暗い時に来るのだと知るのです。

幼児は時刻を伝えられません。時刻を伝えるには，記号や象徴を用いる思考にとって必要な要素をすべて獲得していなければならないからです。親が，幼い子に何か物を見せ，物の名前を教え，幼児がすでに知っている何かと物を結びつけるような特徴で，例えば年齢などを伝えるとき，親は子どもの中に関係フレームを構築していると言えます。こうした学習は人間の言語——そして思考し始めること——の礎となります。

《指示的フレーム》

関係フレーム理論が伝えている内容をごく簡単にまとめると，私たちの言語，ひいては思考と行動がこれほど複雑に発達できたのは，物事の間に関係性を構築するようになったからです。何種類かある関係フレームの中でも，特に指示的フレームは，マインドについて，そしてマインドと私たちの関係について重要な洞察を与えてくれます。**指示的フレーム**は，自分と他人を区別できるようにします。それは，私があなたとは別だということをはっきりさせます。とても幼い子どもはこうした関係性を扱えないので，他人の感情と自分の感情を区別できません。このような指示的関係フレームを獲得することこそが，自己認識の始まりではないかと考えられています。実際に仏教では，これが原木への最初の一彫りとされています。自分は自分であり目の前にいる人とは別なのだと理解しないうちは，意識はあっても，完全に認識しているとは言えません。指示的フレームによって自己の感覚が生まれ，自分が自分となるのです。これは最も基本的なステップで，他のどの関係フレームよりも先に発達します。

指示的フレームは，「観察者の視点」と物事とを区別することにも関係しています――ここそこ，今とそのとき，のように。これができるようになると，周囲の世界に対して，「写真はそこ，私の目の前にある」とか，「この写真の中の私は５歳だが，今の私は50歳だ」と言えるようになります。さて，ACTの目的を考えると，指示的フレームを頭の中の世界にも広げるととても役立ちます。なぜなら，それで「あなた自身」と「あなたの心（頭の中）の機械（マシン）がつくり出すもの」とを区別できるようになるからです。「私」と「私のマインド」という関係をはっきりさせることができれば，「私は今，寂しいという思いを抱いている」とか「私は今，悲しいという感情を抱いている」と言えるようになります。はじめはこの区別の仕方に驚き，戸惑うかもしれません。しかし，あなたがあなたの目の前に座っている人とは別人であるように，あなたはあなたのマインドとは別ものです。あなたはマインドを持っているけれど，それと同一の存在ではない，と言ったほうがより正確でしょう。ですから，フュージョンを解く作業は，その方法が瞑想であれ祈りであれマインドフルネスであれ，実践を通じてこの関係に対する認識を強めていくことに他なりません。おっと，自分をマインドから切り離す方法として「マインドフルネス」を使うなんて，パラドックスですね！　幸い，これは言葉の意味上のパラドックスにすぎません。そしてすぐにわかるように，マインドを持つというのは，悪いことばかりでもありません。大切なのは，賢いマインドを利用できるようになることです。

《注意！　言語マシンが作動中》

関係を生み出す能力は，社会の一員として生きていくためには不可欠です。言語基盤の関係フレームが私たちの中にいったんできあがると，そこから複雑な思考やイメージ，感情，記憶，感覚が生み出されるようになります。それは密に編み込まれたルールの織物になり，私たちは公的体験（周囲の世界）と私的体験（内面の世界）の両方で，その織物を使って，物，人，出来事との体験の中にさらなる関係性を見出すようになります。言葉や映像，感情，感覚を寄せ集めてつないだパッチワークキルトを想像するとよいかもしれません。キルトは，私たちの人生と同じくらい大きくて，つなぎ合わされた布きれの一枚一枚は人生におけるすべての体験を表しています。ところが，私たちはいつでもキルトを持ち歩いていますから，それが手元にあることすら忘れがちです。言語の根底にある前提（ルール）を理解するための鍵は，そうした前提が実際に作動しているところは観察できない，という点です。私たちは，最終的に生み出されたものを，思考や感情，記憶，身体感覚という形でしか認識することができません。言語は，私たちの認識を超えたところで機能するシステムなのです。

こう言うと少し不安にさせてしまうかもしれませんが，不安はぜひ感じていただきたいとも思います。なぜなら，人間の言語システムを大変便利なものにしてくれるその同じ特性が，ときに破滅的な結果を導くこともあるからです。例えば，自殺が確認されている生き物は人間だけです。言語マシンの信頼性には限界があるのです。

◆ プログラミング（ルールの植えつけ）は自動的で簡単には変えられない

あなたは自分が人種差別主義者だと思いますか？　そう聞かれたら，ほとんどの人が，人間はみな平等で人種差別には反対だと答えるでしょう。ところが，そうした人々にも自動的に，ある民族はよい，ある民族は悪い，とレッテルを貼ってしまうようなプログラミングが秘かになされていて，それを示して見せることはそれほど難しくありません。これは**潜在的連合**（implicit association）と呼ばれる思考プロセスによるもので，それについてはこれまで広く研究されてきました。(Greenwald, McGhee, and Schwartz 1998)。潜在的連合は，関係フレームの文脈内に組み込まれた評価です。それがあるために，私たちはひとつ目の物事と，ふたつ目の物事との間に何らかの結びつきを見出すように前もってプログラムされている，と言えます。この先入観に反する何かを目にしたとき，先入観に沿った振る舞いをしないようにするには精神的に大きな努力が必要になります。その結果としてよくあるのが，先入観を引き出すきっかけとなった記憶や状況の回避です。後のほうで，うつとの関連で広く研究されている潜在的連合の一種，潜在的自尊心を紹介したいと思います。

潜在的連合については多くの興味深い研究がありますが，一番有名なのは，人種に関する潜在的連合テスト（Racial Implicit Association Test：RIAT）です。インターネットを使っているなら，この名前で検索すれば実際にテストを受けられるウェブサイトが見つかるでしょう。RIAT はだいたい次のようにして行われます。まず，ふたつの顔が提示されます――ひとつは白人，もうひとつはアフリカ系アメリカ人です。それぞれの顔のすぐ下に，「よい」または「悪い」のどちらかの単語が示されています。1回目のトライアルでは「よい」が白人の写真の下にあり，「悪い」がアフリカ系アメリカ人の写真の下にあります。2回目では「よい」と「悪い」の位置が入れ替わります。それぞれのトライアルでは，顔とその下の単語を見せられた後でいくつかの言葉が提示され，それらを「よい」か「悪い」の欄に割り振るよう求められます。割り振るのは感情的意味合いの強い単語で，よい意味（愛情深い，優しい，思いやりがある）または悪い意味（残酷，危険，卑劣）を持つものです。

それではRIATでよく見られる結果をご紹介しましょう。「よい」が白人の写真の下にあると，より簡単により速く，よい言葉と悪い言葉が振り分けられます。「よい」がアフリカ系アメリカ人の写真の下にある場合，作業時間が長くなり，間違いも増えます。これは意識下で作動しているプログラミングの一例です。面白いことに，アフリカ系アメリカ人がこのテストを受けても白人と同様の結果になることが多く，人種に関する固定観念のプログラミングが，英語で話したり考えたりするのを学ぶのと同じくらい基本的なレベルの問題であることを物語っています。

《プログラミングは意識されないところで行動を支配する》

心理学の中でもうひとつ興味深い研究分野があります。**プライミング**（priming）として知られているものです。プライミングの研究では，参加者に対して，あらかじめ想定された特定の状況でその人の行動に影響を及ぼすように考えられた言葉が，暗示的なヒントとして与えられます。テストの後に自分の行動について聞かれると，多くの参加者は，なぜそのように行動したのかを説明できません。

ある有名なプライミング研究では，記憶力の研究だと偽って，学生にリストにある言葉を記憶してもらいました（Bargh, Chen, and Burrows 1996）。リストは2種類用意されました。ひとつの学生グループは，「平和な，忍耐強い，協調的，慌てない」といった言葉が散りばめられた言葉のリストを渡されます。もう一方のグループのリストには，「攻撃的，気が短い，押しつけがましい，慌てる」といった言葉がところどころに混じっています。本当の実験内容は，リストの言葉を記憶した直後にふたつのグループの学生たちがそれぞれどのように行動するかを評価するというものでした。言葉を覚えた後で，両グループの学生は廊下の先にあるオフィスに行き，実験に参加した報酬として小切手を受け取るように言われます。参加者には知らされていませんが，ここで秘書役を演じる女優が，小切手を持っているアシスタントに会いに来たという演技をします。「秘書」の役目は，個人的な問題をしゃべりたてて，学生たちがアシスタントから小切手を受け取れないようにすることです。学生が小切手をもらうためには秘書の話に割って入らなければなりません。この実験では，学生が秘書の話に割って入るまでの時間が注意深く測定されました。

攻撃性に関連した言葉が混じったリストを記憶した学生たちは，すぐに偽の秘書をさえぎる行動に出ましたが，もう一方のグループの学生は秘書を止めようとは決してしませんでした。彼らはただ廊下に立ち尽くし，実験者が設定したタイムリミットが過ぎるまで待ち続けたのです！　面白いことに，どちらのグループの学生も，なぜ自分が割って入ったのか，またはただ待っていたのかをきちんと説明できませんでした。

私たちは文化によるプログラミングに日々さらされています。人生には，あなたの実験結果を操作する研究者こそいませんが，自分で認識さえしていないルールに縛られていることは確かです。個人的な経験から来るものもあれば（「泣いてはいけない。弱いところを突かれたと教えることになる」），文化的なものもあります（「大学に行けば，幸せなよい生活を送ることができる」）。こうしたルールに支配されると，自分がかかっている罠の性質をはっきりと理解しないまま，うまく機能しない方略に頼り続けることになってしまいます。この点について，ACT の方略はとても有効です。ACT の方略の多くは，言語の限界を伝えることでその支配力を弱めるようにデザインされています。支配力が弱まれば，言語マシンを使うときにももっと柔軟でいられるようになるのです。

エクササイズ：もろい殻に気づく

マインドと言語が働いている状態はあまりにも目立たず，また毎日のことなので，私たちはそれを当然と思いがちです。表面だけを見ていると，そうした言語体系に基づいて日々活動するのは本質的で正しいように感じられるでしょう。マインドと言語のおかげで経験を整理したり，計画したり，予測したり，世界とかかわったりできるのですから。では，仏教徒が「マインドは幻想にすぎない」と表現するのは，いったいどういう意味でしょう？　次のエクササイズを通して，直感に反するこの考え方への理解を深めてみましょう。

卵をひとつ持ってきて，手のひらに乗せ，しばらくじっと注意を向けてください。何が見えますか？　何を感じますか？　滑らかで，少しざらついた手触りの，白か茶色がかった殻が見えるでしょう。次に，卵の殻が，機能の点でいかに完璧にできているかに注目してみてください。殻全体が，役割を果たすうえで必要な構造になっています。少しの無駄もありません。そして，それはごく小さな殻として存在し始めた瞬間からずっとそうだったのです。殻が殻となり始めた箇所がわかりますか？　はっきりしたスタート地点がありますか？　最後に成長した部分はどこでしょう？　さて，この卵の生きている部分はどこでしょう？　殻ですか？　それとも，殻の中にあるものでしょうか？

事後確認：ここまでは，なかなか大したものだと卵に感心しているのではないでしょうか。ですが，もし卵を床へ落とすように言われたらどうしますか？　抵抗しますか？　おそらくそうでしょう。なぜなら，落としたら卵が今の形を失って，床の上でぐちゃぐちゃになることを知っているからです！　殻は，中にあるやがて生命となるべき物質を保護する軽い覆いとしては完璧ですが，とてももろいため，文脈が変わればまったく役立たない構造になってしまいます。ベッドに落としたならどうにか持ちこたえるかもしれませんが，床に落とせばそうはいきません。ある文脈では完璧な保護となる覆いでも，別な文脈ではまったく役に立たない代物になりうるのです。

エクササイズ：言語の殻を破る

もしマインドが卵のようなものなら，殻は，言語を使って考え，感じ，記憶し，身体感覚を持つ私たちの能力ということになります。私たちの殻も，卵の殻と同じように成長して成熟しますし，同じようにとてももろいものです。では，どれくらいもろいのでしょう？ 次の簡単なエクササイズは，言語と思考の表層的な性質を示すために，何十年と使われてきたものです（Hayes, Strosahl, and Wilson 1999, 154-6 にも記載）。

まず，「オレンジ」という単語について考えてみましょう。この単語から連想される感覚，記憶，イメージを自由に思い浮かべてください。ピリっとしたさわやかな香りや皮の感触を感じますか？ ほろ苦さの混じった甘い味を想像できますか？ 色が見えますか？ 手の中のオレンジのさまざまな部分が見えますか？ かじったときに溢れる果汁を感じますか？ 1分ほど時間をとって，オレンジの全体像を思い描いてください。

次に，秒針のついた時計を用意してください。今から45秒間，「オレンジ」という単語をできるだけ速く，繰り返し発音してください。45秒経つまで，できるだけ速く単語を言い続けてください。口がまわらなくなったり集中力がなくなってきたりした場合も，とにかくエクササイズに戻ってできる範囲で続けてください。では行きましょう。始め！

事後確認：エクササイズを進めるうちに，「オレンジ」という単語とあなたとの関係が変わってきましたか？ 繰り返せば繰り返すほど，ちんぷんかんぷんな音に聞こえてきませんでしたか？ だんだん発音するのが大変になってきませんでしたか？ エクササイズのはじめのほうで抱いたイメージや連想はどうなりましたか？ 消えてしまいましたか？

このエクササイズが表していることについて，もう少し考えてみましょう。はじめに，あなたの言語システムの中で使われるはずの方法で，「オレンジ」という単語を使ってもらいました。その結果，システムは見事に機能しました。「オレンジ」という単語が出てきただけでなく，これまでの経験を基にいろいろなものが連想され，さまざまなイメージが浮かんできました。ところが，その後でシステムのルールに反した方法で単語を使ったときには，イメージや連想をほとんど伴わない奇妙な音の連続になってしまいました。あなたは，言語の殻とは機能的に何の関連もない音を発していただけです。このエクササイズは，どんな単語やフレーズ，感情，記憶を使っても，だいたいうまくいきます。このようなエクササイズは，マインドを覆う言語の殻を破り，その中身，つまり言語を超えたところにあるマインドの側面を明らかにします。卵の本質が殻ではなく中身にあるように，言語の殻を破ったところのこの「気づき」にも，本質と言える深い知恵が含まれています。卵は殻があるから存在するのではありません。命となるものが入っていないなら，そもそも殻は必要ないのです。

殻とあなたの本質は別ものだという気づきは，活き活きとした人生を送るうえで欠かせません。あなたは殻の中の命です。殻は，ある文脈ではあなたを守ってくれますが，状況が変わると，役に立たないどころか害にさえなるかもしれません。本書は，殻を使ってもよい場合と，殻を捨ててマインドの他の重要な面を使ったほうがよい場合とを判断できるようになるためのお手伝いをします。どうか，言語の殻を破ることを恐れないでください。殻はとても力強くて，破ってもすぐ元に戻ります。

反応性のマインドと賢いマインド

この本では「気にする／マインドする」（minding）という言葉をよく使います。この言葉が指すのは，「思考や感情，記憶，感覚に応じ続けていて，それとフュージョンしている」状態です。あなたが自分のマインドを気にしていれば，それはあなたがマインドの言う通りに振る舞っているということです。ちょうど子どもが親を気にするのと同じように。あなたの言語マシンであるマインドにアクセスできるのはあなただけですから，あなたのマインドを気にすることができるのもあなただけです。これはあなたとあなたのマインドの問題です。また，あなたとあなたのマインドの関係はあなただけのもので，あなたがこれまでに学んできたことに基づいて決まります。こうして，私たちは皆似たような社会的ルール，規範，期待に従うよう生まれたときから訓練されますが，ひとつとして同じマインドはありません。第II部では，「気にする」ことの生産的ではない側面を見つけ出し，それをやめるための方略を掘り下げていきたいと思います。ひとまずここでは，マインドが持つふたつのそれぞれ大きく異なる側面——反応性のマインドと賢いマインド——を大枠で区別できるようにしましょう。

ACTと同じように仏教でも，人間の惨めさを生じさせる根本的な要因は，望まない私的体験とのフュージョンだと考えます。仏教徒が瞑想を行うのは，心の動きを認識しつつもそれにとらわれずにいられる力を高めるためです。先に述べたように，うつは，正しくないのに魅力的に思える健康や幸福に関するルールとフュージョンすることでいっそう強力になります。実際，近年の研究では，フュージョンに対抗できるマインドフルな瞑想を学ぶ人は，その後うつに苦しむ可能性が低くなることが示されています（Segal, Williams, and Teasdale 2002；Williams et al. 2007）。一歩下がって，「私」と「私のマインド」という指示的フレームを使えることはとても重要です。一歩下がることができないと，不快な感情や思考，記憶，感覚が有害なものに思えて，受け容れたいとは思わなくなるでしょう。受け容れられなければ，あとは抑制するか回避するしかないのです。

◆ 反応性のマインド

反応性のマインドは，言語システムという殻に住みついています。それはもう，生まれつきのルール信奉者で，おせっかいで，年がら年中働いています。あなたに話しかけ，対話したがり，アドバイスが求められているかどうかなど考えずに，自分ならこうする，こうすべきだ，そうする必要がある，ぜひともそうしなければ，などと延々言葉を投げかけてきます。反応性のマインドは，判断や評価，分類，予測でいっぱいです。概念を結び合わせて，今，ここにいるあなたが何者で，どのようにしてそういう人間になったのかを説明してくれます。人生に何かが足りない——例えば，愛が欠けている——と伝えてきたり，逆に何かが多すぎる——口臭がきつすぎる，贅肉がつきすぎている——と伝えてきたりします。ある行動をしたら何が起こるか（「仕事をやめたら，次の仕事は絶対に見つからないだろう」），そして行動しなかったらどうなるか（「仕事をやめなければ，上司に侮辱され続けて自尊心を失うだろう」）を語りかけてきます。こうした比較，評価，予測をするといった活動が，うつの温床となります。反応性のマインドとフュージョンしてしまうと，ルールに従うという罠にかかって動けなくなり，適応できなくなります。仏教では，反応性のマインドを小さく限定的な体験の一形態と見なし，軽くとらえるべきだと考えます。そうすることではじめて，また別な種類のマインド――賢いマインド――が育つようになるのです。

◈ 賢いマインド：反応性のマインドの相棒

「賢いマインド」は，ブッダがはじめて使った言葉です。この本では，賢いマインドのふたつの形態を使えるようにしたいと思います。ひとつは，人生の「今，この瞬間」に注意を集中する能力にかかわります。古代仏教では，マインドのこの形態を poornata と呼びましたが，これは全面的に「今，この瞬間」に入り込み，周りのすべての物事を一切評価，判断しないまま，ただそれに気づいている状態です。ふたつ目の形態は自分が気づいていることに気づいている能力で，「今，この瞬間」を見つめる自分がいることを知るために必要となります。このような状態――シンプルな気づきの状態――は shunyata と呼ばれ，悟りへの道と考えられています。マインドのこのふたつの形態は実践によって養われるもので，いくら知的な議論を交わしたところで得ることはできません。第Ⅱ部では，「今，この瞬間」にしっかり入り込んで自分の内にあるシンプルな気づきと接触するための，さまざまな練習方法をご紹介します。脳の機能について調べたいくつかの研究では，このふたつの賢いマインドを発達させると，脳機能が改善されて維持されることが示されています（Deshmukh 2006; Hankey 2006）。賢いマインドの使い方を身につけて，反応性のマインドの単調なおしゃべりから自分を解放してみると，人生で何がうまく機能していて何がそうでないかを，もっと簡単に見分けられるようになるでしょう。

別の見方をすれば，賢いマインドは，反応性のマインドの悪ふざけの観察者だとも言えるでしょう。反応性のマインドが何をしているか（考えている，感じている，思い出している，感知している）に気づいていますが，言語マシンの中で起こっていることにとらわれてはいません。賢いマインドを，「私」と「私のマインド」という指示的フレームの（前者の）「私」

賢いマインド

- 直感
- 言語によらない知，インスピレーション
- 自由な選択
- 価値
- 「今，この瞬間」への気づき
- シンプルな気づき
- 普遍的な気づきと思いやり

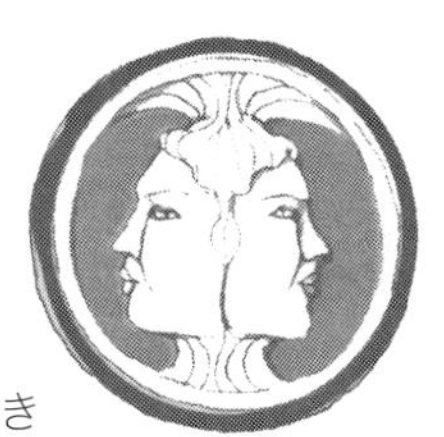

反応性のマインド

- 評価と分類
- 推論，分析，論理
- 意思決定
- 社会的規範と期待
- 記憶と未来予想
- 自分と世界に対する概念化された見方
- 否定的な認識（人種差別，偏見）

の部分だと考えましょう。賢いマインドこそ，反応性のマインドの評価や分類，偏見，指示の引きの力から離れて立つことのできる場なのです。

賢いマインドは，殻の中にある本質の部分です。反応性のマインドがエネルギーを使い果たして燃え尽きた後に残るものです。思考，感情，記憶，感覚のような心の中の出来事によっては定義できません。賢いマインドは，言語と思考という殻のどんな主張にも惑わされずに，その正体を見つめることができます。結局のところ，殻にははっきりとした目的があり，それが重要となり役に立つのは適切な状況に置かれたときだけなのです。一方，賢いマインドは評価や分類，比較の世界のものではありませんから，もともとの性質として思いやり深く，共感的で，「今，ここ」に注目しています。直接的な体験と一緒にいることを恐れず，そうやって体験しているあなたに鋭い関心を寄せます。

賢いマインドの要領をあなたがつかみ始めたことがわかるのは主に，厄介な私的体験へのこだわりを手放したときです——反応性のマインドとの綱引きで一番効果的なのは綱を離すことだと悟ったとき，とも言えるでしょう。賢いマインドはあなたに，変えられない物事と苦闘する必要はないこと，また，過去の出来事と苦闘し続けるかわりに，それを受け容れる

という選択肢もあることを教えてくれます。自分の世界をつくり上げているのは自分だということ，そしてその世界とは基本的にマインドの生み出した幻想にすぎないということを理解できれば，人生で何が現れたとしても，恐れたり避けたりする必要はなくなります。

◆ 反応性のマインドと賢いマインド，どちらを信頼するか？

反応性のマインドと賢いマインドの違いがわかったところで，さあ，あなたはどんな目的のために，どちらのマインドを頼りにしますか？　仕事の計画を立てるときや混雑した交差点を渡るときなど，ある種の状況では反応性のマインドがとても役に立つでしょう。先ほど触れた通り，反応性のマインドは，外の世界で何かを計画したり，評価したり，予測したりすることに秀でているからです。ところが，頭の中の問題となると，それほど役に立ちません。反応性のマインドは，外の世界のルールをよく考えもせずに内面世界にも当てはめようとします。レッテルを貼り，分類し，また天性のルール追従者なわけですから，結果として，直接的な体験や「今，この瞬間」の文脈の中で利用できる情報から私たちを遠ざけてしまいます。その点，賢いマインドは，言語と言語に組み込まれたルール順守という性質の影響を受けませんので，直接的な体験と接触しやすくしてくれます。

反応性のマインドがいつでも有効なわけではないことを理解していただくために，心の中でできるエクササイズを用意しました。今，あなたの手元に，投資して老後に役立てるための100万円があると想像してみてください。投資アドバイザーに相談すると，さまざまなチャートやグラフを見せられ，その人の会社で投資をするといくら儲かるかを説明されました。その自信に感心したあなたは，いろいろなことがよくわかっているようだったので，彼にお金を預けようと決めました。

6カ月後に，投資アドバイザーから電話があり，あなたの投資は非常にうまくいっていて，現在の評価額は75万円だと告げられます。つまり，すでに25万円の損失が出ているのです。彼はこのまま続ければ大金持ちになれると言い，6カ月後にまた連絡するときにはよいニュースを伝えると約束します。投資を始めて1年が経つ頃，また電話があり，アドバイザーは熱のこもった声で，太鼓判を押した彼の投資モデルは順調に推移していて，現在の価値は50万円だと報告しました。つまり，最初に投資したお金の半分を失ったのです。彼は，これからが山場だから，今はとにかくこのまま待つことが大切だと説明します。1年半後にも電話があり，アドバイザーは興奮した様子で言います――自分が開発した投資プログラムが新聞の金融欄で取り上げられた。ようやく他の人も自分の素晴らしいアイディアを嗅ぎつけたようだが，あなたは早い段階で話に乗ることができて幸運だ，なにしろ後発の連中よりも儲かるのだから。彼はさらに，あなたのお金が25万円になった――つまり投資額の4分の3を失った――ことを伝え，このまま自分のやり方に従っていれば大金持ちになって早期退職して悠々自適に暮らせるだろうと言います。

このシナリオで，あなたはどの時点で投資アドバイザーをクビにしますか？　さらに6カ月待って，すべてのお金を失うリスクを負いますか？　ほとんどの人は，6カ月の時点でも危ないと感じるでしょうし，1年後には確実に危機感を抱いていることでしょう。この投資アドバイザーは，反応性のマインドに似ています。そして投資モデルは，彼が盲目的に従っている一連のルールです。アドバイザーは心の中のおしゃべりで，あることが起こっている（「あなたは正しいことをしています。お金持ちになれるでしょう」）と語りかけてきます。しかし，現実世界の結果は別なことを伝えています（「無一文になろうとしているぞ」）。賢いマインドなら，期待したほど物事がうまく運んでいないと一度か二度感じたところで，それ以上損をしないうちに別のやり方を考えるよう促すでしょう。

◈ マインドが役に立たないときは，マインドを軽く持つ

この例からわかるように，反応性のマインドは，ときに人をうつへの道に引きずり込み，その道をたどり続けるべきだと主張します。ですがその

道は，私たちが言語や思考を身につける過程で培った社会的なプログラミングにすぎません。

第4章のスーザンさんの話を覚えているでしょうか。彼女が離婚の後に直面したのが，まさにこの問題です。スーザンさんの反応性のマインドは，友人たちは彼女に対し不誠実で，一緒にいたらうつが悪化するから彼らとの付き合いは避けるべきだと言い続けていました。また，うつをコントロールするための方略を実行するようにと勧めてきましたが，方略は実際にはうつを悪化させるだけでした。さらに，離婚に関連した悲しみや嘆きといったネガティブな感情は持たないほうがよいともアドバイスしてきましたが，その言葉に従おうとすればするほど落ち込みはひどくなり，そうした感情が漠然と押し寄せるようになりました。もちろん，それでマインドのおしゃべりが止まったわけではありません。スーザンさんの反応性のマインドは，他の人は嘆きや悲しみを取り除いてうまく生きている，と語り続けます。では，なぜスーザンさんにはそれができないのでしょう？　実は，スーザンさんの頭の中のアドバイザーは，自分のやり方では絶対にうまくいかないと認めることができなかったのです。なぜなら，他に提案できる行動計画を持ち合わせていなかったからです。賢いマインドを使って直接的な体験に耳を傾けられるようになるまで，スーザンさんは反応性のマインドの絶え間ないおしゃべりに抵抗する術を持ちませんでした。

有効性：賢いマインドを使いこなそう

反応性のマインドと賢いマインドの違いを知ることも大切ですが，反応性のマインドの殻を破って，賢いマインドがあなたの行動の結果をどう見ているかがわかるようにすることも大切です。それには，言語的アドバイザーの影響を評価する（そして打ち消す）ために，ちょっと変わっていますが，とても効果的な方法を用いることになります。ACTでは，この新しい評価基準を「有効性（workability）」と呼びます。有効性は，ある種の方向性，意義，活き活きとした感じを促すような生き方ができているときに，最も高いと考えられます。

◆ 有効性で問われるのは結果である

有効性は，あなたが使っている方略がもたらす直接的な結果に注目します。例えば，ジョイスさんは，くつろいだり，音楽を奏でたり，友人や家族と過ごしたりする時間がとれているときは人生がうまくいっていた，と語りました。ジョイスさんの人生の有効性を示す目盛りの数値が下がり始めたのは，どんどん健康状態が悪くなっていく夫の世話を続けて数年が経った頃です。反応性のマインドは，これまで通りつきっきりで夫の世話をすべきだ，と語りかけてきました。ジョイスさんが疲弊してしまっても，よき妻であらねばならないと戒め続け，夫から離れて休もうとするたびに責任放棄という評価を下しました。

ジョイスさんは，このルールとフュージョンしていたとき，自分の心の平安や喜びにつながる活動をやめてしまったことの直接的な悪い結果と接触できなくなっていました。そうしたルールを手放し，賢いマインドを使えるようになってはじめて，悪化し続けるうつから抜け出す道筋をはっきりと見通すことができました。夫に尽くすために自分の健康や幸せを無視する必要はありません。ジョイスさんは，夫の世話をするのと同じくらい自分の人生を楽しむことにも力を注ぐべきだと気づきました。ジョイスさんの賢いマインドは，反応性のマインドのおしゃべりをやめさせたのです！

◆ 有効性は，結果ではなくプロセスである

人生には変化があり，有効性も人生の中で浮き沈みします。これは活き活きとした人生を送るうえでの基本的な事実です。よい時もあれば悪い時もあります。そういう意味で，活き活きとした人生を送ることは，自転車に乗る練習をすることに少し似ているとも言えるでしょう。自転車に乗るためには地形に注意し，体重配分を絶えず調整してバランスをとらなけれ

ばなりません。人生を漕ぎ進むときには，賢いマインドは，あなたが体験という名の地形に直接触れていられるよう助けてくれます。賢いマインドを使っていれば，必要なときに必要な調整を行い，有効性の目盛りをちょうどよいところで維持できるようにしてくれます。有効性が高ければ，人間関係や仕事，趣味といった領域で活き活きとした感じは強くなります。これは，人生の最高潮に達したような体験を毎日しているということではなく，自分にとって何が大切かを知り，それに向かって進むことができているということです。生きる価値のある人生とは，痛みのない人生ではありません。むしろ，痛みを受け容れ，それを健全な仕方で体験しながら進む道筋なのです。どうかそれを心にとめておいてください。

◆有効性はえこひいきしない

有効性のもうひとつの特徴は，人生をどう生きるかについて，どんな理念や主義にも縛られていない，ということです。生きがいのある人生というものは，十人十色で人の数ほどもあります。そしてそこに至る道では，流儀やスタイルは問題になりません。大切なのは，人生に望むものを人生から実際に得ることです。何が「うまくいくはずか」ではなく，何が「実際にうまくいっているか」が重要です。有効性を人生のガイドとすることに照準が合っているときには，自然と次のような質問をしているはずです。

- 飲酒は，実際に自分のためになっているだろうか？
- デートを避けたことで，実際にどんな効果が出ているだろう？
- 夫婦の問題を夫と話し合わないのは，実際に自分のためになっているだろうか？
- もっとやりがいのある仕事を探さないでいるのは，実際に自分のためになっているだろうか？
- 私が今人生でしていることで，実際に効果が出ているのは何だろう？また，効果が出ていないのは何だろう？

- 今日の選択は，実際に自分のためになっただろうか？
- 散歩に行きたくなるまで待つのは，実際に自分のためになっているだろうか？
- 教会に行かないでいるのは，実際に自分のためになっているだろうか？

有効性を問うのは勇気がいります。ほとんどの場合，そうした問いが浮かぶということは，反応性のマインドが提示するものと，あなたが結果として得ているものとの間に隔たりがあることを示しています。

エクササイズ：有効性のものさし

有効性のものさし（評価基準）を使って，少なくとも3カ月に1回は自分の人生を測ってみることをお勧めします。コピーを作って，書き込みのないものを常に手元に置いておくとよいでしょう。では，下の有効性のものさしを使って，1から10の10段階で自分の人生を評価してみてください。1はまったくうまくいっていない状態を，10はこれ以上ないほどうまくいっている状態を表します。自分が今いる場所を一番よく示している数字を丸で囲んでください。

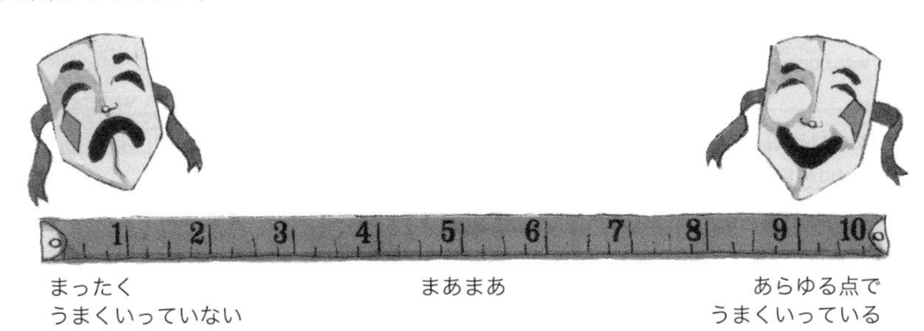

次に，以下のふたつのリストを見て，あなたの今の人生について当てはまると思う言葉を丸で囲んでください。ACTの中で行うこうした自己点検は，いずれにしても自分を責めるためのものではありません。あくまで自分が今いる状況を正しく評価することが目的だという点を忘れないでください。人生をよりよいものにする道は，何を改善すべきかを見定めるところから始まるのです！

低い有効性	高い有効性
・無気力	・活発
・活き活きとした感じがしない	・活き活きとしている
・無関心	・目的意識がある
・引きこもっている	・積極的にかかわっている
・退屈している	・興味がある
・非活動的	・活動的
・孤立している	・人とつながり合っている
・方向性がない	・方向性がある
・意義を感じない	・意義を感じる

事後確認：どのタイプの言葉に丸を付けましたか？　丸を付けた言葉をひとつひとつ見返して，それについて30秒ほどよく考えてみてください。なぜその言葉を選んだのでしょう？　低い有効性に関連した言葉については，何を変えれば高い有効性の側の言葉を選べるようになるかも考えてみましょう。高い有効性を示す言葉に丸が付いていれば，よくやったと自分を褒めてあげてください！　どうしてそうできたと思いますか？　その状態を続けるために，何をしようと思いますか？

エクササイズ：人生がうまくいっていた頃

このエクササイズは，人生がもっとうまくいっていた頃，今とは何が違っていたかを一歩下がったところから考えられるようにします。人生がうまくいっていて，やる気と充足感のあった時期を思い出せますか？　そうした時期について考えながら，以下の質問に答えてください。そのとき，先ほどの「高い有効性」欄の言葉をいくつか使うようにしてください。

人生が今よりうまくいっていた頃

健康のために何をしていましたか？

………………………………

………………………………

………………………………

人間関係や人付き合いはどのような感じでしたか？

仕事では，どんなところに魅力ややる気を感じていましたか？

娯楽としては，どんなことに興味がありましたか？　どんなことに熱中していましたか？

事後確認：今よりもうまくいっていた頃の人生について，何を書きましたか？　たぶん，自分にとって大切なことをしていた，人間関係や人付き合いに満足していた，さまざまな楽しみを持っていた，人生でどこかへ向かう感じがしていた，などといったことを書いたのではないでしょうか。ACT では，うまくいっている人生の最大の特徴は活き活きとした感じだと考えます。活き活きとした感じとは，エネルギーに満ちていて，日々の活動に興味を持って積極的に参加していることを意味します。活き活きとした人生には悲しみや痛み，問題がないということではありません。むしろ，そうした痛みや問題に対しても，楽しい出来事に接するときと同じようなエネルギーと積極性をもって接する，ということなのです。

エクササイズ：有効性分析

　このエクササイズは，反応性のマインドが約束することと実際の結果とを比べて眺められるようにするためのものです。問題を引き起こしている状況に，賢いマインドと反応性のマインドがそれぞれどのようにかかわっているかを評価できるようにしてくれます。左側の欄には，最近起こった困った状況をふたつ書き込んでください。次の欄には，反応性のマインドがあなたに語りかけてきた指示内容を書きましょう。次に，賢いマインドが何と言ったかを書いてください。一番右側の欄には，あなたが実際に行ったことと，その結果を書きます。このエクササイズは，「私」と「私のマインド」の視点から眺めるよい練習になります。ただ，はじめはちょっと難しいかもしれません。難しいと感じたら，先を読み進めてください。この節の最後にテッドさんの分析を具体例として示しています。

有効性分析

状　況	反応性のマインドが 言ったこと	賢いマインドが 言ったこと	何をしたか？ うまくいったか？

事後確認：反応性のマインドと賢いマインドのそれぞれの対応を見比べてみて，何かわかりましたか？　反応性のマインドは，物事を判断して「正しい」と「間違っている」，または「よい」と「悪い」に選り分けるのをどうしてもやめられないことに気がつきましたか？　これは反応性のマインドの古くからの特徴で，克服するのは難しいかもしれません。これについては第９章での取り組みがとても役に立つでしょう。では，賢いマインドについてはどうでしたか？　感情が大きく乱れているときにも，手放して，リラックスして，流れに任せるようにとあなたを励ます，静かで落ち着いた対応を感じましたか？　感じたとしたら，それはあなたの賢いマインドが現れてきているのです。

結果についてはどうですか？　反応性のマインドとフュージョンしてその言いなりになるとき，活き活きとした感じはどうなりますか？　反応性のマインドが出してくる指図は，目の前の問題を実際に解決しているでしょうか？　反応性のマインドの言うことを聞いていてもらちがあかない状況を見分けられるようになると，あなたは必要に応じて反応性のマインドに指示を出せる絶好のポジションにつくことになります。こうした有効性分析を繰り返せば繰り返すほど，賢いマインドに従ったほうがよい状況では反応性のマインドから離れられるようになります。

●テッドさんの話

45歳で教師をしているテッドさんは，思春期の頃から断続的にうつに悩まされてきました。テッドさんの生活の中には，うつの引き金となる事柄がたくさんあります。同僚からのどんな批判にも――それが本当に批判されたのだとしても，彼の思い込みにすぎなかったとしても――ひどく塞ぎ込みます。自分を批判した人たちに近づかなくて済むように，仕事に行かないこともありました。妻との対立や意見の食い違いでも，デッドさんは同じように反応します。家では病欠はできませんので，妻を避ける方法としてお酒を飲みました。

テッドさんが人生の有効性を分析し始めてみると，怖い思いがたくさんわき起こってきました。人生を有効性のものさしで3と評価し，「引きこもっている」，「孤立している」，「方向性がない」，「意義を感じない」に丸を付けました。彼が言うには，「ためになってないのはなんとなくわかってる。でも，他にどうしたらいいかわからない。こうしたことをやめれば，うつはもう手に負えなくなってしまうんじゃないだろうか？」。以下は，ふたつのそれぞれ異なる難しい状況への反応の有効性を調べてみたときに，テッドさんが記入した内容です。

テッドさんの有効性分析

状　況	反応性のマインドが言ったこと	賢いマインドが言ったこと	何をしたか？うまくいったか？
ぎりぎりになってから指示を出してきたくせに，テスト結果を期限までに提出しなかったと校長に怒られた。	一日仕事を休めば気分もよくなるだろう。お前は校長と言い争えるほど利口じゃない。言い争えば，自分の間抜けさ加減を思い知らされるだけだ。	胸には締めつけられるような感じがあり，のどには詰まった感じがあり，考えや感情がたくさんわき起こっている。そのうち，最後にはすべてがよい方向に向かうだろうという考えが浮かんできて，そう思ったら気が楽になった。	まるで，逃げているのに逃げきれていないような嫌な感じがした。校長に自分のことをうまく説明できないのも恥ずかしかった。そこで，今回も病欠すると連絡した。生徒たちをがっかりさせたと思う。
妻と言い争った後，ビールを４杯飲んだ。	酒を飲めば，妻は喧嘩の内容についてお前を責められなくなる。穏やかになれるし，彼女も放っておいてくれるはずだ。	飲んだ直後はリラックスできたが，午前２時に目が覚めた。寝られずにいたら，妻に寄り添いたいという思いを感じた。彼女を愛しているし，許してほしい。	妻が，今度は飲酒について私をたしなめた。私は腰抜けのような気分になって，彼女から離れるために家を出てバーへ行った。その夜はソファで寝た。次の朝，妻は私に話しかけようとはしなかった。

概括：テッドさんの有効性分析を見ると，彼が賢いマインドの言うことを聞こうとしてもがいている様子がわかります。反応性のマインドがさらに問題を生むような方略を採用させようとしている点，そして賢いマインドは，反応性のマインドと違って，彼に何かをまくし立てるようなことはしていない点に注意しましょう。私たちがこのエクササイズをテッドさんと一緒に振り返っているとき，彼の賢いマインドの視点からは，妻への愛情と思いやりに満ちた言葉が出てくることに気がつきました。彼は妻を愛しているし，寄り添いたいと思っていました。けれども，反応性のマインドの言う通りにすると，本当に望んでいて，また大切に思っているものから遠ざかる仕組みになっていたのです。満足のいく親密な関係を築くためには，テッドさんは，結婚生活の喜びの瞬間にも苦しみの瞬間にも，正面から向き合わなければならないのです。

暗闇を見つめる

私たちのほとんどにとって，暗闇とは，健康，健全な人間関係，また仕事や遊びなどに懸命に取り組むなかで現れてくる困難な問題を，避けて通ろうとする傾向です。これらの領域は，どれも人生の充足感を得るためにはとても重要です。ですから，こうした領域で何かを回避しようとするのは大きな賭けと言えそうです。なぜなら，価値ある人生を送っているふりはできないからです。痛みは伴うけれども，今の方略がうまくいっていないと認めることが最初のステップです。そうしてはじめて，それに頼るのをやめて，新しい何かを始められるのです。古いことわざにあるように，「千里の道も一歩から」です。

エクササイズ：穴の中で

これはとても有名なACTのエクササイズです。ACTのオリジナル本（Hayes, Strosahl, and Wilson 1999）で紹介されたものを少し修正しています。録音した音源で聞くと，体験がより深まるでしょう。あるいは，次の説明を読んでから，目を閉じて5分から10分ほどかけて視覚的にイメージしてみてもよいでしょう。どの方法でもかまいませんので，視覚的にイメージし終わったら，説明の後にある質問に答えてみてください。

あなたは，目隠しをしたままで「人生の平原」を歩くよう指示されました。あなたには知らされていませんが，平原のあちらこちらには大きさも深さもまちまちな穴があいています。旅に役立てるためにと，道具の入ったバッグが渡されました。さて，あなたは人生の平原を歩き始め，案の定，ほどなくしてとても深い穴に転がり落ちてしまいます。穴は深すぎて，自力では這い上がることができません。この状況についてあれこれ考えた後で，バッグを開けて打開策となるようなものが入っていないかどうか，探すことにしました。ところが残念なことに，バッグの中にはシャベルが一本入っているだけです。なんとかして抜け出そうと決意し，シャベルを使っていろいろやってみます。トンネルを掘ったり，土を盛り上げたり，壁に階段をほったりしてみます。けれども，どの方法も失敗に終わり，穴はますます大きく深くなるばかりです。苛立ちの中であなたは，なぜ自分が穴に落ちてしまったのかを分析し始め，そして，そもそも穴に落ちるほど愚かだった自分に対して腹立たしさを覚えるようになります。人生の平原を歩いている他の人はとても浅い穴にしか落ちず，簡単に抜け出せているに違いないと想像すると，ますます怒りが募ります。

そうしている間も，そんな運命をたどる必要などないはずなのに，あなたはまだこのとても深い穴にはまったまま動けないでいます。そこであなたはさらに決意を固め，逃げ道を掘るためにシャベルを与えられたのだから，シャベルこそがこのジレンマの解決策に違いないと考えながら，掘る作業に戻ります。あるいは，深くて急な壁の穴から出るためのシャベルの使い方を知っている専門家がその辺りにいるはずで，いずれそのひとりが穴の脇に現れて，成功への秘密の方程式を教えてくれるかもしれない，などと考えたりもします。そうこうする間も，あなたは掘り続けていて，穴はますます深くなるばかりです。

さて，この困難な状況に対応するには，まず何をしなければならないかを考えてみましょう。あなたの解答を下の欄に書いてください。

事後確認：答えを考えるなかで，シャベルの別の賢い使い方を思いついたかもしれませんね。しかし，これまで実際にうまく機能していないし，これからもうまく機能しそうにない道具を使い続けるのはあまり意味がありません。掘るといったたぐいの方略は，その世界に入り込んでしまいやすく，没頭するあまり，誰かがやって来て，穴にはしごを下ろしてくれたとしても気づかない，なんてこともありえます。実際，あなたの反応性のマインドは，はしごを使ってさらに掘り進めとすら言ってくるかもしれません！　しかし，いくら掘っても穴の外へは出られません。答えは，シャベルを手放すことです。掘っていては，問題を悪化させるだけなのです。

◈ 創造的絶望

テッドさんのコメントのひとつをもう一度見てみましょう。「ためになってないのはなんとなくわかってる。でも，他にどうしたらいいかわからない。こうしたことをやめれば，うつはもう手に負えなくなってしまうんじゃないだろうか？」。テッドさんは，気分のよさ至上主義の根本レベルで反応性のマインドとフュージョンしています。反応性のマインドに従わなかった場合に起こることを恐れているのです。ひどく動揺するかもしれませんが，こうした心配には真正面から取り組まなければなりません。恐れを受け容れて，シャベルを手放す勇気を奮い起こすうえで，次に挙げるポイントがいくらか助けになるでしょう。

- これまでと同じことを続けているかぎりは，いつまでたってもこれまでと同じ結果しか得られない。
- 効果のない行動に費やす時間やエネルギーが多いほど，別な方法を試すための時間やエネルギーは少なくなる。
- うまく機能しない方略を手放したら人生がどうなるかはわからないけれど，たった今，人生がどうなっているかはわかる。

●テッドさんの活き活きとした人生への旅

状況の有効性を分析することで，テッドさんは，自分から人生を奪ってしまうようなルールに従っていることに気づきました。テッドさんは教師としての仕事には価値を感じていて，生徒たちの模範となり相談者となれる自分の力を誇りに思っていました。同僚の教師たちとのやりとりも好きで，他の教師たちの仕事ぶりを長年見続けることで，教育上のよい手法をたくさん学んでいました。仕事上のストレスはときにきつい言葉のやりとりにもつながり，それへの対処法を知る必要があるということもわかっていました。テッドさんはとりわけ，結婚生活の今後の行く末について悩んでいました。親密さというものには，愛し合うことだけでなく喧嘩も含まれること，そして，自分が喧嘩の部分を欲しなかったために，愛情の部分も得られないでいることを理解するようになりました。

テッドさんは，取り乱しているときにもとにかく仕事には行く，という誓いを立てました。無理難題を突きつけられたと思ったときには率直に言うようにしたところ，驚いたことに上司が彼を，いくつかの主要科目のカリキュラムを点検する，責任ある委員会のリーダーに抜擢しました。お酒の量を減らして，週に少なくとも5日は夕飯を妻と共にすることも誓いました。はじめのうちは，決して楽しいとは言えないやりとりもありました。なにしろ，お金，セックス，そして親戚との付き合い方について，基本的な考え方の違いを本当の意味で解決したことはそれまで一度もなかったのですから。しかし，テッドさんは努力を続け，夫婦間の会話の調子は少しずつ変化していきました。そしてついにテッドさんは，何か，家の外での活動に少なくとも週に一度は一緒に参加しないか，と切り出しました。妻はとても喜んで，ふたりでトランプのコントラクト・ブリッジをするクラブに参加しました。数カ月して，テッドさんと妻は一緒にバカンスを楽しみ，久しぶりに親密な時間を過ごしました。そのことで，ふたりのロマンスはいくらかよみがえったようです。

テッドさんにはまだ，家でも学校でも，批判されることに過敏になる瞬間がありました。けれども，反応性のマインドが執拗に語りかけてきても耳を貸さず，その状況から逃げはしませんでした。テッドさんは，生きがいある人生への旅を歩み出していたのです！

◆ 掘るべきか掘らざるべきか？

結局，人生が私たちに問いかけているのは次のことです——反応性のマインドの指示に従い続ける人生に満足ですか，それとも，シャベルを手放して新しい何かを始めようと思いますか？　シャベルを手放すなら，掘るのをやめたときに何が起こるかを知らないまま，そうしなければなりません。はっきりとわかっているのは，掘る作業では物事はうまくいかなくて，掘り続けているかぎり，それ以上よい解決策は見つからない，ということだけです。あなた次第――掘るべきか掘らざるべきか――なのです。

何か新しいことを試してみたいと思ったなら，ぜひこの本を読み進めてください。シャベルを手放すのに迷いがあるなら，それもよいでしょう。ひとまず今まで通りに続けて，もっと長い目で見たときに今の方略がうまくいっているかどうかを吟味したい，と思っているのかもしれません。変化を起こす方法は人それぞれで，何かを選ぶときに，なかには他の人たちよりもたくさん時間をかけて考えたい人もいます。正しい方法も間違った方法もありません。ですので，まだ準備ができていないと感じたら，どうぞ時間をかけてください。機が熟したときでも，この本はちゃんとここにありますから。

シャベルを手放す準備ができていたら，生きがいのある人生を築いていく旅を共に進めていきましょう。第II部では，９つのステップを詳しく紹介します。これらのステップに踏み出していくことで，人生が私たちにもたらすものを――よいことも，悪いことも，目を背けたくなるようなことも――体験として受け止めると同時に，あなたにとって大切な価値に基づいて人生の方向性を探求しやすくなります。第II部では，章ごとに違ったACT戦略を紹介し，そのスキルをあなた自身の人生に応用して実際に役立てられるようにするためのエクササイズを提供します。さあ，シャベルを手放して，読み進めてください！

ACTへの秘訣

☞ フュージョンしていると，もしくは思考や感情や記憶に所有された状態でいると，うつの罠から抜け出せなくなります。

☞ つらい思考や感情や記憶をどう扱うべきかについて，文化が押しつけるルールとフュージョンしていると，回避につながります。

☞ うつの罠から抜け出すための第一歩は，マインドが語りかけてくるルールのうち，うまく機能していなくて，うつを悪化させるだけのものに従うのをやめることです。

☞ 反応性のマインドは生まれつきのルール信奉者です。「私」と「私の反応性のマインド」とを区別できるようにならなければなりません。

☞ 賢いマインドはルールに従わず，うまくいくこととといかないことを見極めます。人生がうまくいくようにするには，賢いマインドの言うことに耳を貸せるようにならなければなりません。

コーチより

賢いマインドの知恵を使って，あなたの人生の中で起こっている結果に注目してください。何がうまくいくはず，ではなく，何が実際にうまくいっているか，にです。うつをどうにかしようとしてあなたが行っていることがうまくいっていないのなら，それはやめられます。あなたには，うまくいかない対処方略を中止するだけの勇気とコミットメントの力があります。シャベルを手放して，一歩下がってみましょう。あなたが望む，そしてあなたにふさわしい人生を実現するために！

予　告

次の章では，活き活きとした人生を送るための燃料とも言えるもの――価値――を紹介します。うつが実は，価値からかけ離れた生き方をしている結果なのだということをご覧に入れましょう。うつのサイクルを逆転させるために，まずはあなた自身の一番大切な価値を見つけ，生きがいある人生へと旅立てるようにしましょう。

第 II 部

うつを脱し，
活き活きとした人生へ踏み出そう

第 II 部では，うつに働きかけるための 9 つのステップをご紹介します。もし，回避，フュージョン，目的の感じられない生き方がうつに引き込まれてしまう道なら，そこから抜け出す道は，感情的に苦しい状況を避けるよりもむしろ進んで近づき，言語マシンとそれが生み出すうまく機能しないルールから離れて，あなた自身の大切な価値を見極めつつ，何のために生きるのかをはっきりさせることでしょう。生きがいある人生を送るということは，大切な価値を追求していくなかで，はっきりとした目的をもってひとつひとつの選択を行い，問題を解決しなければならないときにはその価値に沿った行動を選ぶこと，だと言えます。ひとたびこうした方略を使いこなせるようになれば，うつの出る幕はなくなります。人生の中に膨らんでくる活き活きとした感じは，あなたの視野を広げ，うつによる抑圧の流れを逆転させるでしょう。

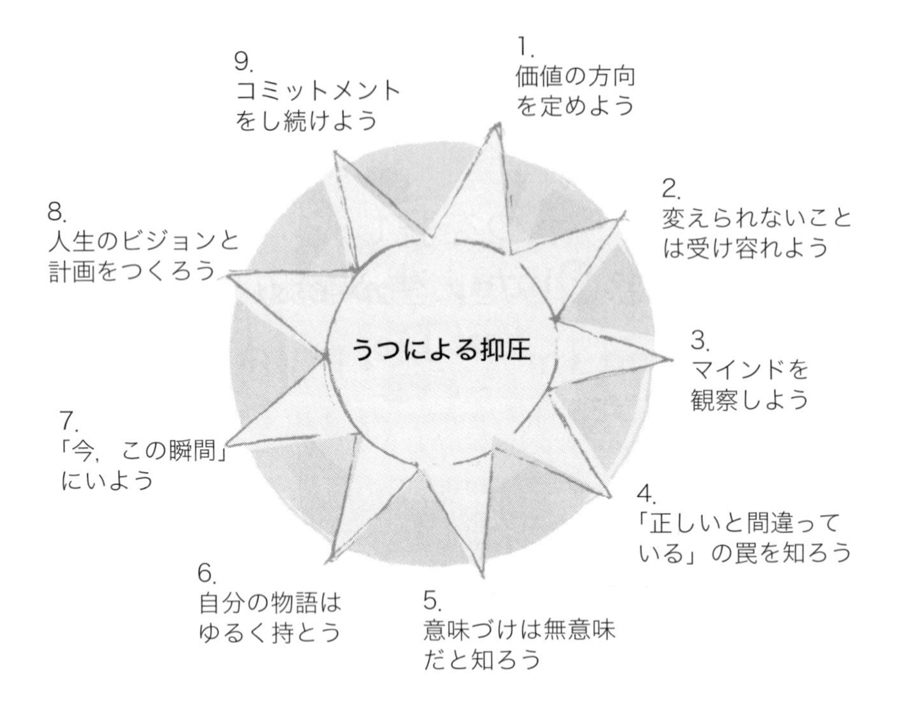

以下のワークシートを使うと，第II部で紹介する9つのステップのそれぞれについて，どれほど自信をもって踏み出せているのかが自分でもわかりやすくなるでしょう。第II部では，それぞれの章を読むたびにこのワークシートに戻ってきて，内容が理解できたかどうか，あなたの自信のレベルを採点してみてください。第I部のときと同じように，1から10の尺度を使って，まだまだ助けが必要なことを示す1から，内容を完全に理解できたことを示す10までの数値で評価してください。ご紹介する方略の中には，あなたがすでに試したものもいくつかあるかもしれません。もしそうなら，特にはじめのうちは，ためらわずにどんどんそれらの方略を使ってみましょう。9つのステップは，後の章での説明が先の章に出てきた概念やエクササイズに基づいている場合もあるので，できれば順番にこなし

第Ⅱ部　理解度把握シート

まだ助けが必要			自信なし			自信あり		理解できた！	
1	2	3	4	5	6	7	8	9	10

章		理解度
6	価値の方向を定めよう	
7	変えられないことは受け容れよう	
8	マインドを観察しよう	
9	「正しいと間違っている」の罠を知ろう	
10	意味づけは無意味だと知ろう	
11	自分の物語はゆるく持とう	
12	「今，この瞬間」にいよう	
13	人生のビジョンと計画をつくろう	
14	コミットメントをし続けよう	

事後確認：読み終わった後で自信のレベルが５以下の章があれば，その章の中でも特に戸惑いを感じた部分を読み返すと効果的でしょう。読み返してみてもやはり自信のレベルが低いようでしたら，友人や他の人にもその章を読んでもらい，話し合ってみるとよいでしょう。相手のいるそうした対話やサポートがあると，やる気を維持しやすくなります。

ていくのがお勧めです。けれども，自分にとって一番自然に感じられる方略に特に注目してもかまいません。方略の中には，新しくて珍しいと思われるものもあるでしょうし，あなたの信念に真っ向から反するようにさえ思われるものもあるかもしれません。そのように感じたときには，なるべく心を開いたままでい続けるようにしてみてください。ここで説明することがやがて全部つながり始めたら，「なるほど！」と感じる瞬間が訪れるはずです。

第6章

ステップ1：価値の方向を定めよう

向かうところを定めないかぎり，
流されるところにしかたどり着かない。

――中国のことわざ

ここまでは，うつがどのようにしてあなたを罠にかけてしまうのかに注目してきました。罠には疑似餌が仕掛けてあり，嫌な思いをしそうな状況，出来事，人間関係を避けて通る方向に誘います。疑似餌は社会のメンバーになるための訓練の中に，見えにくい形で組み込まれているので，その影響を受けていることにはなかなか気づかないものです。さらに，うつの症状そのものも，ときにはあまりにも圧倒的であなたを疲労困憊（こんぱい）させてしまうので，自分でも気づかないうちに回避，孤立，引きこもりのパターンに陥っている場合もあります。こうしたことは，どれもわざとそうしているわけではありません。あなたは人生がうまくいってほしいと願っていて，そのためにできるかぎりの努力をしています。それでも，あなたの反応性のマインドが，実際にはあなたの最善の利益に反する方略を用いるようにと誘い込むのです。私たちの経験では，うつにかかった人で，うつの罠がどのような仕組みになっているのかを説明される前から知っている人はほとんどいません。罠の仕組みを理解して観察することは，ときに痛みを伴いますが，うつを切り抜け，もう一度人生に積極的にかかわれるようになるうえでは重要な過程です。

そろそろあなたも，ACT の視点からうつにアプローチすることの主旨がなんとなくわかってきたのではないでしょうか。人生は無慈悲で，一切手加減などしてくれません。感情をコントロールすることに時間とエネルギーを費やせば，人生の方向性をコントロールすることはできなくなってしまいます。気分を管理するための方略はよく考えられたものかもしれませんが，そうした方略は，人生をコントロールする立ち位置からあなたを遠ざけてしまうのです。うつの罠のこの隠れた側面は，時間をかけて，ゆっくりと狡猾（こうかつ）に作用します。

この第 6 章では，「うつの罠を解いて人生を取り戻す」ための最初のステップ――活き活きとした人生を送ることに関連する価値を見出す方法――をご紹介します。人生の道筋をあなた自身の価値に基づいて新しく描き直してみると，健康や幸福度が改善してくるのにすぐにも気がつくでしょう。うつに反撃して，生きがいある人生を築くための行動を起こすモチベーションもわいてくるはずです。そして最終的に，あなたが見つけた価値は，豊かで，意義に満ちた，活き活きとした人生への旅路で，進むべき方角を教えてくれるコンパスとしての役割を果たすようになるでしょう。この章では，根底にあるあなたの価値を探ってはっきりとさせるためのお手伝いをします。この価値は，うつを引き起こす状況を切り抜けていくのに必要なインスピレーションや方向性をもたらします。こうした価値や，価値が指し示す方角を，あなたにとっての「真北」と考えることにしましょう。

ACT：価値に基づいたアプローチ

ACT のユニークな特徴のひとつに，人生のネガティブな部分についてくよくよ考えない，ということがあります。第Ⅰ部では重要な個人的問題を回避しようとすることでうつが発生する仕組みを詳しく説明しましたが，単に回避をやめるだけではうつの解決策にはなりません。また第５章で指摘したように，効果のない戦略を用いるのに忙しすぎても，うまくいく方略を探すひまがありません。いわゆるシャベルを手放すと，他の解決策を探せるようになるのです。では，その「他の解決策」を眺めてみることにしましょう。解決策の本質は，一連のポジティブな行動だと言えるでしょう。

第Ⅱ部でご紹介する活き活きとした人生への９つのステップは，ひとつひとつがポジティブな行動です。なかでも，自分にとっての価値を定義するというステップは，最もポジティブだと言えるかもしれません。あなた自身にとっての価値をしっかりと見定めたら，それに基づいて振る舞えるようになります。これは，あなたがこれまでどれほど長くうつに苦しんできたとしても，トンネルの先には光があるということです。また，個人的な痛みをいくらか感じているときでさえ，価値に基づく行為をすると，健康で幸せな感じがする場合もよくあります。このように，価値に沿った行為はうつによる抑圧への解毒剤となるのです。価値に沿って進み始めたら，活力，目的，そして意義は，もうすぐそこです。

変わろうとするときの不確かな感じを受け容れる

「なぜこんなことをしなきゃならないのだろう？」と，まずは思うかもしれませんね。とてもよい疑問です――それに，重要な問いでもあります。なぜなら，私たちの文化には，「藪(やぶ)をつついて蛇を出す」ということわざがあるではありませんか。かかわらないでいようとする理由は明らかです。かかわれば，心配，恐れ，悲しみ，罪の意識，恥ずかしさ，怒り，拒絶，批判，そして他者からの非難に直接さらされるかもしれません。とはいえ，物事はよくなる前にいったん悪くなるものです。それに，うつにかかっている状態についてなら，少なくとも馴染みがあるでしょう。どんな感じがするのかは知り尽くしていますし，日々の現実として，日常生活をうつに合うように修正してしまっているかもしれません。しかし，違ったことを試したときに何が起こるかは知ることができません。物事は，よくなるかもしれないし，悪くなるかもしれないのです。とはいえ，あなたが今いる位置にとどまるとどうなるかはわかりますね――たぶん，これまで人生から得てきたのと同じ結果をこれからも得続けるでしょう。

正直な話，どのような結果になるかはそのときになってみないとわかりません。あなたの反応性のマインドは，ともかく失敗するだろう，とか，今以上に不満が高まるだろう，などと予測してみせるかもしれませんが，将来がどうなっているかについては，反応性のマインドとてまったく何もわかっていないのです。ですから，ひとまずここでは，あなたの言語マシンに対しては，今後はあなたとあなたの賢いマインドが主導権を握ると宣言しておきましょう！

価値は燃料である

このようにお勧めするのには，人は誰でもどのように生きるかを主体的に決めたいと願っている，という単純な事実があるからです。私たちが人生の経験や方向性に目的やより深い意義を見出すようになるのは，主体的に選び取ることによってです。私たちはいつでも選ぶことができます。「選ぶ」という選択肢は，誰もが持って生まれた権利とも言えるでしょう。だからといって，それは銀の大皿に載って目の前に運ばれてくるわけではありません。自ら手を伸ばしてつかみ取る必要があるのです。それができるのはあなたひとりで，なかなか簡単なことではありません。自ら進んで，ときに失敗し，悲しみや喪失感を味わい，罪の意識や恥ずかしさを体験し，苦しみをもたらす思考をめぐらし，そして過去にあった不快で怖い体験を思い出さなければなりません。人生の困難な局面に向き合うことを選ぶと，不快で痛みを伴うさまざまな体験をするでしょう――しかし同時に，健康で活き活きとした人生を探求できる道が開けるかもしれないのです。

この決断をして動き出すためには，まず，価値の方向――コンパス上で目指す方角――を定めなければなりません。そして，それをガイドに旅をするのです。価値のコンパスはいつでも方角を指し示し，あなたが同じ方向へ進み続けられるように，そして途中に避けられない障壁や穴ぼこがあっても対応できるようにしてくれます。私たちの目的のためには，文化の中で適切と見なされるかどうかという価値の概念は，どんなものも脇へ置いておきましょう。あなたの価値はあなただけのもので，他の誰のものでもありません。それは，人生をどのように生きたいか，また人生で何を大切にしたいかについての個人的な信念です。私たちのクライエントがこれまでに示してくれた価値についての言葉を，いくつかご紹介しましょう。

- しっかりとした教育を受けて，学んだことを他の人たちにも伝えたい。
- 子どもたちを愛し，思いやり，また責任を果たせる親になりたい。
- 誰でも愛せる人間になりたい。そして他の人々の精神性には，どんな形のものでも敬意を払いたい。
- 愛情深く，思いやりがあり，頼もしい人生のパートナーになりたい。
- ひとりの人間として，いつも何かにチャレンジし，向上し続けたい。
- チャリティーやボランティアなどの活動に参加して，地域社会に貢献したい。
- 生涯を通じて，身体と心の健康を高めていきたい。
- 大切な人たちが助けを必要とするときに力になってあげたい。

価値と結びつくと，まさにうつを経験しているさなかでも，行動しようとするモチベーションが生まれます。価値は，意義に満ちた人生への道のりを前へと推し進めてくれる，心の燃料と言えるでしょう。たとえ人生がどのような状況になっても，あなた自身の価値に沿って行動する以上に力強い立ち位置はまず他にありません。

◈ 燃料が切れた状態で動き続ける危険性

価値が燃料なら，価値がない状態で生きるのは燃料が切れた状態で動き続けるようなものでしょう。価値がないと，日常生活は大切な事柄とは結びつかないパターンに陥り，エネルギーや情熱は失われてしまいます。例えば，あなたの一番大切な価値に，思いやり深く，協力的で，お互いに助け合えるような人間関係を持つことがあるとしましょう。もし，あなたにとって最も近しい人間関係がだんだんと冷戦状態になってしまったら，あなたは価値がない状態で生きていることになるので，おそらく，活き活きとした感じが減っていくのを感じるでしょう。あらゆることがネガティブな要因となって，あなたをこの状況に押しやり，そこにとどめるかもしれません。あなたは，圧倒されるような思いに駆られることでしょう。何が必要かを主張したり，価値を守るために行動したりしたときに起こる結果を恐れるかもしれません。あなたの反応性のマインドは，ありったけのメッセージを投げてよこして，人生の中で紛争ごとを減らすようにと言ってくるでしょう。次に示すエイミーさんの話からもわかるように，このシステムが最大出力で駆動し始めると，価値に沿って行動することはとても難しくなります。あるいは，そもそも価値に沿った行動方針があることを思い出すことさえ難しくなるかもしれません。

●エイミーさんの話

46歳で，離婚しているエイミーさんは，猫のエマと暮らしています。ある種のカリスマ性があって浮気を繰り返す夫との21年にわたる結婚生活の間，うつの症状に苦しみました。エイミーさんは夫を愛していて，彼の情事によって深く傷つきました。彼のもとを去ると一度ならず脅してみましたが，夫の反応は信頼をさらに損ねるものでした。「せいせいするね！　お前と一緒にいたいなどと熱を上げる奴はいないさ。ひとりぼっちになるのが落ちだね。自分が魅力的だと思うなら行けばいい。大きな勘違いだ」などと言うのでした。エイミーさんは，ひょっとして彼の言う通りなのかしら，と考え始めました。長年にわたり，これ以上浮気をしないと約束するならどこへも行かない，ということで折り合いをつけてきました。彼女自身も，息子たちが独立するまではここにいようと心に誓いました。最後の一撃は，息子たちが独立した後，夫が彼女の友人のひとりと寝ているところに出くわしたことでした。

離婚から4年が経った今，エイミーさんは仕事を持ち，エマをかわいがり，息子たちが都合をつけて訪ねてくるときには会うようにしています。18年間勤めてきた同じ会社で，オフィスマネージャーとして働き続けています。何年も前は仕事が大好きでした。やりがいがあって，創造性を発揮できて，尊重されていると感じていました。しかし，年月が経つうちに経営上の変化があって，仕事への満足度は大きく下がっていました。今は，給料を稼ぎ，会社を通じての医療保険と退職手当を確保するためだけに働いている状態です。

エイミーさんは，職場や地域に親しい友人がいません。元夫は再婚し，彼とその新しい妻は，エイミーさんが結婚していた頃に親しくしていた友人たちのグループとかかわっています。エイミーさんは，うつの症状があるせいでなかなか社交的になれないと感じて，新しい友人をつくろうとしていません。長時間仕事をして，それ以外の何かに振り向けるエネルギーなんて残ってない，と感じています。運動がうつ対策にはいいと聞き，何度かウォーキング・プログラムを始めたこともありますが，続けられません。離婚以来14キロ近く体重が増えたことも恥ずかしく思っています。デートに関しては，そのたぐいのことは二度とできないと思う，と最近母親に語っています。

◈ 社会的に生きるなかで価値が見失われる

価値に沿った生き方の視点から眺めると，エイミーさんが燃料切れの状態で動き続けていることは明らかです。価値を反映するような活動をほとんどしていないのですから，人生はかろうじてカタカタ回っているとしか言えません。人生が味気ないということが最大の不満のひとつなのに，毎日をただやり過ごそうとしています。

公平を期するために言うと，現代社会で個人の価値に沿った生き方をするのは難しいものです。私たちは生まれたときから社会の求めに従うよう訓練されます。社会の利益が必ずしも個人の利益と一致するとは限らないにもかかわらず，です。うつから抜け出す最初のステップは，あなたの価値をはっきりさせて，それとの結びつきを強め，そして人生の中にそれを組み込んでいくことです。これは明けても暮れても幸せで楽しいという状態を保証するものではありませんが，次のことは保証できます――「人生をいかに生きるべきか」についての常識的なルールを破って，あなた自身の価値を抱くことで，人生をより幸せに，満ち足りて感じる機会がもたらされるということです。生きがいある人生は，見送ったチャンスの数，避けて通った苦悩の瞬間，あるいは気分のよさ至上主義のルールへの忠誠心によっては測れません。それは，あなた自身の価値に沿って生き，そうした価値のために楽しい体験にもつらい体験にも進んで直接向き合うなかから生まれてくる，活き活きとした感じによって測られるのです。

◈ 価値とうつ

うつに苦しむ人に価値について話し始めると，まるで惑星クリプトン（スーパーマンの出身地）から到着したばかりの風変わりな人物を眺めるかのように，驚きの表情で見返されることが珍しくありません。価値とうつがいったいどう関係するというのだろう？　心理的学介入のポイントは，よい人生を送る方法として，うつをコントロールできるようになるのを助けることではないのか？　こうした見方は，人生をどのように生きるかと，人生をどのように感じているかとの間の根本的なつながりを見えにくくします。実際には，人生があまりうまくいっていないと感じるときには，十分な意義を感じられるような日常になっていない場合がほとんどです。

価値について，またそれが日々の活動にどのように組み込まれているか（またはいないか）について検証し始めると，なんだか居心地悪く感じるかもしれません。その感じは，自分にとって何が本当に大切かにあなたが気づき始めている証拠です。自分がしていることと自分にとって本当に大切なこととが食い違っていると気づけば，心配になるのは当然ですし，実際にそうなるでしょう。例えば，よい友人でいることに価値を置いているにもかかわらず，友人からの誘いを頻繁に断ってしまっていることに気づいたら，価値に沿った生き方をしていないことに心が痛むかもしれません。しかし，この種の居心地の悪さは実は役に立つのです。なぜなら，気づきや意志をもっと強く持って，価値により忠実な選択をしようとする動機づけになるからです。忍耐強く，ゆっくりと進み，そして居心地の悪さをあるがままにしましょう。価値は，あなたも必ず持っています。それが道を指し示してくれます。以下の一連のエクササイズでは，あなたの人生の真北を確認するプロセスのお手伝いをします。

エクササイズ：取り残されて

このエクササイズは，あなたの価値をはっきりとさせるための重要な取り組みへの準備運動になるでしょう。ゆったりとした気持ちで読み進めて，どこにたどり着くか試してみてください。説明を読んだ後で目を閉じると，状況がより強くイメージできるでしょう。録音した音源を利用できるなら，プロセスを覚えておく必要がないですし，より迫力のある体験ができるでしょう。誰にも邪魔されない時間を 10 分ほどつくって，視覚的にイメージしてください。エクササイズに没頭できるほど，得るものも大きくなります（これと次のエクササイズは，Hayes, Strosahl, and Wilson 1999, 215-18 に準拠)。

南太平洋に向けて旅していると想像してみてください。小さなボートを借りて遊覧していたところ，エンジンが故障したとします。砕ける白波に向かってボートが漂い始めたので，助かるためには近くの島まで泳がなければならないと気づきます。命がけで泳ぎ，近くのちっぽけな無人島の岸辺にたどり着きます。太陽の下でひと眠りして，身体が休まったら，目を覚まし，それから周囲に何があるかを調べます。見渡してみて，食べられそうなものをいくつか発見し，寝るための安全な場所も見つけます。持ち物はすべてボートに置いてきたので，自分の居場所を伝える方法がないことに気がつきます。いずれ誰かに見つけてほしいと考えますが，それがいつになるかは見当もつきません。

そして，家族や友人――故郷にいる人たち――を思い出します。みんなは，あなたが跡形もなく消息を絶って海で死んだものと思われる，と伝え聞くでしょう。泣く人もいるでしょう。集まってきて，あなたやあなたの人生について語り合うでしょう。あなたが無事でいて，もうすぐ戻ってくることを，誰も知りません。ついに，告別式をしようということになります。弔辞を書いて持ち寄り，あなたを思い出すために朗読し合おうと決めます。弔辞は一般的に，その人についての最も記憶に残る特徴が語られます。

ではここで，あなたが誰からも姿を見られずに，みんなの頭上を飛び回る透明な鳥のようにその場にいられると想像してみてください。あなたは，みんなが心から感謝のスピーチをするのを聞いています。人生のパートナーは，ひとりの人間としてのあなたについて何を言うでしょう？ 親友は何と言うでしょう？ みんなは，恋人として，仲間として，遊び友だちとしてのあなたをどんなふうに語るでしょう？ 子どもがいるなら，あなたの人生や，あなたが彼らに授けた生きるための知恵について，どんな言葉を語るでしょう？ 彼らだけで人生を歩み続けられるようにするために，あなたがしてくれたことについて，何とまとめるでしょう？ 友人，同僚，隣人たちは何と言うでしょう？ あなたの精神生活について，何を言うでしょう？ 地域社会とのかかわりについては，どんな言葉を聞くでしょう？ 楽しんだり，リラックスしたり，余暇活動に参加したりするあなたの能力について，みんなはどのように回想するでしょう？

視覚化できたら，以下のワークシートを埋めていきましょう。

「取り残されて」エクササイズのワークシート

今現在，どのように人生を生きているかに基づいて，弔辞として聞こえてきたのは……

パートナーからは？

子どもたちからは？

一番の親友からは？

同僚からは？

地域社会の人たちからは？

精神的な集まりのメンバーからは？

望む通りに人生を生きられるとしたら，弔辞として聞きたいのは……

パートナーからは？

子どもたちからは？

一番の親友からは？

……………………………………………………………………………………

……………………………………………………………………………………

同僚からは？

……………………………………………………………………………………

……………………………………………………………………………………

地域社会の人たちからは？

……………………………………………………………………………………

……………………………………………………………………………………

精神的な集まりのメンバーからは？

……………………………………………………………………………………

……………………………………………………………………………………

事後確認：告別式が今日行われるとしたら聞こえてくると思うことと，本当に聞きたいと思うこととの間に違いはあったでしょうか？　あったとしたら，それはどんな違いであっても重要な何かを伝えています。まず，今現在どのように生きているかに基づいて聞こえてくる内容を眺めてみてください。嬉しいコメントがいくらか聞こえてきたことでしょう。なぜなら，もちろんあなたは自分の価値を反映することもしていて，何人かの人はそれにちゃんと気づいているからです。しかし同時に，今の人生のひとつかそれ以上の領域で，嬉しくないコメントにも気づいたかもしれません。これは，あなたが現在向いている方角を反映しているので，注意を向けるべき内容です。第二に，告別式で今聞くだろうことと聞きたいと思うこととを比べると，あなたが後回しにしてきた価値が見えてきます。これは，感情的に受け容れにくい問題を回避することで損なわれている重要な価値かもしれません。

先を読み進める前に，聞きたかったけれども聞けなかった価値や特質のリストを作ってみましょう。小さいカードや紙切れに書きとめるだけで十分です。「真北」のタイトルを付けてもかまいません。それを財布の中か，毎日よく目にする場所に置きましょう。これは，価値のコンパスをこれから設定し始めるにあたっての，最初の大まかな方角を表します。次のエクササイズをすると，この紙切れにより詳細な事柄を付け加えることができるでしょう。

エクササイズ：自分の墓碑銘を書く

墓碑銘とは，墓碑に刻まれる言葉です。墓碑銘は，その人が歩んだ人生が残された人たちにどのように記憶されているかを集約したものと言えます。例えば，著者たちの家族の，ある人の墓碑には，「人生をこのうえなく愛した人」と刻まれています。このすっきりと詩的なフレーズは，学び，体験することへの情熱がとどまるところを知らなかった人の姿をよく表しています。なんと素晴らしい記憶のされ方でしょう！　別な家族の，ある人の墓碑銘には，「バラの香りは，それを放つ人の手の中にいつまでも残る」とあります。この愛に満ちた追想は，慈善，平等，そして自然の美しさを大切にした女性の人生を祝福しています。この人は，どんな人とでもかかわりを築くことのできる女性でした。

以下の空欄に，あなたが自分の墓碑に刻まれてほしいと思う墓碑銘を書いてください。

私の墓碑銘

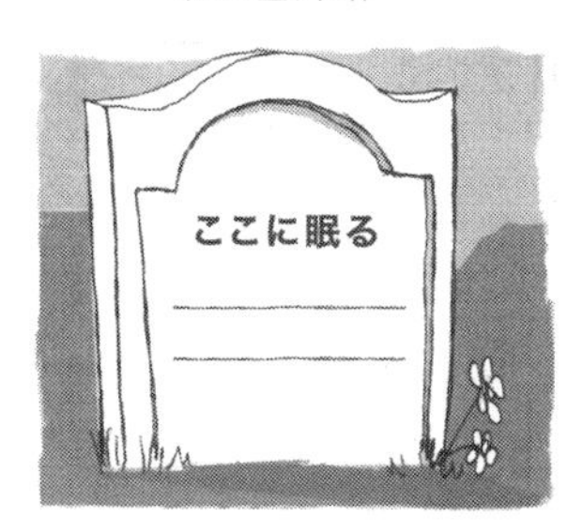

事後確認：いかがでしたか？　どのように記憶されたいかをぴたりと表すフレーズを見つけるには，いくらか調べたり研究したりする必要があるかもしれませんね。今現在どのように生きているかを考えてみたとき，それは墓碑に刻んで覚えておいてほしい生き方と一致していますか？　一致しているのはどの分野で，ずれているのはどの分野でしょう。忘れないでください。これはあなたの人生で，あなたは自分の価値へ向けて舵を取って進むことができるのです。この墓碑銘のエクササイズは，人生は一度きりで（生まれ変わりを信じないかぎり），時間は刻々と過ぎていくという，とても大切な点を明白にしてくれます。

エクササイズ：中心をねらえ

このエクササイズ（Lundgren によって 2006 年に開発されたものに基づく）は，あなたの価値をより明確にしてくれます。「同心円の的」については，あなたもよくご存じでしょう。そう，同心円の中心を射抜くあれです。的の中心に近ければ近いほど得点は高くなります。的から完全にはずれることもあるかもしれませんが，そのときにはまったく点になりません。

このエクササイズは，あなたの人生の 4 つの領域――健康，人間関係，仕事，娯楽――における中心的な価値を明らかにするよう促します。それぞれの分野で自分の価値をはっきりさせたら，次に，前の週を振り返ってみて，毎日の活動があなたの価値にどれだけ沿っていたかを評価します。価値に沿わない選択をいくらかしていたことに気づいても，心配しないでください。うつのときには，その日その日を過ごすだけでも大変な労力が必要ですので，価値を見失わずにいることも難しくなります。まるで霧の中にいるようなものです。ここで頑張ってあなた自身の価値をはっきりと言えるようになれば，霧が晴れやすくなり，日常生活でも物事がはっきりと見えてきて，大切に感じることと実際にしていることとの間のギャップを減らす機会も増えるでしょう。

健康についての価値

健康促進に関連する価値について考えてみましょう。私たちは一般に，健康はある種の身体的な状態，たいていは「病気がない状態」のようなものと考えています。この見方では，明らかに病気ではないから健康だ，ということになります。しかし，健康などの概念は，ここ数十年の間にずいぶんと検討されて見直されてきました。より現代的な定義では，健康とは，身体的，感情的，そして社会的役割とも関連した状態と見なされるようになりました。それは健康についての次の定義からもわかります――「解剖学的，生理学的，心理学的なそれぞれの側面が統合されることによって特徴づけられる状態。家族や仕事や地域社会の中で，個人的に価値を感じる役割を果たせる能力。身体的，生物学的，心理学的，社会的なストレスに対処できる能力。幸福感。疾病や早死にのリスクに振り回されずにいられる力」（Last 1988, 57）。

この定義は，健康が単に身体的状態だけを指すのではなく，精神的および社会的な状態でもあることを伝えているので，より好ましいと言えるでしょう。身体的のみならず，感情的，社会的健康も守られていることによって，家庭，仕事，余暇，地域社会などの場面で，価値に沿った行為ができるようになるのです。逆に，身体的には慢性疼痛や糖尿病のような持病があったとしても，それがそのまま不健康ということにはなりません。実際に，生活の中で価値に沿った活動に参加し続けることで，健康の精神的および社会的側面をどんどん大きくしていくことができます。すると，身体的な部分に制限があるとしても，全体としての健康感を高めることができるのです。

健康を促すには，セルフケア・スキルを使って，前向きに進んでいく力を維持できるようなやり方で日々のストレスを取り扱うことも必要となります。主なセルフケア・スキルには，食生活，運動，睡眠習慣，精神的な実践，自己啓発，趣味などといった面で健全な行動に従事することが含まれます。また，健康を守るためには，喫煙，カフェイン，アルコール，薬物の摂取といったネガティブな生活スタイルを避けたりなるべく減らしたりすることも必要です。以下のワークシートには，健康促進という点で，あなたがどの方角に向かいたいかを記入しましょう。

健康についての価値

食生活：

運動：

睡眠習慣：

生活スタイル（ストレスを減らす方法を含む）：

精神的な実践：

健康についての価値を書き出したら，ここ数週間のあなたの行為を思い返してみましょう。日々の選択は，健康についてのあなたの価値とどの程度一致していましたか？　食べることに関連した行動は，健康を維持し高めていくための取り組みを反映していたでしょうか？　運動やリラックスするための活動に，目的意識を持ってどの程度かかわれましたか？　どのくらい長く，またどのくらい深く眠れましたか？　今週は，タバコを吸ったり，お酒を飲んだりしましたか？　もしそうしていたなら，それは健康を促すことについてのあなたの価値と一致していますか？　こうした行動やその他の行動について考えてみてから，あなたが行ってきた選択が，健康についてのあなたの価値とどの程度一致していたかを判断してください。以下に同心円の的があります。あなたの活動が健康についての価値の中心からどれだけ近かったか，または遠かったかを示す位置にＸ印を記入しましょう。

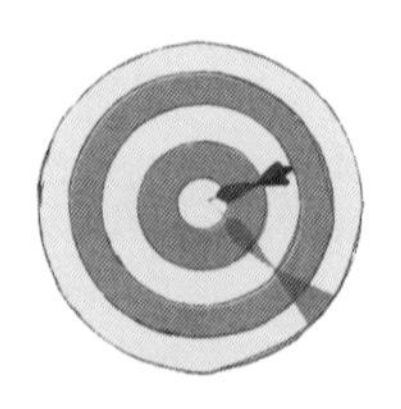

個人的な健康の領域でポジティブな変化を起こす機会に目を向けやすくするために，あなたの価値と一致する選択と一致しない選択の例を，それぞれいくつか挙げてみましょう。

健康についての私の価値により一致していた行為の例：

健康についての私の価値に一致していなかった行為の例：

人間関係についての価値

人間関係についての価値は，人によって違うというよりは，むしろほとんどの人がよく似ているのではないでしょうか。たいていは，誠実さ，信頼性，頼りがい，笑って許す力，お互いに高め合えること，感受性，強さ，などに価値を感じているものです。人間関係は，人生のさまざまな場面で展開します。多くの人にとって最も大切な人間関係は，配偶者や人生のパートナーとのものです。その他にも，友人，生まれ育った家族，親類縁者，子どもなどとの重要な人間関係があります。価値には，誠実で敬意を払うといったことのように，普通どの人間関係にも当てはまるものもあれば，親として，または友人として，などの特定の人間関係により当てはまるものもあります。人生で築いてきた，またはこれから育みたいと願うさまざまな人間関係について思い返しながら，あなたの価値をどのように当てはめたいかをそれぞれの状況について考えてみましょう。次のワークシートに，人間関係ではどこに向かいたいかを記入しましょう。あなたにとって一番大切な特質を，それぞれの人間関係について書いてみましょう。

人間関係についての価値

配偶者または人生のパートナー：

家族：

子育て：

友人関係：

その他：

人間関係についての価値を書き出したら，この数週間，人間関係の面でどのように行動したかを思い返してみましょう。日々の選択は，人間関係についてのあなたの価値とどの程度一致していましたか？　あなたの行動は，価値を反映するような人間関係を育むものに，どの程度なっていましたか？　他の人と接するときの行動は，愛する人のみならず，それほど親しくない人との関係も維持し発展させるような取り組みを反映していましたか？　こうした行動やその他の行動について考えてみてから，あなたが行ってきた選択が，人間関係についてのあなたの価値とどの程度一致していたかを判断してください。あなたの活動が人間関係についての価値の中心からどれだけ近かったか，または遠かったかを次の同心円の的にX印で記入しましょう。

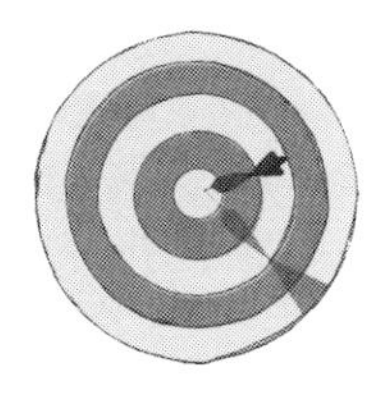

人間関係の領域でポジティブな変化を起こす機会に目を向けやすくするために，あなたの価値と一致する選択と一致しない選択の例を，それぞれいくつか挙げてみましょう。

人間関係についての私の価値により一致していた行為の例：

人間関係についての私の価値に一致していなかった行為の例：

仕事についての価値

さあ，次は仕事についての価値を書いてみましょう。仕事面での活動には，普段定期的に何かの役に立っていると感じられることなら何でも含まれます。有意義な職業でも，主婦や世話係としての役割でも，地域社会やその他のボランティア活動に時間を注ぐことでもかまいません。仕事についての価値の例としては，信頼される，集中し続ける，忍耐強い，他者と力を合わせる，チーム一丸となって取り組む，創造性を発揮する，陽気さを引き出す，などがあるでしょう。次のワークシートに，仕事の面ではどの方角へ向かいたいのかを書いてみましょう。

仕事についての価値

仕事（家事，育児や介護，ボランティア活動を含む）：

仕事についての価値を書き出したら，ここ数週間のあなたの行為を思い返してみましょう。日々の選択は，仕事についてのあなたの価値とどの程度一致していましたか？　協力し合ったり創造性を発揮したりすることを大切に思っているのでしたら，日々の活動は，その願いをどれほど反映していたでしょうか？　あなたの活動が仕事についての価値の中心からどれだけ近かったか，または遠かったかを次の同心円の的にＸ印で記入しましょう。

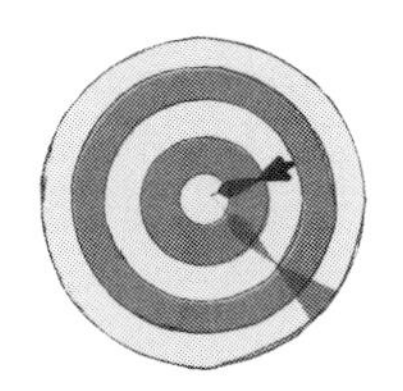

仕事の領域でポジティブな変化を起こす機会に目を向けやすくするために，あなたの価値と一致する選択と一致しない選択の例を，それぞれいくつか挙げてみましょう。

仕事についての私の価値により一致していた行為の例：

仕事についての私の価値に一致していなかった行為の例：

娯楽についての価値

最後に，といっても，もちろんこれもとても大切ですが，娯楽活動についての価値を書いてみましょう。娯楽については，言葉よりもむしろイメージのほうが多くを語る場合があります。著者たちの親戚のひとりに，人生を実に楽しんだ大叔母がいました。笑うときは豪快で，気兼ねなくそうしました。何が笑いのツボにはまったのかを他の人がわからないと，彼女はますます笑いに身を任せるのでした。うつにかかると，リラックス，レジャー，楽しみなどについての価値に沿うことはたいてい難しくなるものです。抑うつ気分は本質的に深刻になりがちなため，楽しんだり，リラックスしたり，レジャー活動に参加したりするための時間をいくらかでもとろうなどとは，ほとんど考えられなくなってしまいます。私たちは，うつにかかった人に，「何をして楽しみますか？」という簡単な質問を数えきれないほどしてきました。答えは，ほぼ必ず，「何もしない」です。リラックスしたり，楽しんだり，余暇の時間を思い切ってだらだら過ごしたりできないと，人生のバランスを保つのはとても難しくなります。次のワークシートに，娯楽ではどこに向かいたいかを記入し，またそれに関連してわいてくるイメージについても，何でもよいので書き出してみましょう。

娯楽についての価値

楽しむ：

リラックスする：

レクリエーション：

創造的な活動：

娯楽についての価値を書き出したら，この数週間，娯楽の面でどのように行動したかを思い返してみましょう。日々の選択は，娯楽についてのあなたの価値とどの程度一致していましたか？　楽しい活動をしたのでしたら，そうした活動はどの程度，あなたの価値を反映していたでしょうか？　あなたの活動が娯楽についての価値の中心からどれだけ近かったか，または遠かったかを次の同心円の的にX印で記入しましょう。

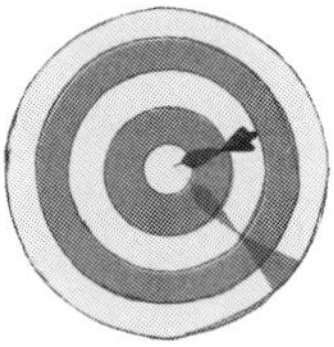

娯楽の領域でポジティブな変化を起こす機会に目を向けやすくするために，あなたの価値と一致する選択と一致しない選択の例を，それぞれいくつか挙げてみましょう。

娯楽についての私の価値により一致していた行為の例：

娯楽についての私の価値に一致していなかった行為の例：

事後確認：人生の領域——健康，人間関係，仕事，娯楽——のそれぞれで，同心円の的のほぼ中心を射ることができているかもしれませんし，できていないかもしれません。結果はともかく，このエクササイズは，あなたの価値が何かをはっきりさせて，それを追求するという意味で，あなたがどれほど中心に近いかを見極める機会だと考えてみましょう。的の中心を毎日射抜ける人はほとんどいません。しかし，時間をかけて練習を繰り返すことで，ねらいの精度を高めていけるのです！

●エイミーさんの活き活きとした人生への旅

この章で紹介したようなエクササイズを使って自分の価値を検証してみたところ，エイミーさんはひどく動揺しました。特に墓碑銘については，彼女自身が価値に沿った人生を送っているとは感じていなかったため，満足のいく言葉を思いつくことができませんでした。その代わりに彼女が考えた墓碑銘は，「夫に傷つけられ，二度と何かに全身全霊を傾けることをしなかった」でした。健康についての価値に関しては，的の中心からはほど遠いものでした。最大の問題は，食生活の管理がほとんどできていなくて，運動もほとんどしていないことでした。身体も心も健康だと感じているときはほとんどない，と彼女は話しました。的の中心から最もはずれていたのは人間関係についてで，彼女はX印を同心円の外に書きました。彼女は，信頼感，親密さ，平等さを基盤にした親しい人間関係を築くことに価値を置いていましたが，デートはもちろん，男性の同僚からのコーヒーを一緒に飲まないかという誘いさえ受けつけようとはしませんでした。仕事の面では，もともと得意とする，同僚たちをとりまとめていく力を活かしたキャリアを積むことを最大の価値とする一方で，今の仕事が好きでさえないとも書きました。娯楽については，的の一番外側の帯にX印を書き込みました。創造的な趣味（裁縫とかぎ針編み）を持とうといくらか試みているけれども，日常的に続けているわけではない，とのことでした。

自分の価値を眺めてみて，エイミーさんは，はっとしました。そして，人材活用についてさらに勉強して高い学位を取るために，夜間学校に入ることにしました。エイミーさんの上司は，彼女が夜間学校へ通うと知って，自分の部屋へ彼女を呼んで目的を尋ねました。彼女は，今の仕事が好きでなく，人材活用の分野で仕事がしたいのだと伝えました。驚いたことに，上司は，彼女が職場にとどまるならいくらかの資金援助をしてもよいと提案し，また人事部への配置換えも可能だと言いました。エイミーさんは，夜中の軽食を控えることを含めて，食事改善のための計画も立てました。そして，健康をさらに高めるために，昼休みに同僚と一緒に散歩し始めました。増えすぎていた体重は，数カ月かけてゆっくりと，しかし着実に減り始めました。

それからエイミーさんはついに，同僚の男性と一緒にコーヒーを飲むことに同意しました。拒絶される恐れを避けるただひとつの方法は，ロマンチックな恋愛感情への扉となりそうな状況には一切近寄らないことだと信じていたので，彼女は緊張で硬くなっていました。それでも心を開き――恐怖は恐怖としてあるがままにして――その状況に入っていく選択をしたのです。やがて，同僚は親しい友人となり，そこに恋愛感情は含まれませんでした。このことで，男性は基本的にセックスを求めていて信頼できないとするエイミーさんの恐怖心は崩れ，彼女に合った男性が現れたときには心を許すという道を選べるようになったのです。エイミーさんは，うつから抜け出す道を歩み始めていました！

自分に優しくしよう

あなたがうつに苦しんできたのでしたら，どんな情報についても，ネガティブな使い道を探したくなるかもしれません。この章のワークを行った後では，価値を反映した生き方をしていないことで，自分を責めたくなるかもしれません。しかし，よく考えてみてください！　自分を責めたところで，うまくいっていないことを変えようとする思いにはつながらないのです。ですから，自分にはなるべく優しいまなざしを向けましょう。あなたはベストを尽くしています。欠点があるわけでも，壊れているわけでも，弱虫でもありません。人生はなかなか油断ならないもので，誰もが社会的に条件づけされているという背景を考えると，行き詰まるのはとても簡単です。幸い，ACT の手法を身につければ，行き詰まりから抜け出すのも同じくらい簡単だと気づくでしょう。この章であなたにしっかりと受け取っていただきたかったのは，踏み出してみればそこにはもっと大きな人生が広がっている，という感触です。その大きな人生こそが，あなたが ACT プログラムを通じて築き上げていく人生なのです。

ACTへの秘訣

☞ うつという霧の中では価値を見失うかもしれません。うつから抜け出すには，価値を見つけて，その方向へと人生を推し進めることです。

☞ 人々の記憶に残るのは，あなたが人生でどう行動したかで，あなたが何を考えていたかではありません。

☞ 最も大切な価値は，コンパスの真北に似て，私たちが変わろうとする際の苦しい時期を乗り越えられるよう，方角を指し示してくれます。

☞ あなたの価値が首尾一貫したものでなくても，価値を描き出して，どのような人生を送りたいのかを考えることで，うつの霧を払い除けるうえで力強い位置に立てるようになります。

コーチより

価値に沿った人生を送るというのは簡単ではなく，何かを大切に思うことは，ときとしてつらい場合もあります。それでもできるのでしょうか？　もちろんできます！　最初の一歩は，人生でどこに向かいたいのかを見極めることです。その一歩を踏み出したら，いよいよ大切に思うことのために生き始めることができます。時間と忍耐と持続力が求められるかもしれませんが，絶対にあなたにもできます！

予　告

かつて誰かが言いました。「豚に歌は教えられない。豚は狂い，君のイライラは募るばかりだ」。次の章では，変えられることと変えられないことについて学び，その違いを知るための知恵を持てるようお手伝いします。奮闘してもがくことに代わる姿勢を紹介し，その新しい姿勢が，生きがいある人生を送るための力をどのようにもたらすかを示します。

第7章

ステップ2：変えられないことは受け容れよう

風は支配できない。できるのは帆を調整することのみ。
——カリール・ジブラン

前章では，あなたの人生を眺め，何のために生きたいのかについて，あなた自身の価値をつかむように，とお伝えしました。そして，今たどっている人生の道筋があなたにとっての「真北」へと続いているかどうかを評価してください，ともお伝えしました。このような自己点検をすると，いくつかの領域では真北に向かう道からかなりはずれていることに気づく場合もあるでしょう。けれども，忘れないでください。今は自分を責めるときではありません！ 代わりに，ここはひとつ大きく息を吸って，まったくもって人間くさい自らの苦境を思いやる気持ちをいくらか呼び起こしましょう。この本の残りの部分では，実際に毎日の暮らしの中で，価値に基づいて行動できるようになるためのさまざまなスキルをお伝えします。これこそ，うつによる抑圧に対する解毒剤となります。

第Ⅰ部では，感情や行動の面での回避——意識しているか，していないかによらず，苦痛をもたらす状況と接触しないようにする振る舞い——がうつを引き起こすメカニズムについて説明しました。回避は，限りあるエネルギーを温存する役目を果たしていることもありますが，孤独感，無価値感，絶望感，無力感などといった，うつを特徴づける圧倒的な感情に対処しようとした結果である場合もあります。いずれにしても，うつ（と回避）のパラドックスは，回避して引きこもる方略が，実際にはうつを強める結果になる，という点です。

うつに対してACTのアプローチをとっていると，「なぜ人は率直に対処しようとしないで，苦痛をもたらす個人的状況を避けようとするのだろうか？」という問いによく出合います。主犯格のひとつは，望まない，感情的につらい体験をコントロールしたいという人間の欲求だと言えます。ACTでは，コントロールのふたつの基本的な形態——積極的なコントロールと消極的なコントロール——に特に注目します。**積極的なコントロール**は，苦しい感情，思考，記憶，感覚を認識しないように抑制しようとします。例えば，子どもの頃のつらい体験について考えないようにしたり，努めてポジティブなことだけを考えてうつをコントロールしようとしたりする，といったことです。第I部で見たように，この種のコントロール方略は，抑制しようとしているまさにその体験をいっそう強く思い起こさせる場合がほとんどです。つらい記憶が減る代わりに，さらにたくさん思い起こされてしまいます。また，うつから抜け出すためにポジティブに思考しようとすればするほど，たいていは，ネガティブな思考がますます出しゃばるようになります。もう一方の**消極的なコントロール**は，痛みを伴うかもしれない体験を回避したり，それから身を引いたりすることです。この方略は参加しないことを基本にしているので，コントロールのこの形態を消極的と呼ぶことにします。どちらのコントロールにしても，そこで期待されている効果は同じ——うつの症状を軽くするために，気分をコントロールしよう——です。

アクセプタンス：コントロールと回避に代わる方略

アクセプタンスの概念は，おそらく，アルコホーリクス・アノニマス（匿名のアルコール依存症者たちの会）やそれに似たプログラムで広く用いられるようになった「平安の祈り」の形で，すでにお馴染みではないでしょうか――「神よ，お与えください。変えられないものを受け容れる心の平安を。変えられるものを変える勇気を。そして違いを知るための知恵を」。この簡単な祈りが広く普及してこれほどの力を発揮するのは，それが，活き活きとした人生を探求していくなかで誰もが何度でも向き合うことになる重要な分岐点を表しているからです。

ACT の視点からすると，変えられることと変えられないことを区別できるようになることは，個人の健康を促すうえで重要な鍵と言えます。変えられることにはある種の対応が求められる一方で，コントロールの範囲を超えることに対しては，まったく違ったアプローチが必要になります。この章では，このとても重要な区別をつける方法をお伝えします。何がコントロールできるかがわかれば，変化を起こせるところに効果的に力を振り向けられるようになります。また何がコントロールできないかを見分けられるようになれば，袋小路にしかつながらない方略にエネルギーを注ぎ続ける罠に引き込まれずに済むようになります。

コントロールできないことを見分けられるようになれば，別な方略――アクセプタンス――を実践できるようになります。**アクセプタンス**は自発的な行為で，判断を交えない気づきの立場と，望まない内的体験も快く迎え入れることを含みます。厄介な感情，思考，記憶，感覚を抑制したり避けたりしようとするのではなく，むしろそれらをただあるがままにしておくのです。ACT ではこの立場を，つらい出来事のための「スペースをつくる」などと表現します。必要なときにアクセプタンスを実践すると，自由に使える時間とエネルギーが驚くほどできて，それを人生のコントロールできる側面へと振り向けられるようになります。ある意味では，アクセプタンスはシャベルを手放す行為だと言えるでしょう。それは，「今，この瞬間」に直面していることに抵抗したり，避けたりしようとする衝動をすべて手放すということです。目の前にある人生のジレンマは，それを受け容れたからといって忽然と消えるわけではありません。それでも，受け容れることで，穴をますます深く掘り続ける以外の何かができる位置に立てるようになります。あなたの価値のコンパス上で方角を確認して,「真北」へ向けて改めて歩き始めるチャンスが生まれるのです。個人的な痛みを感じているときにアクセプタンスを実践するのはとても難しいでしょう。しかし，受け容れないのなら，あとはコントロールできないことと格闘する以外にありません。そんな格闘は，あなたを感情の面で疲弊させるだけでなく，個人的な痛みをひどくして，あなたの健康全体を損ねてしまいます。

●ビルさんの話

ビルさんは 51 歳の男性で，背中の慢性疼痛とうつに悩まされています。15 年ほど前，仕事で荷台を持ち上げているときに背中を痛めました。2 カ月間休業してから仕事に復帰しましたが，痛みが激しく，仕事を続けるのは無理だと悟りました。仕事を辞め，永続的就労障害の認定を申請しましたが，独立検査医が，背中に永続的障害の所見はないとの決定を下し，申請は却下されました。それでもビルさんは，日々痛みに悩まされ続けました。州政府からは職業再訓練を勧められましたが，それだけひどい痛みに悩まされていてはどんな職種にも就けそうもないと感じて，断りました。

ビルさんは何人もの外科医に相談してから椎間板固定の処置を受けましたが，当初は痛みが和らいだものの，後になってむしろ悪化しました。ビルさんは，医師たちがあまりよく診てくれなかったように感じています。10 年ほど前には，麻薬性鎮痛剤を処方されました。今ではそれに依存するようになってしまいましたが，激しい痛みはまだ続いています。現在かかっている医師には薬の量を増やしてほしいと頼みましたが，拒まれ，医師が痛みに対処してくれないことに憤りを感じています。まるで誰かが背中を針で刺しているかのような，焼けるような，ズキズキする痛みだと言います。痛みの感覚は右脚へと広がり，しびれやチクチクした感じがします。

ビルさんは日頃，多くの時間を家でソファに横たわって過ごしています。そうすると痛みがいくらか和らぐからです。起きて活動すると痛みにつながりやすいので，外出もほとんどしなくなりました。以前は週に数回は妻と一緒に教会に行っていましたが，あるとき痛みの発作が起こって昼食会を退席せざるを得なくなってからは，行くのをやめてしまいました。家庭では緊張感が高まっています。妻は，彼が家事をしないし彼女や子どもたちに対してそっけない，と不満を口にします。夫婦生活も彼にとっては痛みを伴うため，ふたりの関係は以前ほど親密ではなくなりました。

ビルさんは，自分のうつが，慢性疼痛によるものだと信じています。痛みをコントロールしようとしてもがけばもがくほど，怒りと苛立ちが強くなるようです。背中を痛めた日のことを考え，怪我を防ぐ方法はなかったものかと思いめぐらします。痛みがどうにかして消え去らないかぎり，人生の流れが変わる望みは薄いと感じています。あまり稼げない自分に失望し，これといった理由もなく子どもたちを怒鳴っては嫌な気持ちになります。自分がいないほうが家族にとってよいだろうと思い，一度ならず自殺を考えたりもしています。

エクササイズ：変えられないことを見分ける

ビルさんの話を聞けば，誰もが気の毒に思うことでしょう。ビルさんは，怪我をし，障害年金給付を拒まれ，人生で期待できるものもほとんどないまま，基本的に家にこもる結果となりました。毎朝目が覚めると，胸の奥のどこかに怒りがくすぶっていて，どうやら自分に不当な仕打ちを与えたらしい世界に対して，失望と苦々しさを感じています。ビルさんは，妻と子どもたちを愛する好人物で，怪我をするまでは立派な稼ぎ手でした。そうしたら，パッ！　……運命のいたずらで一瞬のうちに人生は霧散し，うつが日々の連れ合いとなったのです。

では，「平安の祈り」の視点からビルさんの状況について考えてみましょう。ビルさんは，今の状況でコントロールできることとできないことがわかっているでしょうか？　コントロールできない部分について，アクセプタンスを実践しているでしょうか？　コントロールできることに対しては，実際にコントロールしているでしょうか？　以下に，ビルさんの状況をさまざまな角度から描写しましたので，数分かけて吟味してみましょう。ビルさんには変えられないとあなたが思う項目には，アクセプタンスを示すＡに丸を付けましょう。コントロールできると思う項目には，Ｃに丸を付けましょう。

ビルさんの人生の出来事や状況

A	C	1.	勤務中に怪我をした
A	C	2.	背中の痛みを毎日感じている
A	C	3.	障害年金の受給資格を得られなかった
A	C	4.	どんな仕事をするにも痛みが強すぎるという思いがある
A	C	5.	職業再訓練を受けることを拒んでいる
A	C	6.	背中の手術をしたけれども成功せず，痛みが増した
A	C	7.	痛みをコントロールするために，ソファで多くの時間を過ごしている
A	C	8.	教会へは行かない
A	C	9.	痛みがあるため，定期的な運動をしない
A	C	10.	痛みをコントロールするために，麻薬性鎮痛剤をますます多く服薬するようになっている
A	C	11.	背中に焼けるような，刺すような感覚がある
A	C	12.	足にしびれとチクチクする感じがある
A	C	13.	痛いときには，怒りと苛立ちを感じる
A	C	14.	怪我をしたときの記憶がよみがえる
A	C	15.	どうしたら怪我を防ぐことができたかについて考える
A	C	16.	子どもに対して怒鳴り声をあげてしまう
A	C	17.	妻に対してそっけなく振る舞う
A	C	18.	背中が痛むため，妻との夫婦生活もおろそかにしている
A	C	19.	人生が自分を不当に扱っているという思いがある
A	C	20.	死んだほうがよいかもしれないという思いがある

正解：アクセプタンス：1，2，3，4，6，11，12，13，14，15，19，20；
コントロール：5，7，8，9，10，16，17，18

事後確認：あなたの答えは正解からずれていましたか？　ビルさんは，かなりの事柄について，何かしらコントロールできます。ソファで過ごす時間の長さ，教会への参加，日々の運動，麻薬性鎮痛剤の使用，妻や子どもたちへの態度，そして妻との性生活に対しては，影響を及ぼす力を持っているのです。また，痛みについての自分の前提をくつがえす道を選んで，職業再訓練を受けてみることもできます。

正解に驚かれたでしょうか？　では，ビルさんが直接的にはコントロールできない出来事や体験を詳しく見てみましょう――身体的な感覚だけでなく，痛みや個人的な歴史に関連して自然にわいてくる思考，感情，記憶などがあります。痛みは，ネガティブな感情や思考も含めて，いつも通りの私的体験をもたらします。不快な感情，思考，イメージなどは痛みへの反応として，痛い瞬間には誰の心にも発生します――そして，それを抑制または回避しようとすると，なおさらたくさん発生するのです。

受け容れなければならないもの

ビルさんの慢性疼痛がそうだったように，人生で発生するさまざまな困難な状況は，変えられることと変えられないこととを見分けるプロセスを難しくします。望まない離婚，重い病を抱えたわが子，親友の死，深刻な健康問題など，いろいろとあるでしょう。こうしたつらい状況は，何の前触れもなく個人の生活に入り込んでくるかもしれません。しかし，望まない思考，感情，記憶から自分を守ろうとしてそれらを回避したり，引きこもったりすると，行動をコントロールすることができなくなります。状況のどの局面についても責任から逃れようとすると，本来コントロールできる側面を見分ける洞察力を失ってしまうでしょう。そうしているうちにも，以下のような，人間としての体験のコントロールできない局面に対して，どうにかして影響を及ぼそうともがくことになるかもしれないのです。

- 自発的な感情
- 自発的な思考
- 自発的な記憶
- ある種の身体感覚
- 客観的出来事，運命，外部からのストレス要因
- 他人の行動
- 過去の出来事と個人の歴史

こうした体験は，私たちの内面に，とても個人的で差し迫った現れ方をします。あなた自身の思考，感情，記憶，感覚よりも身近なものなど他にあるでしょうか？　深く愛する人からの拒絶や批判，または大切に思っている人の健康が悪化していくといったこと以上に，目の前に大きく迫ってくることが他にあるでしょうか？　ビルさんもそうだったように，ほとんどの人は，身体的，感情的な痛みとその不快な副作用を体験するための「スペースをつくる」ことが簡単にはできません。それでも，一息つけるくらいの小さな隙間なら，そうした体験と自分自身との間につくれるようになるはずです。それだけでも，アクセプタンスはしやすくなります。

困難な思考，感情，記憶を受け容れる方法を学んでいくうえでいつでも助けになる，鍵となる概念をご紹介します――「望まない私的出来事は有害ではない」。望まない私的出来事は有害で耐えられないものだとあなたは考えるかもしれませんが，そうではありません。人としてあなたは，置かれた状況への反応として体験することは何であれ体験するように，完璧に造られていると言えます。ですから，こうした私的体験は普通のことで，自然で，健全で，それを防ぐこともできません。変える必要はなく，見栄えよく取り繕う必要もありません。一方で，そうした私的出来事はよい感じがするものではありませんが，しっかりと感じ取ることはできます！これこそ，アクセプタンスの意味するところです――コントロールできない，望まない反応を，評価したり取っ組み合ったりしないで，あるがままに感じ取るのです。そのように自分の反応をあるがままにしておくと，それは人類としての進化の過程で獲得してきた通りの機能を発揮するのです。間違いありません――あなたの反応は有害ではありません。ただし，あなたの反応を抑制やコントロールによって避けようとする行動は，まさしくとても有害です。

痛みをあるがままに受け容れてはどうかと私たちがはじめて提案したとき，ビルさんは疑念のあまり息を詰まらせるほどでした。最初の反応は，「これほど激しい痛みを感じているというのに，これ以上何かをするように僕に期待するなんて信じられない」というものでした。そこで，ビルさんにはまず深呼吸することを勧め，それから，妻との充実した性生活，運動，教会に行くこと，家族にもっと優しく接することなどに対して，痛みが文字通りの妨げになっているかどうかを自分自身に尋ねてみるようにと伝えました。ひとしきり考えてビルさんは，実際には痛みがこれらの方向へ動くことへの妨げとなっているわけではないと気づきました。そして，今の生き方を続けるメリットと，価値に沿った行動を人生に組み込むメリットとを比較して，変わろうとするのはいくつかの項目で彼にとってとても難しいかもしれないけれど，やってみようと決心しました。

何がアクセプタンスで，何がそうでないか

「アクセプタンス」という言葉にはたくさんの異なる意味があり，なかには私たちが変えたいと思うものもあります。あなたに実践していただきたいアクセプタンスは，一番近い表現をするなら，思考，感情，記憶，感覚を，引き金となった出来事の文脈の中で，自発的，意図的に，判断しないまま認識しようとする態度と言えます。この定義で重要なのは，アクセプタンスが意図的な行為だという点です。このアクセプタンスには，つらい私的体験と思われる事柄に直面したときに，そのままじっとしていることが含まれます。実践するときには，目の前にあるものとの接触を避けるのでなく，それと一緒にそこにい続けます。また，アクセプタンスには，判断や評価をしないことも含まれます。つまり，目の前にあるものが何であっても，それと一緒にい続けようとするのです。体験していることがよいか悪いかを決めるのは重要ではありません。それは体験している通りのもので，それ以上でもそれ以下でもありません。このようなアクセプタンスは，よく「単純な気づき」と呼ばれます。

アクセプタンスのレベルは刻々と変化すると理解しておくことが重要です。アクセプタンスは結果ではなく行為なので，常に一定のレベルという

ことはありません。アクセプタンスについては，ずっと維持する姿勢というよりは，むしろあなたがとろうとする態度と考えるとよいでしょう。ヨガの難しいポーズのように考えてみてもよいかもしれません。だいたい誰でも，理想的なポーズに近づけるようにはなります。しかし，それを長時間維持できる人はほとんどいません。

◆アクセプタンスはあきらめではない

アクセプタンスを，あきらめ，または惨めな生活への屈服などと誤解しないでください。もしそうでしたら，残りの人生をうつのまま過ごすのにただ慣れてくださいと言っているようなもので，そんなことを私たちは絶対に許しません。例えば，虐待されている女性に向かって，生涯にわたって毎日夫から暴力を振るわれることを受け容れてくださいなどとは決して言いません。この女性の状況では，価値に基づく行動をいくらかコントロールすることができます。彼女が親密な人間関係に価値を置くのでしたら，選択肢はあります。そこにとどまるか，去るか，またはその間の何かができるでしょう。彼女が受け容れなければならないのは，もし何もしなければ，今までと同じネガティブな結果をこれからも夫との関係の中で受け続けるだろう，という点なのです。

◆アクセプタンスは失敗ではない

アクセプタンスは，失敗や敗北を認めることでもありません。望まない私的出来事と苦闘するのをやめるのは，今まで一度も機能しなかった何かをやめることにすぎません。アクセプタンスのこの形態は，ただ単に，その方略ではうまくいかないと認めることです。それはシャベルを手放すのに似ていて，実際には成功――状況に対してもっと柔軟で効果的な対応の仕方を育むこと――への前奏とも言えます。これがアクセプタンスと「有効性のものさし」が密接に結びついていることを意味するという点に注目してください。あなたの人生の有効性が低くなっているときには，有効性のものさしの数値が低いことだけでなく，それまでのあなたの取り組みがうまくいっていないことも受け容れなければなりません――そして次に，うまくいかない取り組みをやめたときに心の中に浮かんでくる何らかのことをありのままに受け容れる準備をしておかなければならないのです。

◈ アクセプタンスは個人的な痛みを我慢することではない

アクセプタンスが我慢と混同されている場合もよくあります。我慢とアクセプタンスを区別するには，我慢を「条件つきの」アクセプタンスと考えるとよいでしょう。我慢では，苦難や苦悩を進んで受け容れようと思っているのは，ある一定のレベルまでです。それ以上は嫌だと思っています。私たちは，歯科に行くときに我慢を実践します――例の太い針やドリルによる痛みや不快感を我慢するのは，歯科に行かないでいると，いずれは今よりもはるかに悪い結果になるからです。しかし，あなたは同時に痛みを評価してもいて，1から10までの尺度で7を超える痛みであれば受け容れないと決めているかもしれません。そうして，痛みがそのレベルを超えると，歯科医に訴えたり，痛みをコントロールするための行動に出たりするでしょう。場合によっては，その場から逃げ出すことさえあるかもしれません！　もしくは，そのときだけはとりあえず痛みを受け容れても，その歯科には二度と行かないと心に誓うかもしれません。それは将来的な回避行動にもつながります。このように，我慢はアクセプタンスの一種と言えなくもないのですが，やはり同じものではありません。

◈ アクセプタンスは心構えである

「自分が何かを受け容れているかどうかは，どうしたらわかるのですか？」とよく聞かれます。唯一の正解というものはありませんが，あなたの立ち位置を知る手がかりは間違いなくあります。例えば，個人的な痛みをもたらす何かに取り組んでいるときに，自分に向かってどのように語りかけているかは重要な手がかりです。次のような言葉を自分に向けて使っていると気づいたら，たぶんアクセプタンスの心構えにはなっていないでしょう。

- ともかく過去のことにしなくてはならない。
- この感情，思考，記憶を取り除きたい。
- 感じ方を思いのままにしたい。
- 過ぎたことは忘れなくてはならない。
- こうした考えがどこから来るのかをもっと理解しなくてはならない。
- 感じ方をコントロールできるようになりたい。

こうした言明は，痛みを伴う体験をなんとかして取り除くか支配することが目標だ，と伝えている点に注目してください。もうよくご存じですね。これは負け戦です。あなたは，痛みと格闘するか，痛みをもたらす状況を回避するかのどちらかへと誘われているのです。上記とは対照的に，次のように自分に語りかけているのでしたら，それはアクセプタンスの心構えになっていることをよく表しています。

- 今の状況に進んで取り組もう。
- この反応は気持ちいいものではないけれど，健全な自分自身の一部だとわかっている。
- この感じのためのスペースをつくることができる。
- 自分の過去と一緒に生きようと思う。
- 状況に向き合って，できることをしよう。
- この感じを抱いたままでいられるし，どのみちしなければならないことをしている。

私たちのセラピーの経験では，こうした形の自己対話は，アクセプタンスの姿勢を育んで，困難な状況や人間関係が生じたときにも，もっとずっと受容的に行動できるようにしてくれます。アクセプタンスの姿勢に沿ったこうした言明を日頃から頭の中で練習していると，反応性のマインドが出しゃばってきても対抗できる準備ができていて，アクセプタンスの心構えを保てるようになるのです。

増幅された苦悩

ACTでは苦悩と増幅された苦悩とを区別しますが，これはとても重要です。苦悩と増幅された苦悩は一緒になって，人生のネガティブな出来事，状況，人間関係などからなる，ひとつのまとまりとしての私的体験をつくり上げます。苦悩は，実際の出来事への直接的な反応として起こる，もともとの不快感です。心地よくはありませんが，抑制したり回避したりしないかぎり，自然で，結局は健全な体験です。それに対して，増幅された苦悩は，もともとの苦悩をコントロール，排除，回避しようとしてもがくときに生じる痛みです。

ビルさんの場合を見てみると，身体の慢性的な痛みを管理するという名目で日常生活の大切な側面を避けることで，増幅された苦悩を自ら生み出してしまっています。その結果として，妻や子どもたちとの緊張した関係のみならず，慢性の怒り，苛立ち，ネガティブな思考といったものが増幅された苦悩として体験されています。苦悩そのものは，本来自然で，健康や幸せを促すような決断を助ける重要なシグナルとなることが多いのに対して，増幅された苦悩は，傷つき，感情的に疲弊した状態をもたらします。もし選べるなら，ほとんどの人が，増幅された苦悩に巻き込まれてしまった状態からなんとか逃れて，もともとの苦悩だけの状態に喜んで戻ることでしょう。

エクササイズ：苦悩と増幅された苦悩

このエクササイズでは，あなたの人生に苦悩と増幅された苦悩がどのような形で影響を及ぼしているかを評価します。下のワークシートに記入しますが，まず数分かけて，最近体験した困難な状況について描写してみてください。できるだけ具体的に書きましょう。次に，その問題から生じる自然な結果としてのもともとの苦悩について書きましょう。それから，その状況の中であなた自身がどのようにして増幅された苦悩を生み出していると考えられるかについて書きましょう。あなたがとっている行動と，あなたが体験している怒り，恨み，罪悪感，恥ずかしさ，壊れた人間関係などといった増幅された苦悩について書いてください。最後に，両方の苦悩の合計を100％としたときに，もともとの苦悩と増幅された苦悩の比率がそれぞれ何％になるかを書いてください。合計は100になるはずです。こうすることで，あなたの感じている痛みが主にどこから来るかがわかるようになります。他の状況を分析したくなったら，このワークシートをコピーするとよいでしょう。

苦悩と増幅された苦悩の分析

困難な状況		
		スコア
もともとの苦悩		
増幅された苦悩		

事後確認：このエクササイズは，とても正直にならなければならないので難しいかもしれません。何を発見しましたか？　あなたが感じている痛みは，主にもともとの苦悩でしたか？　それとも増幅された苦悩でしたか？　あなたがうつに悩む多くの人たちとそれほど違わないのでしたら，痛みのほとんどが増幅された苦悩に振り分けられるかもしれません。生活を妨げているという意味で最もトラウマ的に感じられるのは苦悩のどの部分なのかを自分自身に尋ねてみましょう。ほとんどの場合，もともとの苦悩やそれを思い起こさせる

ものを抑制，コントロール，回避しようとすることが増幅された苦悩を生み出します。それがあなたにも当てはまるのでしたら，「苦悩は人生があるべき姿になっていないことを意味する」という，一般に信じられている考えに染まった人はあなたの他にもたくさんいると知ることが大切です。そうした信念が，うつに悩む人の人生の中でどのように影響を及ぼしているかを理解するために，ビルさんがこのエクササイズをしたときの回答を見てみましょう。

ビルさんの「苦悩と増幅された苦悩の分析」

困難な状況	慢性の痛みがあって，以前していたことができなくなった。	
		スコア
もともとの苦悩	ほとんどいつも痛みを感じていて，以前していた活動ができなくなったことが悲しくて腹立たしい。	20
増幅された苦悩	この痛みがもたらしたひどい仕打ちのすべてを，進んで受け容れようとは思わない。その代わり，悪夢としか言えないこの状況の中で医者や雇用主が自分をいかになおざりにしてきたかについて，何度も繰り返し考える。障害への恐怖が，仕事に復帰するのを妨げるがままにしてきた。何よりも悪いことに，妻や子どもたちとの望ましい関係にまで痛みが干渉してくるのを許して，今では彼らが自分のことをもう愛してくれていないのではないかと心配になっている。	80

概括：ビルさんの回答からは，不運だけれども珍しくはない人生の状況をトラウマ的なものに変えてしまうのは，苦悩に対してその人自身がとる態度だということがわかります。またもや，回避のパラドックスです――苦悩を受け容れたくないとなれば，あなたは抑制またはコントロールを強めようとします。しかし，抑制しようとすればするほど，結果として生まれる増幅された苦悩はますますトラウマ的なものとなります。では，ちょっと考えてみてください――増幅された苦悩を生み出さずにいられるようになりますが，そのためにはもともとの苦悩をあるがままにしなければならないとしたら，この取引には進んで応じますか？　もしこの話に関心がおありでしたら，次を読み進めてください。取引の仕方をご紹介しましょう。

ウィリングネス：回避に代わる立場

ACTでは，ウィリングネス（進んでしようと思うこと）とアクセプタンスの概念はとても近しい仲間同士として考えられています。ウィリングネスについては，困難な状況へも入っていきながら，回避と抑制ではなくアクセプタンスの姿勢でいようとすること，と考えるとよいでしょう。ウィリングネスがあると，恐れているものに正面から向き合えるようになります。向き合ってからする行為が，アクセプタンスです。ウィリングネスは，自発的で意図的な行為です。そうならざるを得ません。なぜなら私たちは賢いので，避けようと思えば，体験したくない状況を避けられてしまうからです。一般的には，ウィリングネスが低いと，増幅された苦悩は大きくなる傾向にあります。

エクササイズ：ウィリングネスとアクセプタンスの計画

このエクササイズでは，ウィリングネスのための計画を立てて日常生活の中で実践できるようお手伝いします。ここでは，先のエクササイズの結果を用います。目標は，増幅された苦悩を生み出しているとあなた自身が見極めた状況の中でウィリングネスとアクセプタンスを実践しながら，先の結果のスコアを，増幅された苦悩の欄からもともとの苦悩の欄へと移し始めることです。

まず，先のエクササイズから，もともとの苦悩と増幅された苦悩について書いたことを以下のワークシートに書き写して，1日目の欄にそれぞれの苦悩ごとのパーセンテージを記録しましょう。次に，ワークシートの下の部分に，あなたが実践しようと計画している行動で，ウィリングネス（状況に入っていこうとすることを意味する場合が多い）とアクセプタンス（気づきの中に現れてくるものをあるがままにすること）の姿勢を示すものを，それぞれ具体的に書きましょう。また，状況の中でコントロールできることとできないことも書いておくと，進んで受け容れなければならない対象が何かがはっきりして，役に立ちます。

計画を１週間実践したら，このエクササイズに戻ってきて，もともとの苦悩と増幅された苦悩の割合を示すパーセンテージを改めて記録してみましょう。数値が改善しているのではないでしょうか？　もし改善していなかったら，友人とこのことについて話し合ってみると効果的かもしれません。実践をもっと積むだけでよい場合もあるでしょうし，計画を見直したほうがよい場合もあるでしょう。

ウィリングネスとアクセプタンスの計画

		スコア	
		1日目	7日目
もともとの苦悩			
増幅された苦悩			
ウィリングネスとアクセプタンスの計画			

事後確認：１週間実践してみて，結果はいかがでしたか？　スコアが，増幅された苦悩の欄からいくらか出ていったでしょうか？　そうなっていなかったとしても，恐れずにまた別な方略について，「ウィリングネスとアクセプタンスの計画」を立てて実験してみましょう。このプロセスが他の人ではどのように進んでいったかがわかるように，ビルさんが記入したワークシートを以下に示します。

ビルさんの「ウィリングネスとアクセプタンスの計画」

		スコア	
		1日目	7日目
もともとの苦悩	ほとんどいつも痛みを感じていて，以前していた活動ができなくなったことが悲しくて腹立たしい。	20	35
増幅された苦悩	この痛みがもたらしたひどい仕打ちのすべてを，進んで受け容れようとは思わない。その代わり，悪夢としか言えないこの状況の中で医者や雇用主が自分をいかになおざりにしてきたかについて，何度も繰り返し考える。障害への恐怖が仕事に復帰するのを妨げるがままにしてきた。何よりも悪いことに，妻や子どもたちとの望ましい関係にまで痛みが干渉してくるのを許して，今では彼らが自分のことをもう愛してくれていないのではないかと心配になっている。	80	65
ウィリングネスとアクセプタンスの計画	医師が勧めてくれた，慢性疼痛に苦しむ人々のためのクラスに参加してみよう。最初の集まりで，みんなの前で自分の価値を読み上げよう。		

概括：ビルさんには，クラスに参加しても何かが変わるとはとても思えませんでした。それでも，とにかく試してみることにしました。難しいとは思いつつも，最初の集まりで自分の価値についてはっきりと話すことで，増幅された苦悩のスコアを下げられないかどうか試してみようと決めたのです。はっきりと話すことで，自分の価値を再確認できるだけでなく，目標を公にするときのように，価値に対していっそう責任を引き受けた感覚になるかもしれません。実際に話してみると，クラスではたくさんの積極的な支持が得られて，同時にクラスメートたちは，ビルさんの「ウィリングネスとアクセプタンスの計画」の実施に強い興味を示しました。このことでビルさんは，自分がかつて職場のリーダーであり，アイディアあふれる発案者だったことを思い出しました。

エクササイズ：ウィリングネス，うつ，活き活きとした感じの日記

ウィリングネスのレベルを観察し始めると，それが絶えず変化していることに気づくでしょう。しかし，現代の日常生活の中では，そうした微妙な動きに注意を向け続けるのは，たとえそれが活き活きとした生活を送るための重要な要素だったとしても，実際にはとても難しいものです。そこで，ウィリングネスのレベルを毎日観察するために，何らかの方法が必要になります。次の日記形式のワークシートは，その点で役に立つでしょう。日記を続けられるように，空白のワークシートをコピーしておくとよいかもしれません。

一日の終わりに，その日一日のあなた自身の対応を思い返して，ワークシートに記入しましょう。「W」と書かれた欄にはウィリングネスについて，「D」の欄にはうつについて，「V」の欄には活き活きとした感じについて，それぞれの評価を記入します。「まったくない」の1から，「とても高い」の10までの10段階尺度を使ってそれぞれ評価してください。はじめに，望まない，苦悩となりうることでも進んで体験しようとしたかどうかのウィリングネスレベルを，その日一日を通じて評価しましょう。メモ欄には，あなたのウィリングネスレベルの高さや低さに影響したかもしれない要因を，どんなものでも書いておきましょう。次に，うつのレベルを評価して，先ほどと同じように，うつのレベルを押し上げたり押し下げたりしたどんな要因でも，メモ欄に書きとめましょう。3番目の評価は最も重要です。その日のあなたの活動には目的があって有意義だったとどの程度感じられたかを示す数字を記入して，メモ欄には，活き活きとした感じの高さまたは低さに影響したことを何でも書き込んでください。特に，ウィリングネスや活き活きとした感じのレベルが高かった，自発的で自然な瞬間については，どんなものでもかまいませんので詳しく記しましょう。そのとき，何をしていたらウィリングネスや活き活きとした感じが高まりましたか？

私のウィリングネス，うつ，活き活きとした感じの日記

日	W	メモ	D	メモ	V	メモ
1						
2						
3						
4						
5						
6						
7						

W＝ウィリングネス（1-10），D＝うつ（1-10），V＝活き活きとした感じ（1-10）

事後確認：日々のウィリングネスレベル，うつのレベル，活き活きとした感じの間には，どんな関係がありましたか？　ウィリングネスと活き活きとした感じの評価が毎日変動することに気づきましたか？　それは，ウィリングネスを実践し始めたばかりの時期にはよくあることです。ウィリングネスと活き活きとした感じをぐんと高めたかのように思われるのは，どんな出来事でしょう？　また，ウィリングネスのレベルが下がったのは，何によるものですか？　ウィリングネスを引き下げる要因に気づいたら，そうした要因が活発なときに使える新しい「ウィリングネスとアクセプタンスの計画」を練っておくのもひとつの方法です。

　日記形式のこのエクササイズがどのように進められるかを感じ取っていただくために，ビルさんの例を見てみましょう。たった１週間真剣に取り組むだけで，どれほど多くの情報が得られるかがわかるでしょう。

ビルさんの「ウィリングネス，うつ，活き活きとした感じの日記」

日	W	メモ	D	メモ	V	メモ
1	1	疑いがたくさんある。痛みがとてもひどい。自分が嫌になる。	10	一日のほとんどをソファに寝そべって過ごす。	3	自分が大切にしている価値について改めて考えてみた。詩や聖書を読んだ。
2	3	痛みがあっても何ができるかを考えた。	7	午前と午後にしばらく外出。日差しを浴びることができた。	4	さらに多くの詩を読み，自分でも書いた。自分から言い出して，妻と一緒に庭作業をした。
3	4	価値についてもっと書き出してみた。	7	痛みに悩む人のクラスへの参加を決めた。	4	妻や子どもたちにクラスについて話した。
4	5	家族についての価値を，子どもたちや妻と分かち合った。	6	クラスのみんなは応援してくれて，いつでも支えになると言ってくれた。	5	妻にクラスについて話し，自分が行動し続けられるように助けてほしいと頼んだ。
5	4	痛みが増えた。自分をこんなにひどい状態に陥れた人生と医者たちへの怒りが強くなった。	8	一日中ほとんどテレビを観て過ごした。つまらなくて，人生が行き詰まっていると感じる。	3	痛みについてなるべく考えないようにしている。積極的になろうとしている。
6	8	外に出てウォーキングと活動をする日を計画することにした。	2	午前と午後に外出し，友人に電話をかけた。	7	人生でどこに向かいたいかは，自分で選べる。私は囚人ではない。
7	9	クラスメートに声をかけてコーヒーを一緒に飲み，妻を映画に誘った。	2	午前と午後に外出した。鎮痛薬はそれほど必要なかった。自分にも居場所がある気がした。	8	妻としばし抱擁。自分にもできる，と思った。

概括：ビルさんの日記からわかるように，ウィリングネス，うつ，活き活きとした感じに対する評価は，あるパターンを示しながら一緒に揺れ動きがちです。ウィリングネスが高まると，うつが和らぎ，活き活きとした感じは高まる傾向にあります。全体としては改善傾向が見られますが，ビルさんの日記には，ウィリングネスのレベルが落ちてうつが強まった日も示されています。これはよくあることで，一時的な後戻りは誰にでも必ず起こるものです。素晴らしいことにビルさんは，そこで努力をやめてしまわないで，ウィリングネスを取り戻すための効果的な方略を，体験に基づいて考え出そうとしています。

●ビルさんの活き活きとした人生への旅

「ウィリングネスとアクセプタンスの計画」を実行してみて，ビルさんは，クラスメートとの社会的なつながりが楽しいこと，クラスに集中しているときは痛みがどうやら和らぐようだということに気がつきました。映画を観に行ったところ，慢性疼痛に悩まされるようになった当初は上映時間の途中からほとんどずっと強い痛みを感じたものですが，今回はそのようなこともなく，座り続けていられることに驚きました。ビルさんは，それまではひとりで映画に行っていたことに気づきました。そして，今回は妻と一緒に来ていること，彼女との関係をよくしようとして痛みを感じることにもウィリングネスを発揮した点が違ったのだろうか，と考えました。ビルさんは日々の活動を計画して，自分が望むような人生の領域に注意を向けるようになり，子どもたちとの有意義な時間をより多く持つこともそこに含まれました。そして，一日の早い時間なら子どもたちと一緒に公園に行けるとわかりました。その時間帯なら，帰ってきてから計画的に休憩して体力を回復させることができるのです。

これからも生涯にわたって痛みを感じ続けるだろうという事実を受け容れつつ，ビルさんは，日に数回のストレッチをして痛みを管理することを日課にし始めました。運命に対して感じる怒りと苦闘することもまだあって，痛みが激しく燃え上がるような日には特にそうでした。それでも，痛みがあっても計画した活動を続けました。妻との関係は以前よりもずっとよくなり，彼がまるで生まれ変わったようだと彼女が言ってくれるまでになりました。ビルさんは，うつから抜け出す道を歩み始めたのです！

ACTへの秘訣

☞ 価値に沿った人生を生きる際の特に難しい側面のひとつは，何が変えられて，何が変えられないのかを見分けられるようになることです。

☞ 変えられないことは，受け容れなければなりません。

☞ 自発的な感情，思考，イメージ，身体感覚といった内的出来事は，ほとんどの場合，直接コントロールできません。あなたの個人的な歴史，あるいは他人の行動や態度もコントロールできません。

☞ 最もコントロールできるのは，人生の状況にかかわらず，自分の大切な価値を促すやり方で行動すると決めることです。

☞ 苦悩を避けるよりも，むしろ価値のためなら進んで苦しもうと思うことで，増幅された苦悩が発生するのを防ぐことができます。

☞ ウィリングネス，うつ，活き活きとした感じの間の関係を理解すると，日々のウィリングネスのレベルを意識的に高め，それによって活き活きとした感じも高めることができるようになります。

☞ 活き活きとした人生を求めてウィリングネスとアクセプタンスの実践に集中すれば，うつの出る幕はなくなります！

コーチより

立ち位置を定めましょう——あなたが誰で，どのようになりたいのかを伝える立ち位置です。そこにしっかりと踏みとどまって，深呼吸をして，そして帆を調整できるように準備してください。力強く進んでいます。風に任せれば，風はどこに向かうべきかをちゃんと知っています！

予　告

次の章では，あなたのマインドがどのようにしてあなたをだまし，アクセプタンスとウィリングネスの姿勢を失わせるかをご覧に入れましょう。反応性のマインドと賢いマインドの問題に立ち戻って，あなたにとっての最も困難な状況をどう取り扱うべきかについて，それぞれのマインドが何と言うかを比較します。反応性のマインドの心理的なトリックを見抜く方法を学んで，賢いマインドが意識的に力強く活動できるようにしましょう！

第8章

ステップ3：マインドを観察しよう

おまえが長く深淵を覗くなら，深淵もまたおまえを覗き返す。
——フリードリッヒ・ニーチェ

回避は，うつにつながりかねません。前章では，そうした回避に代わる別な姿勢を紹介しました。変えられないものと苦闘するのではなく，むしろそれを受け容れる姿勢です。また，何が（どんな種類のものが）変えられて，何が変えられないかについても議論しました。基本的に，最もコントロールできるのは，あなた自身の行動や行為です。英語のことわざにもあるように，「嫌ならその場を離れる（vote with your feet）」ことができるのです。それに対して，苦しい状況であなたの中に自然にわいてくる思考，感情，記憶，身体感覚といったものは，それほど簡単にはコントロールできません。ましてや他の人のこととなると，どれほど深く気にかけていたとしても，彼らの意見，信念，行動は，まずコントロールできません。コントロールできないものは，ありのままに受け容れるのが最善です。痛みが伴うかもしれませんが，そうしたものも，健全で活き活きとした人生の一部なのです。

ルール追従：アクセプタンスの大敵

ウィリングネスとアクセプタンスの態度をとるといっても，理屈では簡単そうでも，実際には難しいものです。受け容れようと思いながら状況に臨んでも，気がついてみると不快な心の体験を抑制したり取り除いたりしようとしていた，などということもあるでしょう。あなたのマインドは，周りの世界で起こる困難な出来事や問題に取り組むときにはとても役立ちますが，内面の出来事に適用されると，大きな葛藤の原因になることがあります。実際に，個人的な問題や痛みを扱う場合には，マインドは最大の敵になるかもしれないのです。

例えば，あなたが今の仕事をまったく好きではなくて，違った職業に就くために，大学や職業訓練校に戻って必要な教育や訓練を受けたいと思っているとします。前回，あなたが仕事を続けるかたわらで学校へ通おうとしたときには，勉強についていけませんでした。そのときと同じ状況に立とうとするのは，もう一度失敗するリスクを負うことを意味します。もしもあなたがうつにかかっているのでしたら，あなたの反応性のマインドはおそらく次のように提案してくるでしょう――勉強で苦しまないようにするには，学校へ行くのをやめるか，目標を下げるかしたほうがよい，と。ところが，ここで反応性のマインドのアドバイスに従うと，最終的にはあなたの価値に沿わない人生を送ることになってしまいます。確かに失敗の可能性は避けられるでしょう。しかし，人生を大切な価値の方向へと向け続けるための舵取りも放棄することになるのです。

マインドの語りかけに注意を向けると，このような状況では皮肉にもかえってマインドレスになりやすくなります。苦痛をもたらすどのような出来事からもとりあえず身を引くことで，自動的に自分を守ろうとするのです。あなたがその状況で何も考えていないという意味ではありません。そうではなく，あなたの思考が，感情を掻き立てがちで硬直的なルール――

つらい思考，感情，記憶，その他の望まない内的体験がもたらす（たいていは大げさに解釈された）危機についてのルール——に執着している，ということです。反応性のマインドとそれが提示するルールからあなた自身を引き離せないと，柔軟に対応しにくくなります。そして，例の穴から出られなくなってしまった人のように，いつもの古びたシャベルを拾い上げて，またもや掘り始めるのです。ACT では，この心理的な罠を「ルール追従」と呼びます。ルール追従の罠にかかってしまうと，実際に機能する方略ではなくて，機能するはずの方略を使うようになります。

この章とそれに続く３つの章では，マインドがあなたをルール追従へと引き戻すときのさまざまな方法を見分けられるようにします。目標は，マインドに引きずり込まれそうになる傾向と闘えるようにすることです。そうすれば，「今」の中にとどまり，機能的に行動して，人生をよりよいものにしていけるでしょう。

マインドがあなたをフィッシング詐欺で狙っている！

この十年を洞窟の中で暮らしてきたのでもなければ，インターネットは生活の一部になっているでしょう。インターネットがもたらした情報社会の中で，情報を得て，知識を伝え，現実世界でコミュニティをつくっていく私たちの能力は，途方もなく大きな影響を受けて，ほとんどの部分で有意義な方向へ押し広げられたと言えます。それでも，この強力な道具には負の側面もあります。個人情報の窃取が個人の安全をゆるがす大きな脅威となりました。そして，その目的のために使われる基本戦略のひとつがフィッシング詐欺です。フィッシング詐欺では，まず電子メールが送られてきます。メールの内容は，あなただけに向けられたとても魅力的な通知（「熱帯の楽園にカップルを無料で招待する旅に当選されました！」），または，あなた個人についてのとても不快な通知（「あなたのクレジットカードが何者かによって使用されたようです」）のどちらかです。この通知には，個人情報を提供するようにとの要求が付いてきます。フィッシング詐欺の主な戦略は，狙った相手の中に何らかの強烈な感情を生み出しておいて，考えるよりも先に個人情報を提供させることです。これは，マインドレスな行動の見本と言えます。求められた情報を提供するときには間違いなく複雑な作業をこなしているのですが，フィッシング詐欺に引っかかっている場合には，それを自動的に，十分認識しないまま行っているのです。

インターネットと同じように，あなたのマインドも，あなたが人間として持っている道具袋に加えるには，途方もなく有意義な一品と言えます。マインドの役割は，生存に役立ち，最善の利益を促しうる情報を絶えず流し続けることです。科学的に証明されたわけではありませんが，一日のうちに通常私たちが体験する思考，感情，記憶，感覚の数は，明らかに天文学的なものとなるはずです。しかし，認識の背後では，あなたは自動的かつ継続的に膨大な情報の流れを整理しながら，重要で有益な情報はどれで，どれはそうでないかを区別しています。マインドが流してくる細かい情報のひとつひとつまで意識的に評価しなければならないとすると，あなた自身は膨大な情報量に文字通り麻痺してしまうでしょう。つまり，マインドが流してくる情報の受け手としてのあなたは，一番役に立つ情報を探し出して，それ以外は受け流す必要があるのです。

マインドが言うことの多くは，あなたの生存のためにすぐにも役立ちます。例えば，道路を渡る前に車をやり過ごせ，というようなことです。このたぐいの情報を無視すると，かなり短命に終わってしまうことでしょう。ここが，マインドを持つことのややこしい部分です。実生活では，マインドのアドバイスに耳を傾けるべき場面が数多くあって，ときにはマインドが何をしているのか分析しないままそうしなければならない場合もあります。かといって，マインドがすべてにおいて正しいわけではありません——しかも悪いことにマインドは，動揺しているときのようにあまり役に立たない場合でも，とりあえずついてきてしまうのです。こうしたときこそ，マインドのフィッシング詐欺に引っかかりやすくなります。マインドはあなたを思考，感情，記憶，感覚に執着させて，ネガティブさを徐々に高めます。あなた自身にとって好ましくない方法で，自動的に反応させてしまうのです。

フィッシング詐欺にかかって，うつの罠にますます引き込まれる様子がよくわかる例は，反芻（はんすう）――つまり，なぜうつになってしまい，なぜそこから抜け出せないのかについて，いつまでも考えをめぐらせる状態です。これはうつになった人たちによく見られる問題です。マインドのフィッシング詐欺の例で言えば，感情を掻き立てる３つの疑似餌が反芻を引き起こします――１つ目は，うつなのだから私は他の人とは違っている，というマインドの語りかけです。２つ目は，うつからポジティブな状態へと意識的に変えることで自分が普通だと示してみせるべきだ，また私にはそうする力がある，という語りかけです。そして意志の力で直接気分をコントロールできなかったときには，３つ目の疑似餌で引っかけようとします――私にはどこかとても病んだ部分があるに違いない，この個人的な弱みがどこから来るのか，すべて分析しなければならない，という考えです。

◆ フュージョンへと引き込むフィッシング

フィッシング詐欺であなたを狙うとき，マインドは，あたかも正真正銘の，大文字から始まる絶対的真理（Truth）を告げているかのように装います。インターネット上のフィッシングと同じように，マインドは，与えられた情報が掻き立てる感情の高まりに乗じてあなたを引きずり込もうとします。思い出してください，これはフュージョンです。フュージョンすると，あなた自身とあなたのマインドを区別できなくなります。あなたは文字通り，自分の思考，感情，記憶，イメージ，身体感覚そのものになってしまいます。このとき，マインドが生み出したものを選り分けて，どの情報が「今，ここ」でとるべき行動を決めるうえで役に立つのかを判断するはずの**あなた**はどこにもいません。観察者の立場を失うと，アクセプタンスは実践できなくなってしまいます。代わりに，どれほど試しても一度もうまくいかなかったことでも，マインドが出してくる指示に従うようになります。言語マシンとフュージョンするのは，自分の思考をただ持っているのではなく鵜呑みにしていることを意味するので，この動揺した状態では，ウィリングネスとアクセプタンスを実践するのはかなり難しいでしょう。

◆ フィッシングで狙われているサイン

面白いことに，インターネット上のフィッシング詐欺に引っかかるのを防ぐ効果的な方略は，マインドがあなたをフィッシング詐欺で狙っている場合にも役立ちます。それは次のように機能します——まず，一歩下がって何が起こっているのかを観察し，衝動的に飛びつくことがないようにします。次に，受け取ったメッセージをよく吟味して，それが偽の情報だと示すサインがないかどうかを見ます。では，一歩下がりましたね。ここで，マインドが偽りの情報であなたをフィッシング詐欺にかけようとしていることを示す確かな警告サインをいくつか見ていきましょう。

- あなたがどんな人間かについて，ネガティブなメッセージを送ってきている：「私は，敗者だ」，「太っていて醜い」，「かわいげがない」，「どこか基本的な点で欠陥がある」
- 何を考え，感じ，記憶し，感じ取ってよいか，またはいけないかについて語っている：「夫婦仲を睦まじく保ちたいのなら，相手に対して怒りを感じてはいけない」，「幸せになりたいのなら，子どもの頃のことを考えてはいけない」，「家で自分のニーズを満たそうなどと考えてはいけない。それは自分勝手だ」
- 個人的な問題に向き合って解決しようとすれば何が起こるかについて予言する：「叱れば，子どもたちは私を嫌うだろう」，「この問題を上司に話せば，降格かクビになるだろう」，「友人と論争しても，前回と同じように負けるだろう」

- 人生を今どう生きているかと，本来どう生きるべきかを比較しようとする：「人生でこれだけよいことに恵まれているのだから，もっと幸せに感じるべきだ」，「感情と格闘するために人生でずいぶん多くを無駄にしてきたのに，今なお気分がすぐれない」，「仕事では何も達成できていなくて，自分の可能性を無駄にしてしまった」
- あなたが人生をどう生きているかと，他の人がどう生きているかとを比較しようとする：「他の人はずっとうつにかかったままのようには見えない。ならばどうして私はそうなのだろう？」，「他の人はみんな人生の方向性を持っているように見える。なぜ私にはそれがないのだろう？」，「他の人たちは，私と比べると，人間関係を難なくこなしているように見える」
- あなたが過去に犯した間違いに注目して，有意義な人生を決して送れないことの証拠として挙げる：「ふたりの子どもたちを前の夫に渡してしまった自分を絶対に許せない」，「夫の虐待をあまりにも長く受け続けて二度と消えない傷を負ってしまったのだから，新しいパートナーがいつか見つかるなんてことはないだろう」，「10年間もアルコール依存症だった自分を決して許せない」
- 他の人はあなたがどれほどひどい状態かを見抜けるし，彼らに助けを求めてはいけないと主張する：「パーティーに行けば，私がうつだということが周りの人にもわかってしまう」，「友人を訪ねていって，自分の抱える問題で厄介をかけるべきではない」，「教会へ行って，自分がどれだけ不幸かを知られるのは屈辱だ」

フィッシングに使われるこうした疑似餌には共通の性質があって，それを見分けられるようにならなければなりません。第一に，マインドがあなたに伝えてくる情報は，傾向として白黒はっきりした言葉遣いで，ネガティブで，極端です。第二に，こうしたメッセージは，実生活で起こっている状況を回避するように促します。第三に，そしてこれが最も重要なのですが，情報は，「私は」の形式で送られてくるので，まるであなたがあなた自身について語っているかのような印象を与えます。しかしこれは実際には，あなたのマインドがあなたに語りかけているのを，あなたがあなた自身に語りかけているかのように思わせているのです。マインドは情報を伝えてきますが，あなた自身は，それに基づいて行動することもできますし，それを無視することもできます。ところが残念ながら，フィッシング詐欺にかかるとこの違いがとても見えにくくなって，完全にわからなくなってしまうこともよくあります。あなたのマインドが得意とするフィッシング詐欺の疑似餌をあらかじめいくつか知っておくとよいでしょう。そうしておけば，闇が濃いときにも疑似餌を見分けやすくなるはずです。

エクササイズ：フィッシング疑似餌

ちょっと時間をとって，たった今説明したマインドのフィッシングの疑似餌にあなた自身が引っかかったかもしれないと感じる状況を，過去と現在について考えてみてください。その「情報」が具体的にどのような形をしているのか，できるだけ詳しく書き出してみましょう。ニックネームの欄は，今はまだ記入しないでおいてください。この章の後のほうで戻ってきます。

私のフィッシング疑似餌

私のネガティブな個人的性質や短所についての情報：	ニックネーム：
何を考え，感じ，記憶し，感じ取ってよいか，またはいけないかについての情報：	ニックネーム：

個人的な問題に向き合って解決しようと踏み出したときに起こる，将来のネガティブな結果についての情報：	ニックネーム：
人生を今どう生きているかと，本来どう生きるべきかとを比較する情報：	ニックネーム：
私が人生をどう生きているかと，他の人がどう生きているかとを比較する情報：	ニックネーム：
過去の個人的な失敗に注目して，それがあるために有意義な人生は送れないと伝える情報：	ニックネーム：
私がいかにひどい状態かが他の人にもわかると伝える情報：	ニックネーム：
個人的な問題で他の人をわずらわせるべきではないと伝える情報：	ニックネーム：

事後確認：エクササイズをして何がわかりましたか？ 複数のカテゴリーに繰り返し現れる特定の主題はありましたか？ ある種の疑似餌は真実を表しているのではないかと自問自答したのではありませんか？ それこそが，疑似餌があなたにさせることです。つまり，鵜呑みにさせておいて，いったん引っかかったらもがき苦しませるのです。もがけばもがくほど，針はますます深く食い込みます。

●ヘレンさんの話

ヘレンさんは27歳のアフリカ系アメリカ人です。母親は彼女が13歳のときに亡くなり，ヘレンさんは青春期の残りを，車の販売員で飲酒問題のある父親と過ごしました。父親は，二番目の妻が亡くなるとさらに苛立ちやすくなり，家に引きこもりがちになりました。ヘレンさんの体重が16歳頃から増え始めると，父親は家族や友人の前で彼女をあざ笑うようになりました。みんなのように外へ出て運動をしろとか，目にしたものを片っ端から食べるな，などと言いました。ヘレンさんがダイエットをしていくらか体重が減ったときでも，批判的で棘のあることを――「ごつごつしている」とか「ずんぐりだ」などと――言い続けました。ヘレンさんはその頃からうつの症状を経験し始めて，今日まで苦しんでいます。

高校時代の成績がそれほどよくなかったため，ヘレンさんは，自分は大学へ進学するほど賢くないと考えました。20代前半に恋人が何人かできましたが，いずれもやがて離れていきました。恋人のひとりは言葉による虐待が激しく，彼女の外見について一度ならず悪口を言いました。ヘレンさんは4年前からデートをしなくなりました。今は銀行の出納係として働いていて，仕事は好きですが，職業としてあまり発展性がないのではないかと心配してもいます。ヘレンさんがACTの「フィッシング疑似餌」の自己点検表を記入してみると，マインドが彼女をどのようにフィッシング詐欺にかけているかについて，興味深い発見をいくつかしました。

ヘレンさんの「フィッシング疑似餌」のワークシート

私のネガティブな個人的性質や短所についての情報：

扱うのが一番難しい情報は，自分が太っていてあまり価値のない人間だというもの。自分がそれほど賢くないという考えにもとらわれる。こうしたメッセージといつも闘っていないといけない。

何を考え，感じ，記憶し，感じ取ってよいか，またはいけないかについての情報：

何かのきっかけで子どもの頃の記憶がよみがえると，本当に動揺する。父に言われてきたいろいろな言葉や，母が亡くなったときのことは特にそうだ。前向きでいよう，過去には戻ってはいけないと，とても努力している。このドツボにはまって動揺しているときでも，父がうんざりした視線を向けているのが目に浮かぶ。私が太っていると言う父の声さえ聞こえてくる。

個人的な問題に向き合って解決しようと踏み出したときに起こる，将来のネガティブな結果についての情報：

内緒だけれど，人生で一番望んでいるのは，ありのままの私を愛してくれる男性にめぐり合うこと。でも，誰かとデートをしようと思うと，太っているせいで今度もまた嫌われる，という考えにとらわれる。もっと悪くすると，ありのままの自分を愛してくれる人に出会っても，彼は私を残して死ぬかもしれない，とも考えてしまう。こうした考えは完全に正しいように思えて，死ぬほど怖くなる。

人生を今どう生きているかと，本来どう生きるべきかとを比較する情報：

とうに結婚しているべきだという考えにとらわれてしまう。パートナーを見つけられないなんて，いったい私のどこが悪いのだろう？　どうしても幸せを感じられないみたいだし，そのことでも自分を責めてしまう。いつも悲しそうにしている私とかかわりたいと思う人なんて，いるわけないじゃない？

私が人生をどう生きているかと，他の人がどう生きているかとを比較する情報：

仕事仲間のほとんどが結婚していて，子どももいるという事実に胸が苦しくなる。彼らがうらやましい。とても幸せそうで，満ち足りた人生を歩んでいるように見える。自分は悪い意味で違っている——よい人生なんて本当の意味では送れない——という感覚にとらわれて，手持ちの札そのものがはずれなのだから，どうプレイしても結果は同じと考えてしまう。

過去の個人的な失敗に注目して，それがあるために有意義な人生は送れないと伝える情報：
太ってしまったことと，体重の問題にこれまで一度も取り組もうとしてこなかったことについて，自分を責め続けている。そうなったのは母の死があまりにも悲しかったからだと思う。もうひとつの大きな過ちは，高校時代に成績をあまり気にかけなかったこと。仕事では行き詰まっていて，もっとよい仕事には決して就けないだろうというイメージにとらわれる。たぶん一番悪い思い込みは，母を失ったのはどういうわけか自分のせいだ，というもの。
私がいかにひどい状態かが他の人にもわかると伝える情報：
自分が幸せではないと他のみんなにわかってしまう，という考えにとらわれている。仕事中に泣き出して，気を取り直すためにトイレに行かなければならないことが何度かあった。他の出納係たちも絶対に気づいたと思う。私がいないところで噂話をしているだろう。結婚式に出席したときにいつも考えるのは，仮にいつか自分が結婚できたとしても，私には母がいなくて父との関係もうまくいっていないことをみんなは哀れに思うだろう，ということ。
個人的な問題で他の人をわずらわせるべきではないと伝える情報：
そもそもこの領域では，疑似餌もそれほど仕掛けられていないみたい。話をする相手があまりいないのだから。それに話したとしても，私を助けられるとは思えない。一番強く私をおびき寄せるのは，むしろ私の中にある孤独感だ。

概括：ヘレンさんの反応は，マインドのフィッシング詐欺にさまざまなレベルで引っかかっている人の典型と言えます。彼女が対処している情報には，人として魅力がないと伝えるものだけでなく，仕事で行き詰まっている，救いようもなく孤独だ，と伝えるものもあります。疑似餌は憂うつな未来像を示してみせます。ヘレンさんがそれに執着し始めると，ありとあらゆるネガティブな感情，感覚，記憶を体験し始めるのです。

◈ フュージョンがフュージョンを生む仕組み

フィッシング詐欺の最もたちの悪い側面は，ひとたびマインドとフュージョンし始めると，そのプロセスのスピードとエネルギーがどんどん大きくなることです。核爆発にエネルギーを供給し続ける連鎖反応に似ているかもしれません。フュージョンが起これば起こるほど，反応の熱，光，そして爆発規模が大きくなります。心理的フュージョンのプロセスに当てはめて考えると，これは**ラチェット効果**と呼ばれるものをもたらします。つまり，ひとたびフュージョンが始まると，それを推し進める力がどんどん高まり，プロセスを逆転させることはますます難しくなるのです。実際に，あなたがマインドとフュージョンすればするほど，マインドも，あなたともっとフュージョンしたがるのです。

◈ 癇癪を起こす子どものようなマインド

幼い子どもを連れてデパートに来ているとしましょう。子どもははじめのうちは行儀よくしているので，あなたはその子の居場所だけを確認しています。しかし，子どもはやがておもちゃを見つけ，とてもとても欲しがります。買ってとねだりますが，あなたは駄目だと言います。子どもは癇癪を起こして泣き叫び，ぴょんぴょん飛び跳ね，物を投げ始めます。そこであなたは監視モードからコントロールモードに切り替えます。駄々をこねるのをやめるように言いますが，火に油を注ぐだけです。近づいていって，断固とした調子でやめなさいと言います。しかし，ますます強い抵抗に遭います。子どもは叫び声を上げながら，突進してきたり走り去ったりします。制止するために抱え上げます。子どもがその制止から逃れようとして手足をばたつかせ，叫び，泣くときに，あなた自身も顔が赤くなるのを感じます。この騒動で，店に来た本来の目的——買い物——が中断しています。

あなたのマインドも，ときに癇癪を起こす子どものように振る舞います。はじめに感情を揺さぶるような何かを出してきて，あなたの注意を引こうとします。癇癪を起こす子どもを相手に言い返し，脅し，説得し，落ち着かせようとする親と同じように，あなたも，マインドの振る舞いに注意を向けることで，コントロールしたりやめたりしたいと思っている事柄そのものに報いて，それを強化することになってしまいます。苦痛をもたらす情報のかけらとあなたがフュージョンしていると知ると，マインドは，同じたぐいの癇癪をもっとよこしてきます。それはひょっとしたら，同じ種類の問題に関連した別の情報かもしれません。だからこそ，うつの負のスパイラルに巻き込まれると，ひとつのネガティブな考え，感情，記憶，感覚から別なそれへと，次々と飛び移っていくようになるのです。

では，この悪循環への対抗手段はどのようなものでしょう。子どもが癇癪を起こしたとき，一番よいのは，先のような意地比べに子どもをかかわらせないことです。それよりも，子どもをすぐに店の外へ連れ出して車に乗せてしまうのです。そこでは，子どもの望ましくない振る舞いに対して報酬は与えられません。一方，車の外にいるあなたは，窓越しに子どもを穏やかに観察することができます。この「タイムアウト」の文脈では，子どもには自分自身で落ち着きを取り戻すための時間があります。また，タイムアウトを行っている大人としてのあなたは，子どもの様子をしっかりと認識していますが，機能しない行動を，取っ組み合いを通じて助長することがありません。

マインドとのフュージョンに関しても，同じ原理が成り立ちます。このプロセスが限度を超えたら，マインドをタイムアウトさせることができます。その状況にいる「人間」として，あなたはマインドがいまだにものすごい速さでまくしたてていることに気づいています（タイムアウトされた子どもが一時的にますます声を張り上げるのと同じです）。そして，あなた自身は，そうしたことに気づいていながら，マインドが暴走を起こしたその状況の中でもうまくいく方法で行動できるようになるのです。

例えば，ふたりの関係に親密さが足りないという点をめぐって，配偶者またはパートナーとあなたの意見が食い違ったとしましょう。あなたのマインドは素早く語りかけてくるかもしれません――私の個人的な欠点を全部考えてみれば，親密な関係を持てただけでも運がよかったのだ。それからマインドは，こうした不合理な要求を突きつけるのをやめないと，相手は去ってしまうかもしれないと言ってあなたを脅します。さらにマインドは叫びます――今の相手が去ってしまえば，私は醜くてかわいげがないから，別のパートナーは二度と見つからないだろう。マインドがこの癇癪を起こしているさなかにも，あなたは，親密な関係についてのあなた自身の大切な価値に改めて注意を向けて，どんな関係を築きたいのかを主張し続けます。この例では，「人間」としてのあなたがすべきなのは，マインドの癇癪に油を注ぐことではなく，マインドが落ち着くまでタイムアウトさせておくことです。以下にご紹介するいくつかのエクササイズでは，マインドが癇癪を起こしたときにタイムアウトさせるための実用的な方略をお伝えします。

エクササイズ：踏み切り

あなたにも踏み切りで列車が通り過ぎるのを待った経験があるでしょう。次に機会があったら，そのときにあなた自身が何をするかに注目してみましょう。たいていの人は，ひとつの車両に注意を向け，視野の中でわずかの間それを追い，それから見つめるのをやめて，次にやって来る別の車両へと注意を移します。特定の車両に注意を向けさせるのは何でしょう？　車両の形や色かもしれませんし，車両の側面に描かれた何かが目を引いたのかもしれません。または単にその車両が他とは違って見えたというだけのことかもしれません。列車を見つめるとき，ほとんどの人は車両が通り過ぎていくのをただ眺めています。特定の車両に注意が釘づけになるあまり，それを追いかけるために列車と並んで走る！　などということはありません。

次のエクササイズでは，あなたの思考，感情，記憶，身体感覚を，あなたの心の視野を通り過ぎていく列車の車両と考えてください。あなたがするのは，車両に目の前を通過させながら，それが運んでくる思考，感情，記憶，感覚とフュージョンしないでいることです。このエクササイズは，マインドが語る内容にただ気づいているというスキル――心の中の出来事とフュージョンしないで，それをただ認識する――の練習になります。静かな場所に落ち着いて，次の説明を読んでください。それから深呼吸をして，指示された体験に存分に没頭しましょう。録音した音源を使えるなら，なおよいでしょう。

想像してください。あなたは，踏み切りで列車の通過待ちをしている車の列の先頭にいます。長大な列車が，とてもゆっくりと目の前を通り過ぎていきます。たそがれ時で，家へ帰る途中です。急いではいません。列車のすぐそばにいるので，見えるのは事実上列車だけです。さて，この列車の貨車は一風変わっています。側面に大きなホワイトボードがあって，そこにあなたのメッセージを書き込むようになっているのです。メッセージは，眺めているときにあなたが体験する思考，感情，記憶，感覚です。マインドが伝えてきたイメージでもかまいません。ですから，心の中の出来事に気づいたら，どんな種類のものでもつかまえて，目の前の貨車に書き込んでください。書き込んだら，ひとつひとつの心の中の出来事は，貨車が線路に沿って動いていくままに運び去らせましょう。それからマインドがよこしてくる次の心の体験に注意を向けて，次の貨車のホワイトボードに同じように書き込みます。もし，車両を眺めつつ，ホワイトボードに心の中の出来事を書き込むという作業をやめているのに気づいたら，エクササイズから離れてしまったことにただ注目して，それから踏み切りに戻ってきましょう。必要に応じて踏み切りに注意を戻しながら，これを少なくとも5分間続けてください。

事後確認：エクササイズをしてみて，何かに気づきましたか？　ほとんどの人が，心の中の出来事をただ観察し続けるという課題が意外にも難しいことに気がつきます。「課題を正しくできていない」，「心の中の出来事を貨車に書き込もうとするけれども，うまくいかない」，などといった考えが浮かんできませんでしたか？　コツは，そうした考えも貨車に書き込んで，他の体験と同じように目の前を通り過ぎてゆくままにすることです。特定の思考，感情，記憶，感覚が，ただ気づいているだけというあなたの姿勢を完全に崩してしまった，ということはありませんでしたか？　それが，マインドのフィッシング詐欺にかかったときに起こることです。思考，記憶，感情といった私的出来事とフュージョンすると，観察者の視点を失って，たいていはあなたにとっての最善の利益に反するやり方で，自動的に行動することになってしまいます。

エクササイズ：貨車に載せて

このエクササイズは前回の続きで，少し難しくなっています。この章の前のほうで行った「私のフィッシング疑似餌」のエクササイズで書き出した回答に戻って，疑似餌のひとつひとつにニックネームを付けてください。ACTでは，恐ろしく，望まない私的体験にニックネームを付けるようにお勧めしています。そうすることで，ついフュージョンしてしまいがちな思考，感情，記憶，感覚の複合体と，あなた自身との間に，わずかに心理的距離が生まれます。また，ニックネームは大げさな表現になる場合が多く，案外ユーモアに富んでいたりもします。不快な体験が現れてきたことに気づいたら，少しコミカルなニックネームで呼びながらそれを迎え入れることができるのです。例えば，「母に虐待され，父はアルコール依存症だったから，私は決して他の人たちと同じ土俵には上がれない」という考えに付けるニックネームとしては，「天性の落ちこぼれ」などが面白いかもしれません。なるべく創造的になって，楽しみながらニックネームを付けてみましょう。陽気さやユーモアは，フィッシング詐欺にかかったときにはとてもよい治療薬になります。

あなたのフィッシング疑似餌にニックネームを一通り付け終えたら，8×13 cmほどのカードの片面にそれぞれのニックネームを書きましょう。裏面はひとまず空白にしておきます。そして，先のエクササイズと同じように，静かな場所に落ち着いて，次の説明を読んでください。それから深呼吸をして，指示された体験に存分に没頭してみましょう。録音した音源を使えるなら，なおよいでしょう。

あなたは，あわてることもなく，例のゆっくりと動いていく列車をただ見つめています。ではここで，ニックネームが書かれたカードをひとつ手に取ります。そのニックネームに沿った思考，感情，記憶，感覚，またはイメージを思い浮かべます。では，ニックネームを心の中の貨車に貼りつけてください。貨車の側面に貼られたニックネームを眺めながら，貨車が動いていくがままにしましょう。列車は，ときにはちょっと停まり，再び一定の速度で走り出したりするかもしれません。列車のペースを乱さずに，ただあるがままに見ていてください。コントロールしようとは思わないでください。では，次の疑似餌を取り上げて，同じことをします。疑似餌のどれかに対してネガティブな感情や思考が浮かび始めたら，その思考や感情も，次にやってくる貨車にただ乗せてください。これを，疑似餌を全部列車に乗せ終わるまで続けます。それ以外にもマインドがよこしてくる何か他の内容でフィッシング詐欺に狙われていることに気づいたら，その内容もまた同じように貨車に乗せてしまいましょう。自分の車に乗ったままで，ただ列車を見つめながら，あなたの人生の目的地は列車の目的地とは違うということを思い出してください。

事後確認：先の「踏み切り」のエクササイズと比べて，難しさに違いはありましたか？　貨車に乗せるのが特に難しいと感じた疑似餌はありましたか？　このエクササイズでは，あなたのマインドが仕掛けるフィッシング詐欺が先のエクササイズより強力な場合もあるので，課題を見失いやすいかもしれません。あなた自身の心の活動の中で，方向性を見失いませんでしたか？　ただもうあきらめたい，と思ったりはしませんでしたか？　ほとんどの人が，何度も何度も注意が逸れてくじけそうになった，と言います。ですから，それがあなたにも当てはまるとしても，自分を責めないでください。それは，「ただ気づいている」スキル——またはマインドフルネス——を育むエクササイズを日頃から実践することがいかに大切かを改めて示していると考えましょう。こうした心理的エクササイズは，あなた自身とあなたのマインドを区別する能力を高めます。この区別ができるようになると，マインドがあなたをフィッシング詐欺にかけようとしていることに気づいたときに，フュージョンした状態から自発的に抜け出すことができるようになります。ところで，フィッシング疑似餌のニックネームを書いたカード一式は次の章でも使うので，手近なところに保管しておいてください。

エクササイズ：マインドにお礼を言おう

考えて，感じて，記憶して，感知するのをマインドにやめさせることはできないので，マインドがあなたを扇動しようとするときには，マインドから距離をとる方法を学ぶことが重要です。私たちのセラピー経験からは，マインドがよこしてくる情報に対してお礼の言葉を――声に出して――言うのは，あなたとマインドとの間にスペースをつくり出して維持する確かな方法だということがわかっています。そうすることで，フィッシング疑似餌に引っかかってマインドとフュージョンしてしまわずに，言語マシンに自らの意志で対応することができるようになります。また，この方略にはとても重要で効果的なポイントがもうひとつあります。お礼を言うためには，心の体験の種類ごとに名前を付けることになるのです。

こういうふうになります――不快な心の中の出来事が起こりつつあると気づいたら，「マインドさん，ありがとう。[疑似餌を表す特徴] という名前の [思考，感情，記憶，感覚] をくれて」と言えばよいのです。マインドがあなたをフィッシング詐欺にかけようとするたびにお礼を言うことを習慣にしてしまいましょう。ヘレンさんは，マインドに次のようにお礼を言いました。

- マインドさん，ありがとう。「太った醜い娘」（または「ブス」）という名前の考えをくれて。
- マインドさん，ありがとう。「わけがわからなくなっている」（または「ごちゃまぜ」）という名前の考えをくれて。
- マインドさん，ありがとう。「父が私にうんざりしている」（または「うんざり父さん」）という名前の記憶をくれて。
- マインドさん，ありがとう。「悲しくて怖い」（または「泣き笑いならぬ泣き恐れ」）という名前の感情をくれて。
- マインドさん，ありがとう。「胸の痛み」（または「えせ恋わずらい」）という名前の感覚をくれて。
- マインドさん，ありがとう。「寂しさ」（または「ぽつんとひとり」）という名前の感情をくれて。

概括：マインドがあなたをフィッシング詐欺で狙うときの疑似餌をしっかりと言い表し，そのニックネームを生み出す作業を通じて，マインドがよこしてくる情報を整理して有用かどうかを決められるようになるためのスキルが身につきます。このアプローチのもうひとつの利点は，あなたがただマインドレスに言語マシンに従っているだけの状態ではなくなることです。これは，非常に困難な状況の中でもウィリングネスとアクセプタンスの姿勢を保ち続けられるようになるための，とても重要なステップです。

エクササイズ：「あのとき，あそこで」と「もし，～なら」

このエクササイズでは，マインドがあなたをフィッシング詐欺で狙うときの疑似餌をよく観察すると同時に，マインドのマインドらしさに感謝する練習をします。一般に，マインドは，「今，ここ」を体験するのがあまり得意ではありません。そのため，あなた自身は「今，ここ」にいますが，マインドが語りかけてくる内容は，あなたの「あのとき，あそこで」（過去）について，またはあなたの「もし，～なら」（未来）についての事柄になっている場合が多いのです。こうした語りかけは，あなたを「今，この瞬間」から引っぱり出して，目の前の状況に対してそれほど有効ではない反応をさせがちです。

マインドフルになる方法を身につけようとするときに最も難しいのは，感情を揺さぶるような事柄とのフュージョンからどうやって抜け出すかです。次のエクササイズに取り組むことで，「あのとき，あそこで」と「もし，～なら」に誘い込まれそうなときに，そうと見抜きやすくなるでしょう。それがわかれば，「今，ここ」で起こっている状況により柔軟に対応できるようになります。また，あなた自身の行動についても，うまくいっているものとそうでないものとを見分けやすくなるでしょう。エクササイズでは，過去のネガティブな体験に関連する疑似餌と，ネガティブな未来を予想する疑似餌に注目しましょう。それぞれのカテゴリーに複数の疑似餌を挙げてもかまいません。

「あのとき，あそこで」と「もし，～なら」のワークシート

マインドさん，ありがとう。「あのとき，あそこで」の疑似餌をくれて。例えば……

という名前の考え

という名前の感情

という名前の記憶

という名前の身体感覚

マインドさん，ありがとう。「もし，～なら」の疑似餌をくれて。例えば……

という名前の考え

という名前の感情

という名前の記憶

という名前の身体感覚

事後確認：問題のある思考，感情，記憶，身体感覚を具体的に挙げながらマインドにお礼を言い始めたら，何が起こりましたか？　マインドと向き合って，マインドとして一生懸命働いてくれたことにお礼を言って，それでいて観察者の立場にとどまったとき，今までとは違った種類の体験がありましたか？　以前なら，こうした事柄に対するあなたの典型的な態度は，フュージョンするか，または無視したり，回避したり，抑制したりすることだったかもしれません。マインドにお礼を言う（他方でフュージョンへの招待はお断りする）この歓迎の姿勢は，アクセプタンス志向の反応スタイルのとても重要な特性です。

エクササイズ：マインドを散歩に連れ出そう

あなたのマインドと，偽の情報をよこそうとするそのとどまるところを知らない頑張りとに対しては，今までとは違ったやり方で付き合うことが重要です。どの技法を一番役立つまたは適当と感じるかは人それぞれですので，ここでは選択肢が増えるように，なるべくたくさんの方法をご紹介します。このエクササイズ（Hayes, Strosahl, and Wilson 1999, 161-62 に基づく）では，あなたのマインドが語りかけてきている間にも注意を逸らされずに選択する方法を学びます。感情的な負担が大きくないほうが学びやすいので，このエクササイズでは協力者と一緒にロールプレイをして，交互に，ひとりが人間の役割を，もうひとりがマインドの役割を演じてみてください。このエクササイズは，親友，配偶者かパートナー，または誰でもよいので，ともかくあなたが突かれると弱いところをよく知っている人と一緒に行うと実に楽しいでしょう。もしあなたのことをそれほどよく知らない人と行うのでしたら，あなたのフィッシング疑似餌を書いたものをその人に見せましょう。少し勇気がいるかもしれませんが，そうすることでエクササイズがよりいっそう効果的になります。

このエクササイズでは，人間の役割を演じるあなたが，どのようにして歩くかと，どこへ行くかを決めながら散歩することを目標とします。速く歩いても，ゆっくり歩いても，そうしたければ這って進んでもかまいません。前へ，横へ，後ろへ歩いてもよいですし，いつ何時，理由なしで方向を変えても OK です。目標は，まくしたてるマインドではなく人間が，この散歩に関連したひとつひとつの事柄を選択することです。

あなたと協力者は20分ほど散歩に出かけます。はじめの10分は，一方が人間に，他方がマインドになります。マインドは，人間がどこへ行くにしても必ず後をついて歩かなければなりません。マインドの課題は，一番効果的な疑似餌を（もちろん言葉がきつくなりすぎない程度に）投げかけて，なんとかして人間に相手をしてもらうことです。例えば，人間がする選択にことごとく疑問を差し挟んだり，人間の歩き方を冷やかしたり，けなしたり，といったことが含まれるでしょう。人間が思わず反論するか，または立ち止まってマインドの相手をしたくなるようなことなら，何でも疑似餌になります。人間のほうは，疑似餌に対して少しでも何らかの形で反応してしまったら，そうと気づいた瞬間に必ず，「マインドは放っておけ！」と言います。人間に与えられた課題は――マインドが絶えず投げてよこす嫌がらせにさらされている間にも――完全に主導権を握ったままで散歩を続けることです。10分経ったら，役割を交替して同じことを行いましょう。

事後確認：エクササイズを終えたら，人間として感じたことと，マインドの役割のときに感じたことについて，お互いの体験をじっくり話し合うと役に立ちます。人間として振る舞ったときには，あなたも協力者も，それぞれが同じ難しさをいくらか感じていたことに気がつくかもしれません。マインドがあなたの弱点のひとつを突いたときには，一時的に失速したかもしれません。もしそうでしたら，その弱点が何と関連しているのかにただ注目してみましょう。マインドがその疑似餌をよこしてくれたことに対して，後からお礼状を書いてもよいかもしれません。このエクササイズは，定期的に行うことをお勧めします。これは一種の歩行瞑想で，協力者は，フィッシング詐欺の親玉の活動を見分けられるようになる方法をあなたに教えてくれているのです！

ACTへの秘訣

☞ 持ち主の人間をフィッシング詐欺にかける手法は，どのマインドも似たり寄ったりです。

☞ 人間としてのあなたがマインドのフィッシング詐欺に引っかかると，「今，この瞬間」の中にいる感覚が失われるとともに，困難な状況に上手に対応するための柔軟性もいくらか失われます。

☞ 私的な心の中の出来事（思考，感情，記憶，感覚，イメージなど）に注意を向けるエクササイズに取り組むことで，偽の情報を見つけ出してそれに執着しないようにするスキルを高めることができます。

☞ マインドが頻繁に投げてよこす疑似餌にニックネームを付けると，それが見分けやすくなって，より素早く離れられるようになります。

☞ 声に出してマインドにお礼を言うようなエクササイズは，陽気さをもたらすだけでなく，あなたとマインドとの間に心理的なスペースをつくり出すので，マインドがよこすフィッシング疑似餌に対処しようとする場合には特に有効です。

☞ 身体を使ったエクササイズでマインドを散歩に連れ出すといったものは，あなた自身がどういうふうにあなたのマインドとは別なのかを，よりよく理解できるようにしてくれます。

コーチより

有効な攻撃はフィッシング詐欺への最大の防御です。アクセプタンスのスキルを練習して，磨きをかけましょう！　貨物列車のエクササイズをする計画を立て，マインドにお礼状を書いて，数週間は毎日読み上げましょう。そして，マインドを散歩に連れ出すのを手伝ってくれる協力者を見つけて，来月は散歩に出かけるのを毎週の行事にしましょう。

予　告

次の章では，賢いマインドを使って反応性のマインドへの解毒剤にする方法をお伝えします。反応性のマインドがあなたを引っかけて，評価に基づいて行動させたり生き方についての厳格なルールに従わせたりする，その手の内をお教えしましょう。こうしたルールの中には，論理的で，説得力があり，「健全」にさえ見えるものもありますが，それらは現実世界ではうまく機能しません。うつの４つの毒薬を紹介して，その作用に対する解毒剤をいくつか処方します。

第9章

ステップ4：「正しいと間違っている」の罠を知ろう

善良な人間だから人生はうまくいくはずだと期待するのは，ベジタリアンだからといって猛り狂う牛に襲ってくれるなと期待するようなものだ。

——シャリ・R・バー

前章では，フュージョンがなぜアクセプタンスやウィリングネスの大敵であるのかを説明しました。反応性のマインドがよこしてくる思考，感情，記憶，感覚などとフュージョンすると，そうした体験をあるがままに（単なる心の中の出来事として）眺めることが，不可能ではないにしてもとても難しくなって，代わりにそれらが言いふらすことそのもの（すぐさま対処しなければならない**本当に重要な事柄**）として見るようになってしまいます。そのような状態へとマインドがどのようにあなたをおびき寄せるかについて，また，マインドがあなたをフィッシング詐欺にかけようとしているサインの見抜き方についても説明しました。この章では，反応性のマインドにフィッシング詐欺で狙われたときに対処するためのスキルをさらにいくつか学びます。

反応性のマインドの強い影響力

アクセプタンスの姿勢のままでいようとするときに特に妨げとなりやすいのは，反応性のマインドがしきりに話しかけてきて，人生で機能しないルールとフュージョンさせようとすることです。言語と思考を身につけるときに，あなたは，分類し，分析し，評価し，予測するといった反応性のマインドの機能も同時に身につけました。これにはもちろんメリットがあって，私たちが食物連鎖の頂上付近にい続けられるのも，基本的にはこうした強みのおかげです。ただ，こうした心の機能が見当違いの結果を目指すものとなると，人生の満足度が大きく損なわれることもあります。反応性のマインドは，休みなくせかせかと活動していて，四六時中おしゃべりし，対話し，評価し，レッテルを貼りたがっています。日々の基本的な体験にあまりにもでしゃばってくるので，知覚を歪め始めるのです。これは人の思考に備わった危険な特性であり，世界中のほとんどの宗教で何世紀も前から，また仏教ではとりわけ強く認識されてきました。第5章でもお伝えしたように，仏教の教えのひとつは，あなたにはコントロールできない反応性のマインドのひっきりなしの影響力を中和するために，賢いマインドが持っている，物事のバランスを保つ機能を使うことです。

賢いマインドは，感情をあおり立てるような状況を，反応性のマインドよりも距離を置いた姿勢で眺めますが，それでいて引きこもってはいません。そこにいるけれども，ものを言わないのです。でしゃばりませんが，強い直感や，その他の言葉によらない理解の源泉となっています。何よりも賢いマインドは，今起こっていることにも，過去の出来事にも，あなた自身にも，あなたにかかわりのある人々にも，同情の気持ちに満ちています。日々生活していくなかでは，反応性のマインドも賢いマインドも，共に大切だと言えます。機能はお互いに違ってはいるけれども，どちらも重要で，ふたつのマインドのバランスがとれていてはじめて，人生が調和して感じられるのです。

では，うつを克服して生きがいある人生を歩み始めようとするときに，反応性のマインドと賢いマインドを区別することがなぜそれほど重要になるのでしょう。人々の思考スタイルとうつとの関連を調べた研究では，うつにかかっている人は物事を深刻に，ネガティブに，自己批判的に考える傾向にあることが絶えず示されてきました（Alloy et al. 2006）。抑うつ的な思考の特徴は，厳格，白黒をはっきりさせる，教訓的，そして破局的で，反応性のマインドの影響が強いと言えます。実際に，うつの治療法の多くが，自己批判が行きすぎるこの傾向を直そうとします。要するに，うつの主な要因のひとつは，反応性のマインドと賢いマインドのバランスが大きく崩れることなのです。反応性のマインドと賢いマインドを区別できるようになれば，うつが一番ひどいときには反応性のマインドが猛スピードで暴走していて，あなたはただそのなすがままになっていることにおそらく気がつくでしょう。そのような状態では，反応性のマインドがうるさすぎて，賢いマインドの静寂の理解に耳を傾けることはできないのです。

思考が浮かぶ，思考を持つ，思考を鵜呑みにする

ACTでは，抑うつ的な思考を少し違った角度から見ていきます。すべての思考が間違いなく論理的で合理的かどうかには注目しません。というのも，反応性のマインドはときとして非論理的で非合理的になりがちだからです。そうしたネガティブな思考，感情，記憶は，大部分が自分自身に注目していて，自分について何かを言っている（「私は醜い」，「私はひどい気分だ」，「私は亡くなった母について考えるのをやめられない」など）ことが知られています。実際に人間の言語マシンは，あたかもネガティブで感情をあおり立てるような情報発信にバイアスがかかっているかのようにさえ見えます。なぜでしょう？　おそらく人類の知性は身体的な生存を脅かすたぐいの危険を察知し，予測し，防ぐような警告システムとして進

化してきたからだと考えられます。そして，あなたの身体は，そうしたマインドの警告サインに対して，「闘うか，逃げるか，その場で動きをとめるか」で反応するようにできています。これは，生き抜くうえで数多くの身体的脅威にさらされていた先史時代には適切でした。ところがその当時と比べると，現代社会はかなり安全にできています。確かに，犯罪や酔っ払い運転や，その他にも対処しなければならない脅威はありますが，太古の人類が日々直面していた脅威とは比べものになりません。

皮肉なことに，周囲の世界がより安全でより快適になり，寿命が延びるにつれて，私たちは別な種類の罠にはまるようになりました。考える時間がありすぎるのです。生存を脅かす本物の身体的脅威がないなかで，することがなくなって退屈した反応性のマインドは，思いつくかぎりの内在的な脅威について警告を発する作業に注意を向けるようになりました。例えば，「私は十分に魅力的でも賢明でもない」，「過去の出来事は私が敗者であることを証明している。だから今回もうまくいかないだろう」というふうに。しかも，禅のことわざからよく引用されるように，「マインドは目まぐるしく考え続け」ます。あなたの首の上に乗っている器官は，肝臓や肺や心臓と同じように，1日24時間，週7日間働き続けます。だからこそ，怖い夢から覚めたときに心臓が激しく動悸していたり，目に涙さえたまっていたり，ということが起こるのです。

現実には，反応性のマインドは物理的な世界を生き抜くうえで必要ですから，そのスイッチを切るわけにはいきません。それに，そもそもそれは私たちの身体に組み込まれています。反応性のマインドがネガティブな思考，感情，記憶，感覚を生み出すのをやめさせることはできないし，そうすべきでもありません。むしろ，生きがいある人生への鍵は，反応性のマインドを探し出して取っ組み合いをしたくなる誘惑を避けて，素直に思考は思考として，感情は感情として，記憶は記憶としてありのままに眺めることです。しかし，これができるようになるためには，思考を鵜呑みにするのではなく，軽く持っていられなければなりません。「思考を持つ」というのは，反応性のマインドがそこにあることに気づいていながら，それに対して観察者の姿勢をとることです。

例えば，成績がどんどん落ちて薬物に走りつつある10代の息子をなんとかしようとしている母親について考えてみましょう。この状況に置かれた母親の心中には，何をすべきかについての思考，子どもの不機嫌な言葉を聞いて引き起こされた感情的な反応，激しいやりとりの中で高ぶる身体感覚，さらには母親自身が10代だった頃に体験した同じような悩みの記憶といったものが一気に押し寄せることでしょう。こうした私的な反応の中には，「怒りが果たす役割と，この厄介な状況の中で健全な結果とはどうあるべきか」についての挑発的な思考がいくらか混じっています。例えば，「健全」な結果となるためには，息子が犯した過ちの成り行きが確定してそれへの対処が済めば，母親に対する息子の怒りは完全に収まっていなければならない，と示唆する考えがあるかもしれません。このルールを鵜呑みにしてしまうと，それはもはやいくつかの思考のまとまりには見えず，絶対的真理のように映ります。そうなると母親の目的は，親として制限を設けて結果を求めることから，子どもの怒りをなだめることへと変わってしまいます。

もしもこうした挑発的な思考を，真実としてではなく，ただの思考としてあるがままに持っていたら，母親は状況を次のように眺めるかもしれません――「今，私がひとつ気づいているのは，『この対立が健全に解決されたと言えるのは，息子が私に怒りを向けなくなったときだ』という考えがあること。それから，もうひとつ別な考えにも気づいていて，こちらは，『過ちには限度があると息子に理解させるのは親としてとても大切で，私自身の価値に沿っているのは，たとえ息子が私に怒りを向けることになっても，限度を超えたときに起こることを本人にしっかりと受け止めさせることだ』というもの」。このシナリオでは母親は，どれか特定の考えとフュージョンしないで，さまざまな考えが心の中で競合していることに気づいています。このように，いずれかの思考，感情，記憶，感覚を鵜呑みにするのではなくそれを持っていられれば，あなたの大切な価値に沿った行為を選ぶことができるようになるのです。

とはいえ，思考を「持つ」のは言うほど簡単ではありません。なぜなら，反応性のマインドはひっきりなしに話しかけてきますし，私的出来事の中には放っておくのが難しいもの――特に，ネガティブで感情をあおり立てるような内面の出来事――もあるからです。うつの人が格闘しがちなのは，まさにこうしたたぐいの心の中の出来事です。先にもお伝えしましたが，反応性のマインドは自己検閲をしません。状況について何も知らないから意見を差し控える，などということもまずありません。あらゆる物事に対して，評価し，意見を言い，予測をします。

もうひとつ反応性のマインドが厄介なのは，注意を向けてから判断するまでのプロセスが急な点です。挑発的な思考，イメージ，記憶を今からよこすと，マインドは前もって教えてくれません。何が起こっているのかに気づいて，送られてくるメッセージに注意を向けるべきかどうかを，あなたはほんの一瞬で決めなければならないのです。思考が浮かぶたびに毎回それを考えている時間はありません。そこで，疑わしいメッセージを見分けるための一般的なルールを知っておく必要があります。

◆ 生き方のルール

私たちが世界を眺めるときには，物事がどうあるべきかについての評価や予測に基づきがちです。ところが，こうした前提は毎日使っている言語にあまりにも深く組み込まれているので，それが本当は反応性のマインドが真実のように見せかけてこっそりと仕込んだ評価に他ならないという点に普段は気づいてさえいません。例えばあなたが，上司が仕事のことであなたにけちをつけそうだと想定しているとしましょう。実際には，上司の態度について，あなたは上司と直接話し合ったことはありません。それでも，その想定に基づいて行動すると，失敗を指摘されないようにするために，仕事では自衛的に振る舞うようになるでしょう。または，裏で新しい仕事を探し始めたり，他の部署への異動を模索したりするかもしれません。こうした行動すべてにあなたを駆り立てるのは当初の前提ですが，それは反応性のマインドの評価に他なりません。こっそりと仕込まれた隠れた評価には，もうひとつ重要な特徴がある点に注意してください――それは，まったくのフィクションかもしれないということです。そうした評価を現実のものとして「鵜呑みにする」と，たとえ評価全体が作りものだったり完全に間違っていたりしても，それがあなたの行動指針になってしまいます。反応性のマインドがフィッシング詐欺であなたを狙うときの最も強力な疑似餌のひとつは，人生とそれを取り巻く複雑さについての，とても巧妙に偽装された評価です。こうした疑似餌に引っかかると，あなたは自らの最善の利益と一致しないやり方で行動するようになってしまいます。以下では，反応性のマインドがどのようにして機能しない前提を使ってあなたをフィッシング詐欺にかけるか――そして，それに対して何ができるか――をもっとよく理解できるようにお手伝いします。

あなたの中にある基本的な前提に触れるには，日頃から人生の教訓としている言葉を見てみるという方法があります。例えば，多くの人が信条としている「痛みなくして得るものなし（No pain, no gain)」という格言について考えてみましょう。字義どおりに受け取ると，何らかの利益を得るには痛みを感じなければならない，と言っているようです。これは，利益を得そこなってはいけないので，十分な痛みを感じるために毎日わざとドアに手を挟むべきだ，ということでしょうか？　もちろん違いますね。こうした格言は，生き方についての一般的なルールを伝える比喩的なものです。この格言が伝えている人生のルールは，苦しい環境を乗り越えてこそ人は成長するものであり，そうした苦しみは避けがたい，ということです。そのように心積もりをしておくと，苦しい状況になったときでもよく耐えて，逆境の中でも個人として学べる何かを見つけられる可能性が広がります。あなたも，人生のどこかで感情的に苦しい状況にあったときにこの格言を思い浮かべたかもしれません。

エクササイズ：お気に入りの格言

このエクササイズでは３つの作業をします。ワークシートの左の欄には，人生について，あなたのお気に入りの格言を５つ記入してください。言い古された決まり文句でも，あまり知られてはいないけれどもあなたにとっては大切な言葉でもかまいません。次に，真ん中の欄にそのルールが当てはまる人生の分野――人との接し方，個人的な痛みや問題を扱う方法，他人からどのように扱われるべきか，など――を記入しましょう。右の欄には，先の「痛みなくして得るものなし」について行ったのと同じように，格言が比喩的に伝えていることを探し出して，それを記入してください。難しいと感じたら，ワークシートの後ろにホセさんの例を載せてありますので，参考にしてください。

私のお気に入りの格言

人生についての格言	関連する人生の分野	求められている行動

事後確認：では，書き出したひとつひとつの格言を，今までとは違ったレンズを通して見てみましょう。格言をはじめて聞いたときのことを覚えていますか？ それを教えてくれたのは，あなたのお母さんか，お父さん，または家族の誰かだったでしょうか？ 学校にいた尊敬する先生でしたか？ それとも一緒に遊び回った友人？ 格言を胸に抱きながら複雑で困難な状況を潜り抜けたことが今までに何回ほどありましたか？ 特に頻繁に使ってきた格言があるようでしたら，それはなぜだと思いますか？ その格言を最近使ったとき，それはその状況で効果的に行動するうえで役に立ちましたか？ それとも妨げになりましたか？ 格言の形をした前提はとても役に立つときがあります。しかし，苛立ちと失敗しかもたらさない場合もあります。他の心の中の出来事と同じように，鍵は，格言もまたあなたの反応性のマインドから出てきているという点を忘れないことです。今の状況で適切かどうかを吟味しないまま格言を鵜呑みにしたり，アドバイスに従って行動したりしてはいけません。

●ホセさんの話

36歳のホセさんは結婚していて，３人の子の父親で，かつては消防士をしていました。ホセさんのうつの問題は，消防署でバスケットボールをしていて膝に重傷を負ったときから始まりました。手術の後，これからはスポーツはできないと宣告されました。事故以来，ホセさんはいつも膝に痛みを抱えながら生活してきました。怪我のために消防士を続けられなくなり，家族の基本的な生活費をかろうじて賄える程度の障害年金を受給しています。以前はスポーツがとても好きで，あらゆるアウトドアスポーツを楽しんでいましたが，今では走ったり跳ねたりすることもできず，足を引きずりながら歩くのみです。長期的に改善する見込みは，あってもごくわずかです。

ホセさんは日を追うごとにうつがひどくなり，怒りっぽく引きこもりがちになりました。些細なことで妻や子どもたちに怒りをぶつけ，その後何時間も怒りを引きずります。父親として，また夫としての役割を果たせていないと思い込んでいます。最近はお酒の量が増えて，酒気を帯びたまま運転することもあります。そんなホセさんが自分のお気に入りの格言を見直してみたところ，視野を広げるような答えがいくつか見つかりました。

ホセさんのお気に入りの格言

人生についての格言	関連する人生の分野	求められている行動
うまくできないくらいなら手を出すな	どんなことであれ，何かを引き受けるとき	何事も完璧でなければならない，決して妥協すべきでない
男の質は家族を見ればわかる	周囲と自分自身が自分について抱くイメージ	よき父親，よき夫であることが何よりも重要
りんごは木から遠くへは落ちない	子どもたちに模範を示す	子どもたちは私に似るだろうから，よい模範を示さなければならない。子どもたちが乱れれば，私の責任だ
意志あるところに道は開ける	障害を乗り越えるとき	自分を信じれば，人生で乗り越えられないものはない
ためらわば負け	重大な決断をするとき	後知恵は通用しない。断固として行動するべきで，そうしなければ決して成功などしない

概括：ホセさんのお気に入りの格言を見てみると，生き方に関連した隠れたルールのいくつかは，状況によってはつまずきの原因になりかねないことがわかります。父親として完璧にできないかぎり何事にも手を出そうとしない姿勢は，子どもたちとスポーツを楽しめなくなった現実を受け容れることを難しくします。また，意志の力を信じ込むのは，身体の回復という点では危険でしょう。頑張りすぎて，より深刻な怪我につながりかねません。あるいは，意志の力で成功を勝ち取れなかったときに，努力を完全にやめて，自分は敗者だと結論づけてしまうかもしれません。このエクササイズからは，ホセさんが，「強い者のみが成功し，強くないのは一種の失敗だ」という隠れた世界観を持っていることが窺えます。

隠れた世界観

反応性のマインドは，隠れた世界観という形でもこっそりと評価を紛れ込ませてあなたを失速させます。第５章で説明した「潜在的連合」と似ていて，隠れた世界観は直接見えません。舞台裏で働いて，そうした世界観から世の中を見るよう仕向けることによって影響を及ぼします。つけているのを忘れた薄い色のサングラスのようなものです。色具合に目が慣れてしまうと，ある種の陰影や色が強調されて，他が目立たなくなっていることに気づかなくなるのです。

隠れた世界観は，反応性のマインドから生まれてくるので，評価，分類，予測という枠組みに沿ってつくられています。子どもたちは隠れた世界観を形づくるような教育をたくさん受けます。なぜなら，隠れた世界観は私たち一人ひとりの道徳観のもととなるもので，所属する文化の一員として機能するためには必要だからです。問題は，反応性のマインドが必要をはるかに超えて活動し，この世界観を使って，人生について，さらには宇宙についてまで，どのような仕組みになっているのかの一大絵巻をつくり始めてしまうことです。この一大絵巻は，先ほどのエクササイズで挙げた格言のような文化的メッセージの影響を強く受けています。そして，この壮大だけれども隠れた全体像が土壌となって，人生に対する期待が生まれてくるのですが，この期待こそが，実に大きな苦悩のもととなる場合が多いのです。あるうつ病患者の表現を借りるなら，「天の偉大なるポーカーディーラーはどのようにチップ（賭け札）を配るべきかについての考えが私の中にあって，それに照らすと私は不当に扱われているのです！」。

ホセさんの場合，不運に適応する難しさのほとんどが，「人生は，強くて，ルールに従って勝負をする人に報いるもの」という隠れた世界観から来ていると言えます。ホセさんは規則正しく生きてきたつもりでしたので，身体的な強さを失ったことが，まるで人生に裏切られたかのように不公平に感じられたのです。次に見ていくように，こうした隠れた世界観は，私たちが陥りかねない評価の中でも最も有害なものを生み出すかもしれません。

エクササイズ：人生のルール

このエクササイズでは，うつにかかった人たちがこれまでにセラピーの中などで語った人生についての言葉をいくつかご紹介します。こうした発言は，完全に正しいとか完全に間違っているということはないので，それについて普段どのように考えているかに基づいてエクササイズをしてみてください。それぞれの発言をよく読んでから，あなたの信念に基づいて，そう思うか思わないかのどちらか近いほうに丸を付けましょう。

人生についての発言	どちらかと言えばそう思う	どちらかと言えばそう思わない
何事も品行正しくしているなら，必ずよいことが起こる		
災いが降りかかるということは，おそらくそれを招くような何かをしたのだ		
他人を不当に扱う人には，いずれ報いが訪れる		
他人にいつも優しくしていれば，彼らは私を利用しようとは思わないだろう		
子どもの頃に虐待されたとか，容姿に恵まれなかった，などといった自分ではどうしようもない傷を負っているとしたら，人生は後からその埋め合わせをしてくれて，いつかは肩の力を抜けるときが来るはずだ		
世間には善人と悪人がいて，見分けるのは簡単だ		
ポジティブな話題がないのなら，何も話さないでおくのが一番だ		
全力を尽くさないのなら，大きな見返りを期待するべきではない		
因果応報。行いの悪い人には必ず悪いことが起こる		
十分に頑張れば，人生のどんな障害も乗り越えられるはずだ		
信頼を裏切ったり，期待に沿った生き方ができなかったりするなら，苦しんで当然だ		
他人を利用するような人間には，どんな悪いことが起こっても当然だ		
寛大で情け深く接していれば，人々は私を好きになって，公平に扱ってくれるだろう		
人生で起こることには，たとえ目に見えなくても，必ず理由がある		

事後確認：発言の中に，あなたが自分に言い聞かせたことのあるようなものはありましたか？　特に心に響いてくる発言はありましたか？　言葉が響いてくるとしたら，それはあなたの隠れた世界観の一部に触れているのかもしれません。大筋で同意できると思った発言はいくつありましたか？　一般的には，ここに挙げた発言の多くがあなたの人生についての信念に一致しているなら，感情が揺さぶられる場面であなたがマインドのフィッシング詐欺にかかる可能性は高いと言えます。人生についての信念が呼び覚まされた最近の状況について思い返してみましょう。効果的に対応できましたか？　それとも，手も足も出なかったでしょうか？　普通は，状況が困難であればあるほど，世界観はますます本領を発揮します。このシステムは隠れていることが多いのですが，それが「作動中」であることを示すサインを見つけられるようになることがとても重要です。

4つの毒薬：評価がどのようにして苦悩に結びつくか

反応性のマインドが苦悩の原因になることはいくらでもありますが，うつにかかっている人にとっては，特に危険な4つのパターンがあるようです。これを4つの毒薬と呼ぶことにしましょう。4つの毒薬――正しいと間違っている，よいと悪い，公平と不公平，責任と非難――のすべてが「評価」に関連しています。ある意味では，どれもが「正しいと間違っている」のバリエーションだとも言えます。このいずれかのパターンで反応性のマインドが評価している気配を感じたら，思考を鵜呑みにせずに持つだけにする姿勢にすぐに切り替えなければなりません。では，毒薬をひとつひとつ見ていきましょう。その後で，有害な評価を見つけ出してかわせるようになるための方略をいくつかご紹介します。

正しいと間違っている

何かが正しくないという信念は，不正が行われていて犠牲者がどこかにいるはずだ，ということを意味します。もちろん，身体的または性的な虐待などのように，不正がはっきりしている例はいくらかあります。しかし多くの状況で，何が正しくて何が間違っているかはずっと曖昧です。例えば，人があなたをどう扱うべきかについての期待はその代表と言えます。正しい人間関係がどうあるべきかについて，あなたにはあなたなりのルール一式があって，周りの人にもその人なりのルール一式があります。あなたのルールが破られたときに，それを侵害されたと評価するのは，あなたのルールこそが正しいと想定していることを意味します。気をつけてください。これは反応性のマインドによるフィッシング詐欺です。疑似餌として使われている思考は，マインドはすべての人間関係がどうあるべきかを知っていて，他の人が何をしようと考えているかを知っていて，またあなたには審判官と陪審員と執行人になる権利がある，というものです。

「正しいと間違っている」の毒薬を飲み込むと，怒りと，仕返しをしたいという気持ちに基づいて行動しやすくなります。本来，他の人を思いやり，尊重することは，あなたにとっての大切な価値ではないでしょうか。それなのに，正しいか間違っているかについての反応性のマインドの評価は，傷つけるような心ない発言をするようにあなたを導きかねません。裏返すと，この視点では自分が犠牲者に見え始めるのです。このように世界を眺めると，引きこもり，受動的になり，また他人が悪意を持っているかのように見えがちです。「これは正しくない」，「こんな思いをしなければならない覚えはない」といった思考に気がついたら，特に用心しましょう。

よいと悪い

よいと悪いは，どれほど好ましいかの視点から物事の特性を言い表すものです。もし自分のことを「善人です」と言うなら，自分の個人的性質のすべてを好ましいと評価していることになります。「彼は悪い奴だ」と評価するなら，これはつまり，その人の性質のすべてがとても好ましくないと言っていることになります。この実に基本的な評価の形態は日常言語の中に潜んでいて，反応性のマインドがこの毒薬をあなたに飲ませようとするときの最も巧妙な手口のひとつは，ネガティブな感情を引き出す言葉——敗者，欠陥品，つまらない，信頼できない，嘘つき，絶望的，空っぽ，愛されない，醜い，など――に乗せてよこすことです。こうした言葉は私たちの日々の会話や思考の中をいつでも流れています。よいと悪いがあおり立てる感情は強力で，私たちは，いわゆる悪い事柄（愛されない，敗者，醜い）にかかわるのは健康的ではないからといって（これもひとつのよいか悪いかの評価です），そうしたがりません。よい事柄（愛すべき，勝者，魅力的）とだけかかわりたいと思っているのです。問題はと言えば，人間にまつわる出来事のほとんどが，どちらか一方に単純には分類できないということです。物事は，完全によいということも，完全に悪いということもありません。むしろ，善悪両方が組み合わさっている場合がほとんどなのです。

公平と不公平

公平と不公平の評価はなかなかの曲者です。公平だと言う場合，ある種の結果を受け容れて当然だということです。何かが不公平だと評価される場合，いわれのない罰を受けたか，当然受けられるはずの何かを奪われたことを意味します。この独特の評価の形態は，目的をもって行動しなければならない状況では大きな妨げになる恐れがあります。「不公平な扱いを受けている」と考える姿勢は，最終的に，あなた自身は動かず佇んだまま，人生に対して癇癪を起こしている状態になるのが一般的です。残念ながら，状況にかかわる他の人たちは違った見方をしています。うつに長い間苦しんでいる人の多くが，人生が自分を公平に扱ってくれなかった，という評価を鵜呑みにしています。問題は，よい人生を実現するためのある種のルールに従ったからといって，感情や体験のほとんどがポジティブになるわけではない，ということです。人生はそういうものではありません。人生は，公平でも不公平でもありません。さらに言えば，人生は，あなたがそれを公平と考えるかどうかも気にしません。この毒薬の作用のもとで費やす時間とエネルギーは，価値ある人生を追求するために振り向けるほうが得策です。

責任と非難

有害な評価の4つ目の形態は，望まない結果をもたらした人や物事を探し出そうとする姿勢に関連します。人生でネガティブな出来事が起こっているときには，責任の所在をはっきりさせることはとても重要に思えるものです。この毒薬の危険な副作用をわかりやすく示す例として，うつにかかった女性が，「私があんなに威張らなければ，夫があの女にのめり込むこともなかったのに」と考えている状況を見てみましょう。つまるところ，この女性は，夫の行為——また，浮気相手の女性の行為——の責任は自分にあるとしています。実際には，そうとは言えませんよね？　こうした評価が有害なのは，誰が何に対して責任があるかという問題をわかりにくくし，また，その人自身にはコントロールできない問題もあるという事実を見落としやすくなるからです。抑うつ的な考え方の中心には，たいてい，その人自身が完全にはコントロールできない出来事——愛する人の突然の死，離婚，子どもの薬物問題など——に対しても，ともかく責任がある（そして非難されるべきだ）という思考があります。こうした状況では，あなたは確かに「対応できる（responsible ではなく “response-able”）」（対応する能力があることを意味します）のですが，（結果をコントロールできないからといって）必ずしも非難される必要はありません。

エクササイズ：毒　薬

このエクササイズでは，はじめに，あなたが反応性のマインドに従い始めるきっかけとなる状況をいくつか挙げます。それから，うまく機能しない姿勢に導くような評価をあなたが鵜呑みにしてしまったときに，その状況の中で，マインドに従う傾向がどのようにしてますます強まっていくかを見ます。左の欄には，あなたが反応性のマインドに従い始める状況――感情を大きく揺さぶるような状況，出来事，またはある種のやりとり――をひとつ記入してください。状況に対応するときに，どの毒薬――正しいと間違っている，よいと悪い，公平と不公平，責任と非難――が作用していそうかを考えてみましょう。影響を及ぼしている毒薬を真ん中の欄に，それぞれにつき一マスを使って記入してください。右の欄には，真ん中の欄で挙げた評価（毒薬）について，それを鵜呑みにした結果としてあなたの中に浮かんでくる私的体験（思考，感情，記憶など）をそれぞれ書きましょう。反応性のマインドに従い始めるきっかけとなる状況のひとつ目について，作用しているすべての毒薬の分析を終えたら，他の状況についても同じようにやってみましょう。ここにある空白の表をコピーするとよいでしょう。エクササイズが難しいようでしたら，後にあるグロリアさんの例を参考にしてください。

毒薬のワークシート

反応性のマインドに従い始める状況	毒　薬	私的体験（思考，感情，記憶，感覚，など）

事後確認：反応性のマインドに従い始めるきっかけとなる状況を検証してみて，何がわかりましたか？　そうした状況は，人生についてあなたが持っている何らかの前提が破られることに関連していると気づいたでしょうか？　何度も現れる決まった毒薬はありますか？　マインドに従い始めるきっかけとして挙げたいくつかの状況を全体として眺めたとき，何か共通する特徴はありますか？　例えば，ほとんどが親密さをめぐる葛藤だったとか，職場の同僚とのかかわり方についてだった，などということはありませんか？　そうした状況には，どのような私的体験が伴いましたか？　あおり立てるような思考や強い感情がわき上がってきましたか？　以前に体験した似たような状況についての記憶がどっと押し寄せてきたでしょうか？

覚えておいていただきたいのですが　このエクササイズは，あなたを非難したり，あなたに責任を押しつけたりするものではありません。反応性のマインドにスイッチが入ってしまうことは誰にでもあります。なぜなら，誰もが反応性のマインドを持っているからです。このエクササイズの目的は，こうしたスイッチが心の地図上に分布している様子を，観察者の視点から眺められるようにすることです。有害な評価があるのを見分けられるようになれば，そうした評価を軽く持つことで，あなた自身とあなたの言語マシンとの間に必要なスペースをつくれるようになります。

●グロリアさんの話

グロリアさんは結婚していて，4人の成人した子どもがいる56歳の女性です。10代の頃から何度もうつ病エピソードに苦しんできました。7歳のときに兄から性的虐待を受け始め，それが2年以上続きました。やっとの思いでそのことを母親に打ち明けたものの，母親は信じませんでした。その代わり，母親は兄に本当かと尋ね，兄がしていないと嘘をつくと，兄のほうを信じました。グロリアさんはこのことについて母親を決して許さず，その後ふたりの間でそれが話題になったことは一度もありません。

グロリアさんは，人間関係では誠実さと信頼が何よりも大切と考えています。今の二番目の夫とは15年前に結婚し，4人の子どものうちの下の2人を授かりましたが，結婚生活を通じて，彼女はうつに悩まされてきました。結婚生活全般にわたって，複雑な家庭ならではの問題がありました。二番目の夫は，子どもたち全員に対してよい父親になると約束したにもかかわらず，グロリアさんから見ると，上の2人の子に対しては，実の子に対するほど親身に接したことはありません。この点についてグロリアさんは裏切られたと感じていて，その他の大切なことについて約束されても，信頼できるとは思えません。ふたりの関係は，信頼感をめぐるこうした問題のために，なかなか親密にはなれませんでした。グロリアさんはあまり社交的ではなく，対人的な場面では落ち着きません。他の人が自分を好いているかどうかがわからず，知らない人たちの中にいると不安になります。

グロリアさんの毒薬のワークシート

反応性のマインドに従い始める状況	毒　薬	私的体験
夫が，年長の子ども2人よりも，私と夫の間に生まれた子どもたちのほうをより気にかけている。	正しいと間違っている	これは結婚したときの約束違反だ。夫に対して怒りがわいてきて，心を閉ざしてしまう。なぜ怒っているのかを言うつもりはない。今回もまた裏切られたと感じる。私を愛しているのなら，約束を守るはず。夫は嘘つきだ。
	公平と不公平	年長の子どもたちがどうしてこんな目に遭わなければならないのか。大人になってからも傷つかないように，父親の放任から彼らを守ってやらなければ。どうして私はこんな目に遭わなければならないのだろう。夫にはよくしているのに，その見返りは私の気持ちを無視することだ。
	責任と非難	夫を信頼するなんてバカだった。そのせいで，私の子どもたちがまたもや泥沼にはまろうとしている。子どもたちがまた傷つくことになるなら，それは私の責任だ。
先週末，実家の家族と夕食を共にしたときに，兄も来ていた。	よいと悪い	兄は信じられないほどつまらない男だ。母を騙し続けている。私は陽気に会話する気になれず，ただ兄をじっと見る。兄がいかに最低の人間かという真実は，本人も私も知っている。
	公平と不公平	母は兄を溺愛していて，私のことは見向きもしない。虐待を受けたのは私なのに，母はそれに対する埋め合わせをしようとしない。悲しくて，孤独だ。

夫が寝室で言い寄ってくる。	よいと悪い	夫にはよくしようとしてきたのに，彼が私に求めているのはセックスだけ。本当の意味で私を気にかけてはいない。私が応じないので，どこかへ行ってしまう。厄介払いできた，と思う。
	公平と不公平	私の望みや要求に関心を持ったことなどなかったのだから，彼の誘いに応じる必要もないはず。

事後確認：明らかにグロリアさんは，評価したがる反応性のマインドとがっちりフュージョンしていて，ネガティブで挑発的な考えをたくさん鵜呑みにしています。評価のいくつかはグロリアさんの隠れた世界観に由来するもので，そうしたものの性質として，それは現状を正確に吟味する眼を曇らせていると思われます（例えば，「夫にはよくしているのに，その見返りは私の気持ちを無視することだ」という個人的な見解は，「周りの人に優しく寛大に接していれば，その代わりに彼らも同じように接してくれるはず」という世界観に対する違反があったということです）。これは，あたかも常に「あなたは信頼できる人ですか？　私を理解し信じてくれますか？」と顔に書いてあるようなものです。反応性のマインドは，周囲の人とのやりとりをこの視点から解釈するのにあまりに忙しいので，グロリアさん自身が何らかの形で同情や理解を持ちながら，夫や母親，兄と接するのはとても難しくなります。

そうした考えを，軽く持っていられますか？　と私たちが尋ねると，グロリアさんは苦痛を表して，「性的虐待がなかったとでも言いたいのですか？　私のような経験をしたとしても，信頼できる誰かを探したりはしないとでも言うのですか？」と聞き返しました。これらは実は，ふたつのまったく異なる質問です。では次に，この点について考えてみましょう。

描写と評価

反応性のマインドがこれほどややこしいのは，ひとつの出来事や状況について，「描写」と「評価」を組み合わせてしまうからです。「描写」は，事柄や状況をめぐる客観的な事実についての言明で，五感（視覚，聴覚，嗅覚，味覚，触覚）を通じてもたらされる情報に基づいています。花でいっぱいの花瓶を見たときには，花瓶がどのように見えるか（形，手触り，色，高さ，など），花がどのように見えるか（大きさ，形，花びらの色，茎は滑らかか棘があるか，など）を描写できます。十人に描写してもらえば，花でいっぱいの花瓶の基本的な特徴についてはたくさんの共通点が得られるでしょう。状況，物，出来事について，感覚でとらえられる側面は，基本的な属性です。それらは，描写されるその出来事，物，状況に本質的に備わっている部分と言えます。

「評価」の場合は，個人が織り込んだ主観的な性質が，描写の間に含まれてきます。評価されると，「丈の長い黄色いバラが生けられた透明なクリスタルガラスの花瓶」は，「美しい黄色い花が絶妙にアレンジされている優美な花瓶」へと変わります。先ほどと同じ十人に，花でいっぱいのこの花瓶の印象を書いてもらうと，答えは前よりもずいぶんと多様になるでしょう。不満を言う人さえいるかもしれません――かけあわせで造られた花が嫌いなのかもしれないし，切り花ではつまらないのかもしれません。評価したがる反応性のマインドの赴くままにすると，単純な物事についてさえも，結果ははるかに主観的になります。

では，グロリアさんのふたつの質問に戻りましょう。グロリアさんが性的虐待を受けたのは事実で，虐待のひとつひとつのエピソードの基本的属性――状況，そこで起こったことなど――は具体的に描写できます。ところが，二番目の質問については困ったことになります。この質問が暗に主張しているのは，こうした出来事を経験した人は，信頼できるかどうかの点から出来事を評価すべきで，それ以降は信頼性の問題に注目し続けなければならない，ということです。もちろん，幼い頃のそうした経験は軽く受け流すべきではありません。しかし,「だから誰も信用できない」とか「誰も私を信じてくれないし，理解してもくれない」というような評価を，必ずしも出来事の基本的属性と結びつけなくてもよいはずです。こうした評価は，グロリアさんが織り込んだものにすぎません。それは，彼女が虐待された当時に生み出したもので，今でも人生のほとんどの状況に，たとえどれほど無関係であっても，当てはめている評価なのです。

そして，ここがなかなか難しいところです――私たちは誰もが，物，出来事，人間関係などについての評価を持っています。評価することこそが反応性のマインドの生業なのですから。問題は，あたかも描写であるかのように思い込んで，評価とフュージョンし始める場合が多いことです。評価が描写として受け止められてしまうと，状況の中に元から存在するものと，あなたが織り込んでいるものとが区別できなくなります。あまりにも密に織り合わされるため，描写と評価を見分けるのはほとんど不可能になります。そして，織り込まれた評価が例の，正しいと間違っている，よいと悪い，公平と不公平，責任と非難にかかわる場合には，あなたは極めて有害な副作用――グロリアさんの例でも見たような副作用――を伴う毒薬を取り扱っていることになるのです。グロリアさんの場合，評価と描写があまりにきつく織り合わさっているため，ある意味，人間関係の中に自ら不信感を生み出しているとも言えます。

エクササイズ：評価を観察しよう

このエクササイズでは，何かを描写することと評価することとを区別する練習をします。物，人，出来事の３つのパターンを考察します。それぞれについて，反応性のマインドがあなたをフィッシング詐欺にかけようとしているのを一歩下がったところから観察し，ただそれに気づきつつ，それから（声に出して）「マインドさん，ありがとう。＿＿＿＿＿という評価をくれて」と言いましょう。これは，第８章の「マインドにお礼を言おう」のエクササイズに似ていますが，ひとひねり加えて，マインドにお礼を言うときに「評価」という単語を入れています。このエクササイズは，反応性のマインドの，物，人，出来事への対応が互いに似ている点と，違っている点とを観察する機会にもなります。白い紙を使ってエクササイズをしてみましょう。

1. 何かひとつ，今から数分間注意を集中しようと思うものを選んでください――ティーカップ，家具，絵画，フラワーアレンジメントなど，何でもかまいません。あたりを見渡してこれというものを選び，数分間それだけに神経を集中して，評価をしないで描写だけをするようにします。白い紙に，選んだものについての描写を書き出してください。次に，忍び込んだかもしれない評価をすべて書き出します。最後に，そうした評価のひとつひとつについて，マインドにお礼を言いましょう。
2. 次に，人に対しても同じことを行います。この場合，忍び込んでくる評価は，その人の心の状態，その人があなたのことをどう思っているとあなた自身が考えるか，またはその人についてよいと思うことや悪いと思うことなどに関連しているかもしれません。描写を書き出し，次に忍び込んだ評価についても書いたら，評価のひとつひとつについて，マインドにお礼を言いましょう。

3. 最後に，あなたがこれまでに人生で経験した困難な出来事についても同じことを行います。子ども時代のことでも，10代の頃のことでも，また大人になってからのことでもかまいません。それが引き起こす感情反応という点で，あなたにとって問題となってきた出来事をひとつ選びましょう。何分かかけて心の目を凝らして出来事を見つめ，細かい部分までしっかりとイメージできたら，実際にあったことを描写してください。最後に，忍び込んだ評価をすべて書き出します。例えば，その出来事が今なお及ぼしている影響，それによってあなたの人生がどのように変わったか，あるいは「とても不快」や「トラウマ的」といった言葉に乗せた「正しいと間違っている」や「よいと悪い」の評価などがあるかもしれません。ここでもまた，そうした評価についてマインドにお礼を言いましょう。

事後確認：エクササイズをしていて何か気がついたことはありましたか？　ほとんどの場合，感情が大きく揺れるほど，反応性のマインドが差し挟んでくる評価も多くなりがちです。カップを眺めるのと，痛みが伴う個人的な記憶について考えるのとでは，体験として大きく違います。痛みが伴う人生経験については，描写よりもむしろ評価の点から思い出していたことに気づいたのではないでしょうか。人によっては，評価があまりにもしっかりと織り込まれているため，もともとの出来事に立ち戻って事実に基づいた客観的な言葉で描写するのが難しい場合さえあります。

評価には気づいていながら，何を気にかけるかを別に選ぶ

私たちは，評価それ自体を危険な活動だとお伝えしているのではありません（悪さをしているのではないかと疑うことはよくありますが）。危ないのは，「私」——評価をマインドから受け取っている自己——の存在を忘れることです。評価はマインドが「私」によこしてきたものにすぎないということを忘れて，あたかも真実であるかのように評価とフュージョンすると，実際の出来事に柔軟に対応できなくなって，マインドの評価に基づく頑なな姿勢をとるようになってしまいます。しかし，もしもここであなた自身の中にある評価から一歩離れて立つことができれば，あなたは力強い形で対応できるようになります——すなわち，「気にかけられる」ようになるのです。気にかけると言うと，一般には，親や子どものことを気

にかけると言うときのように，他の人に向けられた活動と考えられています。けれども，少し違った見方をすると，何らかの物や誰か――あなた自身を含めて――に心を振り向けることとも考えられます。心を振り向けて気にかけるときには，個人的な価値が何らかの役割を果たしていて，あなたは価値に沿って行動しようとすることになります。ですから，気にかけるということは，状況にかかわらず，力強く，活き活きとした態度なのです。

私的出来事で，ネガティブな思考，痛みを伴う感情，つらい記憶，異常を知らせる身体感覚などといったものも，気にかけようと思えばかけられます。あなたは自ら選んでこうした事柄を気にかける――それに心を振り向ける――ことができます。ただそうすると，おそらくそうした事柄と格闘して苦しむことになるでしょう。ですから，むしろ別の方略としては，そうした私的出来事はそのままにしておいて，目の前に展開している状況の中で何を気にかけるのかを選ぶことです。例を挙げてみましょう――あなたのマインドが次のような評価をよこしてきたとします。「友人と夕食に出かければ，私がうつにかかっていることに気づかれて，弱い人間だと思われるだろう」。あなたは，この思考を気にかけることができます。とても強く気にかけて，出かけるのをやめることさえできます。他方で，この思考をそのままにしておくためのスペースを心の中につくりながら，あなた自身は友情についての大切な価値に沿って振る舞う，という方法も選べます。このときあなたは自分に向かって言うかもしれません。「今夜はこの考えに悩まされ続けるだろう。考えがまだあるかどうかを夜通し気にかけることだってできる。でも，私が本当の意味で気にかけるのは，友人と一緒にいられること。だから，いずれにしても夕食には行こう」。この形態では，「友人が私のことを弱い人間だと思うだろう」というネガティブな評価を伴ったままで夕食に参加することを意味します。これなら，ただそこにあるだけの思考に心を振り向ける必要もないし，食事の席で思考が現れてこないようにコントロールしようとする必要もありません。そして，どのみち最後にはアクセプタンスの問題になります。友人があなたについて実際にどう思うかは，あなたにコントロールできることではありません。ここで一番大切なのは，あなたの価値に照らして，本当の意味で気にかけている事柄を示すように行動するのだと，あなた自身が主体的に選ぶことなのです。

エクササイズ：気にかけるのは何？

このエクササイズでは，第８章でフィッシング疑似餌のニックネームを記したカードをもう一度使います。このエクササイズは少しややこしいのですが，読み進めれば要領がわかってくると思います。やり方は次の通りです。

1. カードを一枚取り出して，そこに書かれたニックネームが表すフィッシング疑似餌について考えます。次に，少し時間をとって，マインドがそのフィッシング疑似餌をよこすきっかけとなりそうな人生の重要な状況を思い浮かべます。
2. カードをもう一度見て，その重要な状況の中でマインドがあなただけに向けられたそのメッセージをよこしてくるところを想像します。
3. カードをひっくり返して，たった今想像した状況の中であなたが気にかけたいと思うことを書き込みます。つまり，個人的な価値に沿って行動することを選ぶとしたら，フィッシング疑似餌によってもたらされるネガティブな思考，感情，記憶，感覚があるなかでも，何をしますか？　疑似餌の内容に反論したり，それと格闘したりしないでください。また，それを押し黙らせようとしたり，存在しないものと想像したりするのもいけません。
4. ひとつひとつのフィッシング疑似餌について，同じ作業をしてください。

事後確認：すべての疑似餌についてエクササイズを行ったら，カード一式の表と裏を見ながら，一枚一枚に関して，自分自身に次のように質問してみましょう──「この疑似餌がもたらすつらい思考，感情，記憶，感覚を持ったままで，同時にカードの裏面に記したように行動できない理由はあるだろうか？」。もしあなたが自分の思考を鵜呑みにしていると，カードの表にある疑似餌が，反対側に書かれた価値に沿った行為を禁止しているかのように感じられるかもしれません。しかし，本当にそうでしょうか？

この禁止される感じこそ，評価があなた仕掛ける釣り針です。疑似餌を本物と評価して食いつくと，価値に沿った行動をとるべきではない，またはとれないと思い込みがちです。そもそも状況から逃げ出してしまうかもしれません。そのようにして感情が傷つくことから自分を守っているのだと思われるかもしれませんが，実際には，この行動回避こそが感情を傷つけているのです。なぜって？　あなたの価値に沿った行為を弱めることは，あなたの信念をおろそかにすることだからです。

●グロリアさんの活き活きとした人生への旅

グロリアさんの場合，自分を守らなければ，裏切りを警戒しなければというルールを反応性のマインドが語りかけてきていて，それとのフュージョンが人間関係でまさに一番恐れていた結果を生み出していました。状況や他の人とのやりとりをありのままに眺められなかったので，反応性のマインドが織り込んだ裏切り，拒絶，ごまかしという「評価」を常に真実だと思い込んでいました。しかし，一歩下がって，自分が生み出している評価から離れられるようになると，自分自身もそうした状況に一役買っていて，行動には選択の余地があるのだと理解しました。グロリアさんが本当に気にかけたいのは何だったでしょう？　人は信用できなくて見かけ倒しだとする自分のネガティブな予測が真実だと証明することでしょうか？　それとも，親密さや個人的な人間関係についての大切な価値に向かって人生を歩んでいくことでしょうか？

グロリアさんが価値について考えてみると，人間関係で何を望んでいるのかはとてもはっきりしていました。人生のパートナーとの間に親密で尊重し合えるような関係を築きたいと思っていて，愛情あふれ，安心できて，互いに尊重し合える家庭環境が欲しいとも思っていました。ところがそう思っている間にも，グロリアさんは，ネガティブな予測が真実だと証明することのほうに気持ちを向けていたのです。自分の大切な価値と選んできた行動とが結びついていないとようやく気づいたとき，グロリアさんは「なるほど！」と納得しました。そして，夫や子どもたちにはアクセプタンスの姿勢で接したいと思っていることにも気づきました。彼らは，ありのままの彼らなのです。

夫がえこひいきしているという評価を鵜呑みにする代わりに，グロリアさんは，問題点について直接尋ねてみることにしました。すると夫は驚いて，子どもたち全員を愛しているし，彼女の子どもたちも自分の子どもとして考えている，と言いました。子どもたちを法的な養子にする意思があるかと尋ねると，夫はあると答えました。彼が言うには，グロリアさんの子どもたちの父親として振る舞うときに一番難しいのは，何をしてもグロリアさんには十分だと思ってもらえそうになく，父親として振る舞おうとすると，グロリアさん自身が過保護で攻撃的になりがちな感じがする，ということでした。

これを聞いてグロリアさんは身構えました。そして，夫は嘘をついていて，私をセックスに利用した後で見限るはずだから心を開くことはできない，という評価が浮かびました。しかしこの評価を鵜呑みにする代わりに，これをただの考えとしてそのままにしておくことにしました。また，怖いという感情があることにも気がつきましたが，これもそのままにしておきました。怖いという感情と共に，兄に乱暴されたときの押さえ込まれているイメージが浮かんできました。とてもつらいことでしたが，グロリアさんはその記憶も抱いたままでい続けました。するとしばらくして，過去についてのこのイメージが現在の人間関係とはまったく関係がないことに気がつきました。

その夜，グロリアさんと夫は夕食に出かけて，その後で数カ月ぶりに同じベッドで寝ました。グロリアさんは体の関係をすぐに持ちたいとは思いませんでしたが，夫もそれでかまわないようでした。夫はその晩は彼女をただ抱きしめ，彼女は何年かぶりに夫を身近に感じました。グロリアさんは，活き活きとした目的ある人生への道のりを歩み始めていたのです！

「正しいと間違っている」の罠の究極の形態：自殺と自己破壊的行為

うつと結びついていることが多いとてもデリケートな問題をもうひとつ取り上げなければなりません――自殺とその他の自己破壊的行為，すなわちリストカットのような自傷，頻繁な過量服薬，アルコールの過剰摂取，薬物乱用といった自己破壊的行為のリスクについてです。うつに悩む人の自殺にまつわる話は，状況の悲劇性に焦点を当てている場合が多いのですが，自己破壊的行為の本当の原因についてはほとんど何も教えてくれません。これまでに知られているかぎりでは，個体が自殺をする種は人類だけです。存在しないほうが選択肢としてより魅力的に見えるほど，日々存在していくのが嫌になるとは，いったいどういうことなのでしょう？

ACT では，自殺に関連した思考や行動は，うつの症状というよりもむしろ，うつへの反応と考えます。おそらく，ふたつの基本的な要因が，「生きているよりも死んだほうがいい」という考えを助長しています。それらは，あなたをうつへと引き込みかねない例のセイレーンの歌の回避とフュージョンに関連していて，ギリシャ神話の通りに，あなたを破滅へと導きかねないのです。ひとつ目は，耐えがたく，終わりがなく，避けられないと評価されている強い感情的苦痛があることです。この種の苦痛は一般に，「増幅された苦悩」に分類されるもので，もとはと言えば，強い不快感を生み出している状況に対してウィリングネスとアクセプタンスの姿勢で向き合っていないことから発生していると言えるでしょう。強いネガティブな感情を抑制，コントロール，回避する試みが，うつの負のスパイラルに巻き込まれるにつれて，感情をまったくコントロールすることができないと感じるようになります。自殺は，そこから脱出できる唯一の道に思われるのかもしれません。しかし，結局のところ，それは明らかに回避の究極の形態です。

ふたつ目の要因は，反応性のマインドの相手をしたくなる状況の中で，毒薬に相当する評価，それも特に，公平と不公平の評価とフュージョンしてしまうことです。自殺行為の引き金となるような評価は，多くの場合，人生に欺かれているとか，本来ならその不当性ゆえに罰せられるべき人に不当に扱われ続けている，という底知れない気持ちに関連しています。ひょっとしたら，「死とは，そうしたあらゆる苦悩から解放された平和に満ちた状態だ」という想像とのフュージョンこそ，究極のセイレーンの歌と言えるのかもしれません。けれども真相としては，死んでいるとどんな感じがするものなのか，私たちは知りません。死ぬと平和になるという考えもまた，反応性のマインドが，何ひとつ知らないことについてよこすアドバイスの一例なのです。

もしも，あなたが自殺について真剣に考えたことがあるとか，実際に自殺を試みたことさえあるのでしたら，あなたをそこまで追い詰めたプロセスを見つめ直して，自分自身に次のように問いかけてみてください――「自殺したいという気持ちを引き起こした状況にウィリングネスとアクセプタンスの姿勢で向き合ったとしたら，苦悩の感覚はどうなるだろうか？　立ち止まって，もともとの苦悩を進んで受け容れようとした場合，それでも増幅された苦悩を体験するだろうか？　もともとの事実とそれに対する評価とを区別できなくするような，有害な評価を持ち込んでいないだろうか？　死とはどんなものなのかについて実際には何も体験していないのに，平和に満ちた状態というイメージとフュージョンしてしまっていないだろうか？」。あなたに次のことを保証します――十分な時間をかけて，これらの問いを真剣に考えていけば，苦境から抜け出す別の道が見えてくるでしょう。この点をもっと上手に伝える古い言いまわしがあります――「自殺は，一時的な問題への無期限の解決である」。

ACT への秘訣

☞ 増幅された苦悩の根っこにあるのは，うつの場合も含めて，たいていは，過去，現在，未来の自分自身や他人に対する評価への執着です。

☞ 反応性のマインドの隠れた世界観は，世界をありのままに見る目を曇らせ，代わりに恣意的なルールや期待に沿うかどうかの観点から眺めさせます。

☞ 反応性のマインドは，あなたが体験することすべて――物，人，出来事――が織り成すキルトに評価を組み込み，あたかもそうした評価を疑いようのない真実であるかのように見せかけます。

☞ 何を気にかけるのか――評価か，価値に沿った行為か――は，あなた自身で選択できます。

☞ あなたは，マインドがよこす評価を歓迎し，それをあるがままに眺めつつ，同時に生きがいのある人生をつくり上げていくようなやり方で行動することができます。

コーチより

あなた自身や他の人についての評価という点に関して言えば，マインドを捨て去るのも悪くはありません。マインドが行う評価は，正確ではなかったり自滅的だったりすることが多いのです。反応性のマインドをかわす方法がわかれば，人生で本当に気にかけていること――価値に沿っていて，活力や目的，意義を感じられるような生き方――に集中できるようになるでしょう。

予　告

次の章では，評価の危険な形態をもうひとつ――行動を正当化するために挙げる理由――ご紹介します。理由づけが，まさに避けたいと思っている結果をかえって生み出すことになる仕組みをお伝えします。また，行動を説明するために挙げる理由については，自分に向けられたものも，他の人に向けられたものも，正確さを疑うことがとても大切だということをお伝えします。

第10章

ステップ5：意味づけは無意味だと知ろう

盗人の如く，理由が忍び込んできて，愛を注ぐ人々の間に座った。理由はしきりに助言をしたがった。人々は聞く耳を持っていない。理由は彼らの足にキスをし，そして立ち去った。

——ルーミー

前章では，反応性のマインドが出来事や状況や人間関係といったものへの評価を目立たない形で忍び込ませ，またそうして織り込まれた評価が私たちには人生の仕組みの疑う余地のない真理に見えてしまうという問題について考えました。忍び込んだルールは，状況，人間関係，出来事が期待通りにならなかったときに苦悩をもたらします。隠れた評価の中でも最も危険な4つの毒薬——正しいと間違っている，よいと悪い，公平と不公平，責任と非難——についても説明しました。こうした評価を鵜呑みにすると，活き活きとした感じが減って，うつが強まる方向に行動しがちです。4つの毒薬やその他の隠れた評価に対する解毒剤は，賢いマインドにガイドを任せることです。うつによる抑圧に吸い込まれていると気づいたら，評価や前提をあるがままに——現実ではなく心の中の出来事として——観察しながら，賢いマインドが力を発揮するためのスペースを心の中につくりましょう。

この第10章では，反応性のマインドが持つ，もうひとつの危険な側面に注目しながら，それを見抜いて罠から抜け出す方法について考えます。ここには，自分の振る舞いに対して自分でつける説明を健全に疑えるようになることも含まれます。とても単純な事柄においても，私たちは日頃，行動すること，またはしないことについて説明しようとします――「なぜ先週，教会に行かなかったか」，「なぜ今日は子どもたちを怒鳴ってしまったのか」，「どうして今日は仕事に行きたくないのか」などです。休みなく自己評価し続けるこのプロセスは，ポジティブな意味でもネガティブな意味でも，人生の質を決めるうえでとても大きな役割を果たしています。出来事，状況，人間関係を説明する力がなければ，私たちは機能しようにも困り果ててしまうでしょう。つまり説明は，心に備わった基本的ツールと言えるもので，生きていくうえでぶつかるさまざまな問題の解決にも役立つもののはずです。ただ，この強力な分析的プロセスが内面世界に向けられると，大きな危険をもたらすかもしれないのです。

うつに悩む人では，行動についてのこの最も単純な説明にさえ，ネガティブな歪みが伴いがちです――「教会に行かなかったのは，祈るほどの価値があるものなんて私の人生にはないから」，「子どもたちを怒鳴ってしまったのは，私が悪い親だから」，「仕事に行かなかったのは，行ってもどうせまたへまをしてしまうから」というふうに。こうした歪みは，活き活きとした感じを生み出す行動に進んで従事しようとするウィリングネスや自尊心に大きく影響しかねず，状況が不快な感情を伴うときには特にそうです。問題は，理由づけや説明のプロセスが反応性のマインドから生じていて，しかも反応性のマインドは年がら年中活動しているので，あなたは人間として，どうしてもそうしたものに日常的に取り組まなくてはならないということです。つまりあなたは，いつなら理由づけや説明が役立って，いつはそうでないかを見分けられるようになる必要があるのです。

この章では，ある種の出来事，状況，人間関係については，反応性のマインドの説明が不正確なだけでなく，活き活きとした人生を目指す冒険の旅で目的地とは違った方向に導く恐れもあることを見ていきます。反応性のマインドに近づいて個人的な部分にまで迫るには，マインドがあなたと世界を何と説明するかを真正面から見据えるのが一番です。しかし，読み進めるうちに，反応性のマインドは大いに不機嫌になるはずです。なにしろ，出来事を説明する作業は反応性のマインドの仕事の大半を占めていて，マインドはその役割にとても愛着を持っているのです。ですから，あなたの行動を説明するために反応性のマインドが生み出した幻想を私たちが順次取り払っていくにつれて，たくさんのおしゃべりや口答えが聞こえてくるでしょう。本書の中で示されていることは一切信じないようにと求めるかもしれません。「私の状況はまた別だ」，「私の場合は，自分が今なぜこうしているかをちゃんとわかっている」という考えが浮かぶかもしれません。厚かましくもあなたの人生の物語には記憶違い，出来事の取捨選択，原因と結果に関する疑わしい前提がいっぱいだ，などと言う私たちに対して，あなたは怒りを覚えるかもしれません。ひょっとしたら，グロリアさんのように，あなたにとってとてもつらい出来事があったという事実を私たちが否定している，という考えさえ浮かぶかもしれません。もしもこうしたことが起こっているのに気づいたら，本書の内容について，その評価をよこしてくれたマインドにお礼を言って，そしてできるかぎりそのまま読み進めましょう。思い出してください。目標は，うつへと引き込もうとする言語マシンの誘導からより自由になって人生を歩んでいくことなのです。

意味づけ

意味づけは，なぜ自分がこのように振る舞うのか，なぜ他の人はあのように振る舞うのか，また人生の出来事はなぜこのように展開しているのか，などを説明することに関連します。日常生活では意味づけは，差し当たっての自分の行動を説明し，他の人の行動を解釈する，という形態をとります。ACTでは，このような分析の日常的なプロセスを「理由づけ（reason giving)」と呼びます。ところが，理由が言語システムから発生してくるものだということと，言語と反応性のマインドは作用し合ってさまざまな事柄を概念上で似た意味を持つグループへと結びつける性質があるため，理由はやがて，数週間，数カ月，または数年といったスパンのテーマにもかかわるようになります。この大河的なテーマを，あなたが絶えず紡ぎ続ける人生の物語と考えるとよいでしょう。つまり，あなたが誰で，どのようにして今のあなたになったのか，についてのあなた自身の説明です。ACTではこれを「筋書き（story line)」と呼びます。理由づけのこの形態はとても強力なので，それについては次の章を丸ごと割いて取り上げます。ひとまず本章では，なぜあなたがこのように振る舞うのか，なぜ他の人があのように振る舞うのかをあなたが理解しようとするときの，理由づけの基本的なプロセスに注目しましょう。うつに悩む人々の内面は，このような意味づけの活動でいっぱいだということがわかってきました。例えば，自分がなぜうつなのか，なぜ他の人のようには人生を楽しめないのかについて分析しようとするとき，あなたは状況を意味づけようとしているのです。

意味づけをしようとすることが問題となるのは，人生でぶつかるある種の困難については，答えがたったひとつ（「仕事がつまらないからうつなのだ」）しかないような印象を与えるからです。実際には，同じくらいもっともらしい説明が他にもたくさんあるかもしれません（「うつになったのは運動をやめたからだ」，「ジャンクフードばかり食べているからだ」，「娘との問題に向き合っていないからだ」など）。個人的な痛みを伴うような人生の局面では，意味づけは誤った道を指し示しがちであるため危険です。例えば，うつの説明として過去の出来事を持ち出してくるのは（「いつも父に批判されていたからうつになった」），袋小路にしかつながりません。個人的な歴史はやり直せないので，このような説明をすると，うつを乗り越える道はほとんどなくなってしまいます。

理由づけ

このように理由づけは，結びつけられそうなふたつの事柄を因果関係で説明しようとすることに関連します。例えば，ある人が妻に，仕事帰りに迎えに行って家まで送ると約束したとします。何らかの理由で約束をすっかり忘れてしまって，迎えに行けませんでした。妻は頭にきていて，なぜ来なかったのかと問い詰めます。このとき妻は，何らかの因果関係――彼が来られなくなるほどの原因として何が起こったのか――を示してみせるようにと伝えています。一方，私たちは幼い頃から，社会的な道徳規範に沿わない理由（「忘れていた」とか「迎えに行こうとも思ったけど，やっぱりやめた」）は使わないように，そして社会的に受け容れられる対応（「スケジュール帳を家に置いてきてしまって，迎えに行かなければならないことを覚えていなかった」）をするようにと教えられます。

理由づけを，あなたの行動（また他の人の行動）をあなた自身や周りの人たちに説明して正当化するための手段と考えるとよいでしょう。それはいつでも反応性のマインドから生まれます。しかし，ここで注意していただきたいのは，ACT で強調するように，「考えるからといって，それが真実だとは限らない」という点です。反応性のマインドが人生の出来事や人間関係について説明できるからといって，説明が正確だとは必ずしも言えないのです！　なぜそうなのかを理解するために，理由が反応性のマインドから生まれてくる様子，理由が社会の中で機能する様子，そしてマインドがよこしてくる理由をことごとく疑うべきなのはなぜなのかについて考えてみましょう。

◆ 原因と結果の錯覚

原因と結果の関係をはっきり説明しようとするのは，人間の思考に備わった基本的な性質――それも，種としての人間を計り知れないほど有利にしてくれる性質――だと言えます。例えば，次の場面を想像してみましょう。まばゆいばかりの夏の日に，戸外の日差しの中で数時間を過ごしています。あなたはひどく日焼けをしてしまって，太陽の光に当たり続けると火傷を負ってとても痛い思いをすることをすぐに学びます。この原因と結果の関係が再び起こらないようにするために，次に長時間陽に当たるときには皮膚を覆うか日焼け止めクリームを使うべきだ，という因果関係のルールをつくり上げます。ルールに従わないと，またもや日焼けをしてしまうのです。これは，**筋道**，**軌道**を発達させるときの例です。筋道は，あなたと周囲の世界との物理的な関係に正確に対応した知的なルールです。それは，物理的な世界の中でどのように行動するかを秩序づけるうえでとても役に立ちます。

ところが，明らかな因果関係のように見えるものが，実際には幻想にすぎない場合もあります。日の出と日の入りはそのよい例でしょう。マインドにとっては，日の出の原因は太陽が高いほうへ動いて東の地平線よりも上に現れることで，日の入りの原因は太陽が西の地平線よりも下へ降りていくこと，のように見えます。何世紀もの間，人々はそれが真実だと思い込んでいて，太陽が（また月や星々も）地球の周りを回っていると信じていました。これはもちろん錯覚です。実際には，天体の見かけ上の運動の原因は，地球が地軸を中心に回転していることにあります。そして，宇宙規模で考えるなら，太陽系全体は想像もできないほどのスピードで宇宙空間を動いています。それでも，こうしたことがどれも直接知覚されないのは，私たちが認識できる範囲には限界があるためです。

頭の中の世界――象徴的な活動が潮のように満ちては引いていく世界――には錯覚のような関係が山ほどあります。人間の脳は，進化するにつれて筋道をつける能力を大いに伸ばして，それがうまく機能しない領域にまで広げて適用するようになりました。例えば，パーティーに出かけたけれどもあまりにも不安になったので退席しようと考えたときに，あなたは次のような筋道をつくり上げるかもしれません――「パーティーが原因で不安になった。だから，また不安にならないためには，パーティーには一切行かないようにしなければならない」。一見するとこれは，陽に当たり続けて日焼けするときの原因と結果の関係に似ています。しかし，露出した皮膚に太陽からの紫外線が当たることが日焼けの原因だと自信をもって言えるのに対して，パーティーに参加したことが不安の原因だとは，それほど自信をもって推論することはできません。

不安の原因として作用していそうな因子は，他にもいくらでもあります。寝不足，コーヒーの飲みすぎ，パーティーに来る途中に事故を見てしまった，などのように，わりと直接的なものもあるでしょう。もっと込み入ったものもあるかもしれません。昔の恋人と鉢合わせしてしまいそうで怖かったのかもしれませんし，ひょっとしたらそれは新しい職場でのはじめてのパーティーで，よい印象を与えようと必死だったのかもしれません。このように，考えられる要因を書き出していけばかなり長いリストになりそうです。しかし，注目していただきたいのは，この筋道（パーティーに参加すると不安になる）が，主な原因はたったひとつだと示唆している点です。ここには，実はとても深刻な問題があります――反応性のマインドが複雑な状況を説明するために単純な理由を持ち出してこようとするとき，説明が正確でいろいろなことを全体的に考慮したものとなる見込みはかなり低いのです。

◆ 理由は社会のまとまりを維持する

ACTでは理由づけを，社会秩序を乱さずに振る舞うためには身につけていなければならない基本的なソーシャルスキルだと考えます。自分の行動を正当化できることは，社会的な動物としての役割を果たすうえで必要な基本的スキルです。例えば，幼稚園で子どもが他の子どもを叩いたとき，先生は，「どうしてジョニーを叩いたの？」などと尋ねるでしょう。もしその子が，なぜそう振る舞ったのかの説明として，「だってジョニーが僕のクレヨンを取り上げたから」と社会的に受け容れられる理由を挙げることができれば，「ジョニーは背が低いし，ジョニーの顔を叩くのが好きだから」などと言うよりも，はるかによい反応を先生から引き出すことができます。理由づけの社会的トレーニングは人生早期に始まり，生涯にわたって続きます。あなたが仕事を一日欠勤し，なぜ来なかったのかと上司が尋ねたとしましょう。「気分が乗らなかったから」とは，たとえそれが真実であったとしても言わないでしょう。「病気でした」とか「子どもが39度の熱を出して，とても調子悪かったので」のように，社会的に受け容れられることを言わなければならないと知っているからです。

◆理由は簡単にプログラムされる

これまでに見てきた通り，反応性のマインドはほとんど何についても理由をつくり出せます。冗談のようなひとつの例として，「スーパーのレジ袋が原因で，運転中に道からはずれてしまった」という文章であっても，車が木に突っ込んだ理由として機能するのです。この説明を読んだとたんに反応性のマインドは，スーパーのレジ袋が誰かの車を道からはずれさせるようなさまざまな経緯を考え始めます。もしかしたら車の窓が開いていて，袋が風をはらみ，ダッシュボードの上に飛んできて視界を遮ったのかもしれません。注目していただきたいのは，説明を読むと同時に反応性のマインドが実際にありそうなシナリオのイメージをつくり出したという点です。レジ袋が原因で車が道からはずれるシナリオを他にも3つ考えてくださいと言われれば，あなたも簡単にイメージすることができるでしょう。

反応性のマインドは，あらゆる因果関係を十分にありうることと見なして反応するようにプログラムされています。なぜなら，私たちの周囲の物理的世界は原因と結果の関係に満ちているので，その環境でうまく機能していくためには，そうした因果関係に絶えず注意を向けて反応するマインドが必要だからです。そして物理的な世界では，ほとんどの場合，因果関係に基づいた理由づけを検証するためのよい方法があります。例えば，日焼け止めクリームを塗ることで日焼けが防げるのだと信じられないのでしたら，日焼け止めをつけずに外に出てみればそれが本当かどうかがわかります。一方，同じたぐいの思考でも，頭の中の世界に適用されると，本当かどうかを確かめるよい方法がないのです。

ジョニーを叩いた子の例に戻りましょう。その子の説明は，つまるところ，「ジョニーが僕のクレヨンを取り上げたから，それが原因で僕はジョニーの頭を叩いた」というものです。よく考えてみると，これは不合理な説明だとわかります。実際には，「ジョニーが僕のクレヨンを取り上げた」ことが，その子が手を上げてジョニーを叩くように物理的に作用したわけではありませんよね？　働いていた力は他にいくらでも考えられます。その子は疲れてイライラしていたのかもしれませんし，お腹がすいていたのかもしれません。他の子におもちゃを貸してあげたのに，返してもらえなかったばかりだったのかもしれません。その単純な行為には，何十もの事柄が絡んでいたかもしれないのです。しかし，社会的に受け容れられる答えを返すことが一番よい結果をもたらすということを，その子はすでにある程度学んでいます。子どもとして私たちは，自分の行動を正確に説明するよりも，社会的に受け容れられる理由を挙げるほうが重要だとすぐに学びます。さて，正確とは言えない理由を他の人に示すようにあなたのマインドが社会的にプログラミングされているということは，頭の中の世界でも，マインドがあなた自身に対して同じことをしている可能性が十分に考えられます。

◈ 理由として感情を挙げることの神話

では，もう少し込み入った部分まで考えてみましょう。あなたが例の叱られそうになっている子どもだとすると，本当に先生に叱られないためには，ジョニーがあなたのクレヨンを取り上げたことと，あなたがジョニーを叩いたこととの間に，仲介役として何らかの心理状態を入れなければなりません。この場合は，怒りです。あなたがクレヨンを取り上げられて怒っていたのだと先生が理解すると，叩くことが許されるわけではありませんが，あなたがなぜそのように振る舞ったのかについて，ひとつの説明にはなります。けれども，次の点をよく考えてみましょう――本当に怒りの感情がその子にジョニーの頭を叩かせたのでしょうか？　それとも，どう振る舞うかに選択の余地はあったのでしょうか？　出来事（クレヨンを盗られた，など），または心の状態（怒り）を描写することと，行動（ジョニーを叩いた）の原因を説明することは同じではありません。ジョニーがクレヨンを取り上げたときにその子は怒りを感じたかもしれませんが，一連の出来事とジョニーを叩くと選んだこととの間に因果関係はありません。つまり，その状況でも，やはりさまざまな対応の仕方があったはずなのです。

エクササイズ：理由を眺めてみよう

先の例もそうでしたが，社会的に受け容れられない振る舞いを正当化しようとするときには，因果関係がよく使われます。うつは多くの場合，社会的に引きこもったり，期待される振る舞いを避けたりすることに関連しています。そのため，うつにかかっていると，期待されている何かをなぜしたのか，またはなぜしなかったのかを正当化しなければならない状況に陥りがちです。以下は，うつに悩む人たちが自分の行動を説明するときによく使っている言葉です。読みながら，あなたも似たような発言で行動（または行動しなかったこと）を説明しようとしたことがなかったかどうか，考えてみましょう。

- 散歩に出かけるには疲れすぎていた。
- うつがあまりにもひどかったから，仕事に行かなかった。
- うつがひどすぎて，子どもたちのことを構ってあげられない。
- やる気がまったく出ないから，ただボーッとしている。
- 気分がいつもこんなに悪くなければ，食生活を改善できるのに。
- 気分がどうにも滅入るから，タバコをやめられない。
- まだ離婚を乗り越えられていないから，デートはできない。
- うつだから，酒を飲む。
- うつがますますひどくなるだけだから，妻（夫）には反論しない。
- あまりにひどい気分だったから，友人と一緒に過ごさなかった。
- 教会に集まる人たちは，うつになるとはどういうことなのかをわかっていないから，教会には行かなかった。

概括：発言の中に，おやっと思うものはありましたか？　あなたがうつに悩むほとんどの人とそれほど違わないのでしたら，あなた自身が抑うつ的な行動を説明するために使ったような発言がいくつもあったのではないでしょうか。だからといって，自分を責めないでください！　ここではただ，私たちの誰もが共通の方法で自分の行為を説明するように訓練されているという点に注目していただきたいのです。これらの発言に含まれる要素をばらしてみましょう——まず，友人を避ける，デートをしない，お酒を飲みすぎる，食べすぎる，といったネガティブな行動があります。次に，ネガティブな行動に対する理由が示されています。そして，ここで示した理由が，なぜそのように行動したか，またはしなかったのかについての原因として描き出されています。この例では，理由はうつです。こうした発言が伝えるメッセージは，うつがあなたの行動や行為を文字通りに引き起こしている，ということです。

荷車と馬

たった今見た理由づけの流れを，よく考えないでそのまま逆にすると，状況を何とかしようとしたときに，うつに苦しむほとんどの人が悩まされることになる基本的な問題に陥ります。ACTの研究を始めたばかりの頃，私たちは，うつに苦しむ人たちが人生で起こっている事柄のほとんど何もかもをうつに基づいて説明しがちなことに驚いたものです。まるで,「うつ」という名前の小人がその人の人生のコントロールパネルの前に陣取っていて,ことごとく間違ったボタンを押しているかのようでした。そして,人々が理由づけするプロセスと，それがどのようにしてうつを強めるかについて調べ続けるうちに，はたしてうつが行動（または行動しないこと）の原因なのだろうか，ひょっとすると行動（または行動しないこと）のほうがうつの原因なのではないか，と考えるようになったのです。

前の章に登場したホセさんを覚えていますか？　障害を負ってしまった消防士さんです。ホセさんがこのエクササイズをしてみると，自分の苦境を説明するときの理由づけの方法が，我ながらずいぶんややこしいことに気がつきました——「膝の怪我のせいで以前のようには走れないから，子どもたちと一緒に遊ばなくなった。以前のようには遊べないので，遊んでも子どもたちは私にただ失望するだけだろう。そうなれば，自分自身が人間としてもっと敗者に思えてしまう」。ホセさんの理由づけが本質的に伝えているのは，子どもたちと遊ばないという選択を彼に文字通りさせているのは，身体的能力の面で子どもたちを失望させると人間として失格だという彼自身の思いだ，ということです。

ホセさんの状況を眺めると，理由づけの罠は見るも明らかです。ホセさんは，何らかの奇跡が膝に起こって以前の自分に戻れることを期待しています。怪我がうつの原因だと言い，次に，うつのせいで自宅でも怒りっぽく，不機嫌で，引きこもってしまうのだと言っています。ホセさんは，彼が以前と同じではないから妻や子どもたちをがっかりさせてしまう，という理由に基づいて家族生活から引きこもっています。しかし，家族生活に参加しないと，夫であり父親である務めをきちんと果たせていないことになります。しかも，それこそがホセさんにとって最も重要な領域なのです。ホセさんは，複雑な一連の理由づけの罠にかかり，大切な価値に沿わない振る舞い方をするよう惑わされてしまったのです。

「馬の前に荷車をつなぐな」という古くからのことわざをご存じかもしれませんね。このことわざは，うまくいく方略を立てるためには何が原因で何が結果なのかをきちんと理解していなければならないという点を改めて思い出させてくれます。荷車を使って馬を引っ張っても，あまり遠くへは行けないでしょう。うつに悩む人の行動を説明しようとする場合，このことは無視できない問題になります。うつを行動や行動しないことの原因と見なすと，うつから抜け出す道は次のようになるはずです――まず，うつを取り除かなければならない。そうしてはじめて効果的に行動できるようになる。それに対して，行動または行動しないことがうつをもたらすと見なすと，うつから抜け出す道は次のようになります――まず，効果的な行動に従事する。すると，うつの改善が見られる。

うつが効果のない行動を引き起こすのだとほとんどの人が信じているの

で，うつを取り除くことが解決策であることは間違いないという印象があります。広く信じられているこの神話の魔力を少しでも取り払うために，心理学が30年にわたってうつを研究してきてわかったことに目を向けてみましょう。結論として，うつについての科学的な見解は，一般的に支持されているこの神話とは正反対でした。実際にうつを引き起こしているのは，どこまでも広がり続ける行動回避のパターンです。言い換えると，うつは，価値を反映しない行動や生き方の結果です。原因ではありません。ここから言えるのは，うつのときには今まで考えられてきたのとはまったく違う振る舞い方――うつのただ中にあっても，困難な状況に立ち向かって，大切な価値に沿った有意義な活動に従事すること――が必要だということです。

うつになるプロセスについて文化が支持する見方に従っていると，うつは，緩和されるのではなく，残念ながらむしろ強まるでしょう。ACTでは，これを「機能しない変容アジェンダ」と呼びます。より効果的に行動できるための条件に「うつの解消」を設定してそれを待ち続けると，ポジティブな行動を回避し続けるようになって，うつによる抑圧から抜け出せなくなります。ホセさんの状況では，「かつての自分」に戻ることを待ち続ければ待ち続けるほど，彼はますます「かつての自分」ではなくなっていきます。この罠から抜け出す方法は，たとえ以前とは違うやり方になったり，そもそも以前はしなかったことをすることになったりしても，妻や子どもたちと一緒に過ごしながら，自分の大切な価値に沿って行動すると選ぶことなのです。そうするなかで，活き活きとした感じを取り戻すチャンスが生まれてきます。

理由の何がよくないのか？

これまでに見てきたように，理由づけをする文化は，行動を正確に説明するよりも正当化する傾向を生み出します。「うつが本当にひどかったので，教会に行かなかった」という発言について考えてみましょう。現実には，うつに悩む人たちでもいつだって教会に行くことはあるのですから，うつが教会に行かないことの原因ではありません。もっと正確に説明するなら，「教会に行かないことを選んだ。そのとき，うつと呼ばれる感情を体験していた」となるでしょう。しかしこれは，あなたがわざと自分自身を惑わそうとしているのではありません。あなたは人生を生きて，文化に適応しようとしています。つまりこれが，物事がうまく進んでいなくて，しかもあなたの状態を他の人々が知りたがっている場合にどう応じるかについて，あなたが文化の中でトレーニングされてきた方法なのです。問題は，こうした意味づけがあまりにも頻繁に行われるので，理由をただ持っているだけにはならないで，私たちが頻繁に理由を鵜呑みにしてしまう点にあります。

◈ ほとんどの原因が気づきの外にある

人間は，自分の行動の原因に気づいていなくて，それを描写できないことも珍しくありません。これは心理学では30年以上も前から受け容れられている事実で，思考についてのさまざまな実験の中で繰り返し示されてきました（Nisbett and Wilson 1977）。また，重大な原因があってもそれを意識できなかったり，原因の描写が正確ではなかったりすることもよくあります。第5章で紹介したプライミングの実験を思い出してください（Bargh, Chen, and Burrows 1996）。研究に参加した大学生の中に，自分の反応の原因を聞かれたとき，記憶力の研究（実は偽り）で暗示的な言葉を見せられたことを挙げる人はひとりもいませんでした。どのようにして自分の行動が操作されたのか，全員がまったく気づいていなかったのです。つまり行動を理由づけするときには，その行動が重要であればあるほど，とても注意深くなければならないのです。人間は誰でもそうですが，原因として考えられる事柄をすべて意識できるわけではありません。しかし，だからといって，反応性のマインドが慎み深くなって，単純な因果関係の説明であなたをフィッシング詐欺にかけなくなるわけではありません。そもそも反応性のマインドにはそれしかできないのです。ですから，因果関係の説明がネガティブで自分を傷つけるようなものとなっているときには，賢いマインドに耳を傾けて，そうしたネガティブな説明が本質としては社会的に条件づけられた反応で，科学的な真理ではないことを思い出しましょう。

◆ 前意識的バイアス

第5章で紹介した人種に関する潜在的連合テスト（RIAT）を覚えていますか？　今では同じような研究が，潜在的自尊心についても行われています（Franck, de Raedt, and de Houwer 2007）。潜在的自尊心は，単語からもなんとなくわかりますが，自己価値をネガティブまたはポジティブに評価させるような前意識的プライミングに関係しています。膝を叩いたときに起こる腱反射をご存じですね。潜在的自尊心は腱反射のようなもので，自己価値または自己価値の欠如をめぐって体験する反応として考えてみてください。それは，意識的な思考の調子を，あなたが気づかないうちに反射的に設定してしまいます。そして，あの大学生たちと同じように，自己をネガティブに評価するようにプライミングされても，あなたは自分がかけている色眼鏡に気がつかないのです。

潜在的自尊心の研究では，うつに悩む人とそうでない人との違いを調べることに焦点が当てられてきました。研究からわかったのは，うつに悩む人たちは，自分について説明するポジティブな形容詞（愛すべき，優しい，魅力的，など）を用いた課題よりも，ネガティブな形容詞（役立たず，醜い，無価値など）を用いた課題をはるかに速くこなすということです。つまり，うつになると，自分に関するネガティブな情報のほうにずっと強く反応しやすくなるようプログラミングされてしまうのです。また，自分についてのポジティブな情報を受け容れにくくするフィルターも備わってしまいます。言うまでもなく，このフィルターは反応性のマインドの中にあるものです。

◆ うつ的歪み

よく研究されてきたうつのモデルに**帰属理論**というものがあります。帰属理論では，バイアスのかかった理由づけはうつから抜け出せなくなる主な要因だと考えます（Alloy et al. 2006）。**帰属**とは基本的に，ある種の状況や出来事または人間関係に対する理由づけです。帰属のひとつの形態は内的で，出来事の原因に個人的な行動や特質を挙げます。内的帰属は，何らかの出来事や結果の責任をあなた自身が引き受けること，と考えるとよいでしょう。帰属のふたつ目の形態は外的で，さまざまな出来事を他の人の行為や単なる運のような外的要因によって描写するものです。外的帰属は，出来事や結果が他者の行為によって生じたものとして説明すること，と考えるとよいでしょう。

さて，人生のあらゆる出来事は，ものすごくポジティブなことからものすごくネガティブなことまで連続的に変化していくなかの，どこかに位置します。人間として私たちは，この連続体の中のすべての出来事に自動的に理由を与え，自分が生きている世界を意味づけようとします。ところが多くの場合，私たちが生み出す理由にはバイアスがかかっています。裁判官の考え方にバイアスがかかっていると，どんな証拠があったとしても被告の罪には結論が出されているのと同じように，理由づけにネガティブなバイアスがかかっていると，現実がどうであるかとは無関係に，ネガティブな理由づけをしがちになります。バイアスに沿わない情報は，すべて無視または軽視されるのです。

うつに悩む人たちの理由づけの研究において一貫して示されてきたのは，うつにかかっていると，ネガティブな出来事や結果に対しては自分に責任があるとする一方で，ポジティブな出来事や結果を生み出す自分の役割については過小評価するようになることです。ACT ではこれを，「うつ的歪み」と呼びます。効果としては，理由づけの力を知らず知らずのうちに身につけることになります。うつ的歪みが日常生活の中で作用しているときの感じがつかめるように，以下に，生活上のありふれた出来事と，それをバイアスのかかっていない見方とうつ的歪みのある見方の両方からそれぞれ解釈した例をいくつか並べてみます。

状　況	バイアスのかかっていない見方	うつ的歪み
職務評価で昇進を伝えられた。	一生懸命働いているし，仕事の質も高い。会社側もそれをわかっていて，価値を認めてくれたのだろう。	私が実はどれほどのミスをしているかを知っていたなら，昇進など絶対に認めなかったはずだ。その仕事をしたいと思う人が他にいないのだろう。
外で夕食を食べてから外国映画を観ようとパートナーが誘ってきた。	一緒にいるのが楽しいし，私が映画通だから，私と過ごしたいのだろう。	たぶん彼女の友人が映画に行きたくなかったので，私に優しくしているだけだ。
もっと親しくなりたいと思っている人から一緒にお茶に行くのを断られた。	彼はとても忙しく，今は自由な時間がとれないのだろう。ひと月くらいしたらまた誘ってみよう。	誰も私と一緒にいたくないなんて，私のどこがいけないのだろう。負け犬であることを見透かされているに違いない。

このようにうつ的歪みは，何かポジティブなことが起こったときでさえ，反応性のマインドの中で作動します。反応性のマインドは，このポジティブな出来事はたまたま幸運だったか単なる偶然にすぎなくて，その結果を引き出すのに自分が何か貢献したわけでもないという考えであなたをフィッシング詐欺にかけようとします。そして，ネガティブな出来事が起ころうものなら，いかにあなたが魅力に欠け，価値がなく，不完全であるかを示すこの上ない証拠だと信じ込ませようとします。このサイクルがあなたの中にあることに気づいたら，こうしたまったくもって愛すべき考えをよこしてくれるマインドにお礼を言って，賢いマインドの声を聞くためのスペースを心の中につくり，そして人生を先へと歩み続けましょう。

エクササイズ：理由と戯れる

さて，理由づけには問題点がたくさんあるとわかりましたので，次に，あなたの視点を反応性のマインドから賢いマインドへと移し変える練習をしましょう。思い出してください。私たちが挙げる理由はたいがい出来事を正確に説明していなくて，むしろ反応性のマインドが生み出す思考にすぎませんでした。ですから，このエクササイズの中であなたが書き出す内容も，どれにしても科学的に言えば真実ではありません。つまり，すべての可能性を網羅した因果関係の厳密な分析ではありません。それでも，種類の違いによって理由がそれぞれどのように機能するかについて，何かしら学べるでしょう。理由はどれも恣意的につくられるので，人生でうまく機能しない結果を生むのは不健全な理由だと言えます。そして，ポジティブな結果を生むのは健全な理由なのです！

このエクササイズは，人生の重要な局面であなたをうつ的歪みに陥らせようとして反応性のマインドが狙っている状況を，うまくあしらうチャンスをつくってくれます。はじめに，あなたが今まさに悩まされている状況を４つ選びましょう――仕事に行かなかった，親密になるのを避けてしまった，社会的交流の場に参加しなかった，過食や飲みすぎや喫煙で健康を損ねたなど，理由が必要な状況なら何でもかまいません。以下のワークシートの左側の欄に，ひとつひとつの状況を簡単に書き込んでください。もしも具体的に選ぶのが難しいようでしたら，第３章に戻って，「健康，人間関係，仕事，娯楽に関する行動の一覧」のエクササイズで記入した結果を見てみましょう。問題のある状況を４つ選んだら，ワークシートに記入します。

次に，右側の欄には，なぜ問題が起こっていて，どうして今のように行動しているのかについて，あなたが現在掲げる理由をそれぞれの状況に対して順に書き込みます。それから真ん中の欄に行って，バイアスのかかっていない賢いマインドの視点からそれぞれの状況を描写してください。ACT ではこれを「しなやかな眼」で見る，と表現します。しなやかな眼で問題を見るには，理由や評価から離れて，それらをそれそのものとして（理由や評価として）眺めて，特にあなた自身に対する思いやりと理解を持ちながら状況に向き合わなければなりません。真ん中の欄を記入していくときには，反応性のマインドが――何とかしてあなたをバイアスのかかっていない賢いマインドの立場から引っぱり出そうとして――投げてよこすフィッシング疑似餌に注意しましょう。思わず疑似餌に食いついてしまったら，それはそれとしてただ注意を向けて，再び賢いマインドの声に耳を傾けましょう。

「理由と戯れる」ワークシート

状　況	バイアスのかかっていない見方	うつ的歪み

事後確認：エクササイズをしながらどんなことに気がつきましたか？　自分自身を非難する理由のほうが，思いつくのも書き出すのも簡単でしたか？　もしそうだとしたら，それは，反応性のマインドがあなたをフィッシング詐欺にかけようとしているところをまさにとらえたのです。反応性のマインドは，あなたにとって機能するかしないかとは関係なく，ともかく特定の方向に物事を意味づけさせようと働きかけます。思いやりをもって状況を眺めることについては，いかがでしたか？　自分を非難しながら眺めるのと，思いやりを持ちながら眺めるのとでは，感じが違うことに気づきましたか？　あなたが行動を説明するために使っている理由が機能するかどうかを調べるひとつの方法は，この感じの違いに注目することです。理由が幸せな感じを高めるのでしたら，採用しても大丈夫です。でも，幸せを損なう感じがしたら，ご用心を！

●ホセさんの活き活きとした人生への旅

ホセさんは，自ら挙げる理由がうつの負のスパイラルをますます深みへと引き込み，悪循環にはまっていることに気がつきました。また，理由の多くが，健全な生き方とはどうあるべきかについての厳格なルールに基づいていることにも気づきました。膝が決して元通りにはならない事実を受け容れなければならないこと，それでも夫として，また父親としての役割を果たせるということも理解しました。子どもたちは彼の兄弟のひとりと魚釣りに行くのがとても好きでしたので，あるとき，兄弟に釣りの道具を借りて，家族を近くの湖に連れて行きました。そこで楽しい時間を過ごしたホセさんは，たとえ一緒に走れなくても，子どもたちが走り回っているのを見ているだけで十分に楽しいことを発見しました。

また，ホセさんは，お互いが気をもんできた経済的な問題について，妻と話し合うことにやっと合意しました。妻は仕事を辞めて家事に専念する前は法務秘書をしていました。彼女は，ホセさんが以前の仕事に戻れないのだから，自分が仕事に戻って，彼は「主夫」になればいいのではないかと提案しました。まったく新しい父親としてのあり方にホセさんは興味をそそられ，まずは１年間そうしてみようということになりました。ホセさんは活き活きとした目的ある人生への道のりを歩み始めていました！

理由には気づいたままで，でも油断しないように

ここまで，反応性のマインドを信用すると危険な場合もあるということをお伝えしてきました。そのような状況はたいてい，あなたにネガティブな影響を及ぼしうる出来事や人間関係に関連しています。反応性のマインドがあなたをフィッシング詐欺で狙うとき，最も有害なのは，おそらくうつ的歪みでしょう。何もかも――自分や他の人の行動や動機――がネガティブに歪んで見えるようになるのです。このバイアスがかかっていると，あらゆるネガティブなことが取り込まれる一方で，あらゆるポジティブなことは軽視されるので，反応性のマインドのフィルターは明らかに機能不全を起こしていると言えます。問題へのただひとつの解毒剤は，自分がする説明から離れて，それを，どう見えるか（「絶対的真理」）ではなく，それそのもの（フィッシング疑似餌）として見ることです。

先に紹介した，評価の暴走列車を抑えるのに役立つのと同じ方略が，う

つ的歪みに対しても機能します。反応性のマインドは――評価の場合とまったく同じように――もっともらしい因果関係の説明を生み出すようにできていて，実際，とても巧みにそれを行います。あなたもちょっと立ち止まって心の中に息づくプロセスを観察してみれば，いつでも必ずこの種の活動があることに気づくはずです。しかしあなたには，このプロセスが働いていたとしてもとれる，力強い姿勢があります。理由を，ただ持ったままで，心の中の産物として眺めるのです。反応性のマインドがよこしてきたからというだけで，理由を鵜呑みにして字義どおりの真実と考えなくてもよいのです。以前にもお伝えしたように，マインドがそのように思考するからといって，それが真実だとは限りません。そうした理由をよこしてくれたことに対して反応性のマインドにお礼を言ってから，賢いマインドの声に耳を傾けましょう。

ACTへの秘訣

- ☞ 行動の原因として考えられることのすべてを意識できるわけではありません。そのほとんどは内面の世界に隠れています。
- ☞ 理由づけは，あなたが行動したまたはしなかったことを社会的に正当化してくれますが，理由は本当の意味での原因と同じではありません。
- ☞ うつがあなたに何かをさせるということはありません。行動するかしないかをコントロールしているのはあなた自身であり，気分の状態とは無関係です。
- ☞ 賢いマインドの視点が活躍するためのスペースを心の中につくると，反応性のマインドのバイアスがかかった視点とのバランスがとれて，うまく機能する行動を選べるようになります。
- ☞ 肝に銘じておきましょう――「考えたことすなわち真実」ではありません！

コーチより

残念ながら，あなたはもう，うまく機能する方法で行動するまたはしない理由として，うつを挙げることはできなくなりました。しかし幸いなことに，うつがあなたを支配しているのではないということもわかりました。あなたを司っているのはあなたです！　理由を一歩下がったところからありのままに眺められるようになると，賢いマインドに舵取りを任せることができます。そうなれば，すぐそこに広がっている活力と目的と意義にあふれる人生へと，あなたは踏み出していくことになるのです。

予　告

次の章では，反応性のマインドの核心とも言える部分――あなたの筋書き――をご紹介します。私たち一人ひとりが紡ぐ人生の物語には，自分自身を追い込んでしまうバイアスと間違った情報がたくさん含まれているということがわかるでしょう。物語の――現在と未来の――筋書きがもたらす建設的ではない影響を和らげるためのスキルをいくつか学ぶことにしましょう。

第11章

ステップ6：筋書きをゆるく持とう

真の発見の旅とは，新しい景色を求めて出かけることではなく，新しい視点を開くことである。

——マルセル・プルースト

第10章では，行動の意味づけに本質的に伴う問題をたくさんご紹介しました。反応性のマインドが行うこの作業に，私たちは「理由づけ」という名前を付けました。そして，理由づけを使って因果関係を示そうとすると，たいていは不正確で幻想のようなものになってしまうことを説明しました。理由づけの中でも特に有害なのは，うつのような気分の状態を，行動するまたはしないことの原因であるかのように描き上げることです。うつに悩んでいる場合には，うつ的歪みやネガティブなバイアスなどの要素が加わることで，世界のネガティブな側面が強調されて知覚されたり思い出されたりするので，問題は何重にも深刻になります。こうしたときにもまた，すっかりお馴染みの解毒剤をお勧めします——反応性のマインドのおしゃべりから一歩離れて，賢いマインドの視点が力を発揮できるようにするのです。

さて，例えば，なぜ今日は運動をしなかったのか，今朝はなぜ子どもたちを怒鳴ってしまったのか，などのように，特定の状況での行動を説明するのと，あなたの人生の物語を編集するなかで行動を説明するのとでは，かなり違います。ところが反応性のマインドは本来，その後者の作業をするようにできています。言語には関係性をつくる力があるため，ある種の理由同士は結びついて，共に「歩き回る」ようになります。こうした理由がやがて寄り集まって，私たちが自己について知るときのとても基本的な形態のひとつ，すなわち自己概念と呼ばれるものへとまとまっていきます。ACT ではこれを「筋書き」と呼びます。

反応性のマインドは，この種の自己認識をつくり上げるように数十億年をかけて進化してきたので，実際とても仕事上手です。そして私たちは，理屈，分析，また因果関係で説明する理由づけを崇拝するように社会の中でトレーニングされていますから，反応性のマインドが差し出してくる筋書きの一見もっともらしい論理には強く惹きつけられがちです。しかし残念なことに，筋書きが不備だらけの中途半端な言葉であなたを描写するとき，筋書きと接することであなたは苦しむようになります――それどころか，筋書きは自己達成的な予言として作用するようにさえなります。筋書きを正確で確定的なものと思い込むと，ほぼ確実にそれとフュージョンして，それが「私」なのだと心底信じて疑わなくなってしまうでしょう。そうなると，筋書きがあなたの現在の体験に入り込んできて粉飾するだけにとどまらず，もっと悪いことに，あなたの未来を微妙に，またはあからさまに左右するようになってしまいます。この章では，筋書きの正体――不正確でバイアスがかかり，選択的にフィルタリングされていて，抜けや矛盾だらけの物語――を暴いていきます。幸い，一歩離れたところから筋書きをありのままに――ただの物語として――眺められるようになれば，生きたいと願う人生に近づくべく行動できる，よい位置に立つことができます。

前章でお伝えした注意事項は，この章にも当てはまります。反応性のマインドは，ここに書かれている内容に対してはとても不機嫌になるはずです。なにしろ，私たちはマインドの城に踏み込んで一番大切なものを持ち去ろうとしているのです。ですから，たくさんの心の中のおしゃべりが聞こえてくるものと覚悟して，さあ，王様が裸である様子を見ることにしましょう。

筋書き：意味づけの総体

筋書きは，ある意味では個人の歴史を現在の時間の中で扱っているものと言えます。筋書きは，周囲の人たちに自分について説明するという社会的な目的を持ちますが，あまりにも頻繁に使われるため，たいがいは説明している自分自身に対しても支配的に作用する自己認識の形態となっています。支配的というのはつまり，あなた自身についての説明が，「今，この瞬間」にあなたがどう行動するかをコントロールし，結果としてあなたの未来をつくり始めるということです。また筋書きは，繰り返し自分や他の人たちに向けて語られるので，正確で信用できるもののように錯覚しがちです。しかも前章で見た通りの理由づけの文化ゆえに，おそらく周りの人たちもあなたの筋書きが信用できるものと思い込み，それを正確だと考えるあなたの信念を支持することになります。こうしたことが筋書きの有害な側面です。筋書きを信用してフュージョンすると，物語の支配通りに振る舞い始めます――そして，物語の中で語られている人生の顛末を，示された通りにたどり始めます。筋書きとのフュージョンこそ，人間の苦悩と，結果として起こるうつによる抑圧の根本原因と言えるでしょう。

幸い，筋書きがどのように生まれてきて機能するのかを一歩離れたところから眺めると，それまでは気がつかなかった落とし穴がたくさん見えてきます。筋書きに関連して起こりやすいのは，「真実っぽさによる間違い」――正確かどうかに基づくのではなく，いかにも正しそうに聞こえるとか，真実の香りがするというだけで，事実として受け容れてしまう間違いです。そうしたいかにも真実味のある物語は，たいていは直接の体験よりもむしろメンタルな言語的プロセスから生まれてきます。あなたがマインドとの付き合い方のスキルを身につけていく間にも，こうした物語は現れ続けますが，注意を引きつけるときの切迫度は，反応性のマインドがよこしてきた思考をことごとく鵜呑みにしていた頃ほどではなくなります。例えば，「私はずっとうつに悩まされ続けるだろう。なぜなら，幼い頃に両親が離婚し，10代の頃にアルコール依存症だった父が死に，はじめての性的体験はレイプだったから」といった物語も，単に個人的な歴史の一部としてありのままに――やはり単に歴史として――見れば，それほど強制的ではなくなるのです。

◈ 筋書きはどのように機能するか

物語のひとつの大きな特性は，膨大な情報の連なりを，いくつかの簡潔で力強いメッセージに凝縮している点です。新約聖書はその一例です。新約聖書のほとんどは，描かれている出来事が起こった後，200 ～ 300 年経ってから書かれました。聖書の文書や書簡に含まれているのは，イエスの言葉や行いをうんと凝縮して，さまざまな視点からまとめたものです。イエスの人生の一刻一刻を完全に記そうとすれば，そもそもそんなことができたとしてもですが，現行の聖書の何千倍もの大きさになってしまうでしょう。また，今日ではその存在が知られているいくつかの視点で，例えばユダの福音書といったものは，かつての高位の教会関係者によって正典からは意図的に除外されていて，物語が持つふたつ目の大きな特性を教えてくれます。つまり，筋書きにそぐわない情報は排除されるということです。

あなたの筋書きも，あなたの人生を凝縮して簡略化したものです。物心ついたときからの人生の連続的な瞬間をすべて思い出すなどということは不可能です。そんな本をつくろうとすれば，少なくとも百万ページにはなるでしょう。出来事，人間関係，感情，行動などの情報は，選択的に覚えるしかありません。それでもあなたは，自分が誰で，人生の中のどの位置にいて，どのようにしてここまで来て，これからどこへ向かうのか，などについて，もっともらしく説明しなければなりません。そのためのあなたの物語には，描写的要素（起こったことの客観的な事実）と因果的要素（そうした出来事がどのようにして今のあなたを形づくったのかについてのあなた自身による説明）が組み合わされています。このふたつの要素が一緒になって，あなたが誰なのかについての要約された，簡潔で力強いメッセージ一式を生み出しているのです。ところが，その筋書きがあなたについて，どこか根本的に不完全であるとか傷を負っているなどと示唆するとき，あなたは，失敗し，拒絶され，がっかりするだろう，などと考えながら舞台に上がることになるのです。その舞台で，おそらくあなたは悪いことが起こるだろうと予期している人として振る舞い，そして思った通り，悪いことが起こるのです。

そろそろACTの考え方の要領を得てきているのでしたら，あなたもすでに重要な疑問をいくつか感じているのではないでしょうか――「今現在の行動の本当の原因さえ正確に描写できないのに，何年も前に起こったことの因果関係なんて，どうして説明できるだろう？」，「筋書きが悪さをしているのを，どうしたら見分けられるだろう？」，「筋書きが正確かどうかは，どうしたらわかるのだろう？」，「これほど多くの情報が取りこぼされているのに，筋書きが正確だなどと，どうして言えるだろう？」。この章の残りの部分では，こうした重要な疑問への答えを見つけられるようお手伝いします。また，あなた自身の筋書きに触れてみて，それをありのままに，ただの物語として眺めることにも挑戦してみましょう。

記憶に伴う問題

筋書きの主な成分は記憶です。記憶がなくては筋書きも生まれません。記憶については長年にわたって詳しく研究されてきて，その働きや，うつが記憶に及ぼす影響などについては実際に多くのことがわかっています。いくつかの研究から明らかになったことを見てみましょう。

◈ 反芻と記憶の抑制

研究のひとつの領域はとても興味深いもので，うつに苦しむ人々の記憶に反芻がどのような影響を及ぼすかを観察したものです。うつにかかっている人が反芻する場合，うつの症状に注意を向け，分析し，そして症状が人生に及ぼす影響について思い悩む，といった傾向が見られます（Nolen-Hoeksema 2000）。反芻はとても不快な心理状態であるため，うつに苦しむ人たちは，反芻をやめる方法としてネガティブな思考や記憶を抑制しようとします。しかし残念ながら，不快な記憶を抑制しようとしても逆効果で，割り込んでくるネガティブな記憶はますます多くなります。これはときとして**記憶抑制効果**と呼ばれます（Dalgleish and Yiend 2006）。うつにかかった人が気分をコントロールするためにネガティブな記憶を抑制しようとすればするほど，ネガティブな記憶はますます呼び起こされるのです。ではこれは，過去を正確に思い出す能力という点ではどんな影響があるのでしょう？　基本的には，記憶抑制効果のために，ポジティブな出来事よりもネガティブな出来事をより多く思い出すようになります。筋書きは記憶に基づいているので，ポジティブな出来事よりもネガティブな出来事を多く含む方向へと物語は傾いていきます。バイアスは見えないところで作用するため，それに気づかないというのが罠です。

◈ 自伝的記憶の障害

研究のふたつ目の領域では，いわゆる自伝的記憶（Williams 1996），つまり人生で起こった具体的な出来事をとても詳しく思い出す能力について調べています。自伝的記憶は，人生の物語を紡ぐためには絶対に必要なものです。出来事を覚えていなければ，筋書きへと統合できません。典型的な自伝的記憶の実験では，被験者にネガティブな言葉一式（「拒絶された，絶望的，恥ずかしい，後ろめたい」など）とポジティブな言葉一式（「わくわくする，親しみのある，感心する，期待できる」など）を見せて，その後でそれぞれの言葉から呼び起こされた具体的な記憶について書くように求めます。この例の場合，過去に実際にあった出来事について，ネガティブなもの4つとポジティブなもの4つ，合わせて8つの違った物語を書くことになります。

研究からは，うつに悩む人たちが「一般化されすぎた記憶」の問題を抱えていることがわかりました。人生上の具体的な出来事の描写ではなく，実際には人生のテーマと呼ぶべきたぐいの記憶を呼び起こしがちなのです。例えば，第2章に登場したアンナさんは，「拒絶された」という言葉に関連した状況を思い起こして，次のように書きました——「母はいつも私のことを非難し，拒絶していました。社会的な集まりで友人たちが訪ねてきているときなどは特にひどかったものです。そういったときの母の態度にどれほど怒りを感じたか，どれほど不公平な状況だったかをよく覚えています。でも，決して言い返したりはできませんでした。そんなことをしたら，お仕置きされたでしょう」。アンナさんが，母親に拒絶された具体的な記憶を実際には何も述べていない点に注目してください。むしろ，母親に関連したたくさんの状況を，あるネガティブなテーマにまとめあげ，ひとつの記憶として扱っています。

では，うつによる抑圧にかかっていると，これはいったいどういうことになるでしょう？　基本的に，出来事の細部は曖昧になり，むしろそれが示すテーマに基づいて記憶を呼び起こすようになるでしょう。けれども，人生の出来事のもともとの事実と接触できないとなると，それを正確に思い出しているかどうかなど，どうしてわかるでしょう？　もうひとつ興味深い事実があります——うつに悩む人がマインドフルネスの方略（これは次章の主題ですので，読み続けましょう！）を学んで反応性のマインドから脱フュージョンすると，反芻が減って，自伝的記憶に関連した課題をうつではない人と同じくらいうまくこなせるようになるのです（Williams et al. 2000）。つまり，自伝的記憶が具体的でないのは，脳や知性に問題があるからではないということです。むしろそれは，うつによる記憶に関連したバイアスの副産物なのです。

この研究が示唆しているのは，うつの人の筋書きにはネガティブな出来事に着目する方向へバイアスがかかっていると同時に，「今，この瞬間」の中でガイドにできるような具体的な情報がとても乏しいということです。これは車のバックミラーが45°傾いた状態で運転するようなものです。後ろにあるものの像をミラーはとらえますが，その像は道路上での車の実際の位置を見誤らせて，正しく運転するのを難しくするのです。

エクササイズ：人生の物語の回転盤

アメリカで人気のゲーム番組「ホイール・オブ・フォーチュン（富の回転盤）」では，番組の最後に出演者たちが，最終ラウンドでもらえる賞品を決めるために回転盤を回します。それがとても魅惑的で，ゲームを大きく盛り上げます。このエクササイズでは，ホイール・オブ・フォーチュンに似たゲームをしますが，賞品がちょっと違います。私たちのゲームでは，ランダムに引き当てた単語を使って新しい筋書きをつくります。人生の物語の回転盤には評価的な単語がたくさん載っていて，反応性のマインドならすぐにも物語を紡ぎ始めそうです。

ゲームの始め方としては，目を閉じて物語の回転盤の上に指を置き，指に一番近かった単語からスタートするとよいかもしれません。または，ページ上でコインを転がして，それが止まったところの単語を使ってもよいでしょう。回転盤を，言わば回して，単語が引き当てられたら，「私は［引き当てた単語］」から始めて，あとはマインドが詳細をつなげていくのに任せましょう。物語はすばやく書いたほうが，よい結果が得られるでしょう。書くのに詰まってしまったら，もう一度最初の文（「私は［引き当てた単語］」）を書いて，また続けましょう。少なくとも一段落か二段落の文を書いてから，ワークシートの質問に答えます。質問には「はい」か「いいえ」だけで答えてもかまいませんし，以下のルースさんの例のように，細かく書き込んでもかまいません。ひとつ目の人生の物語についてワークシートを記入したら，またランダムにどれかの単語を引き当てて同じ作業をします。それを４つから５つの単語で行いましょう。

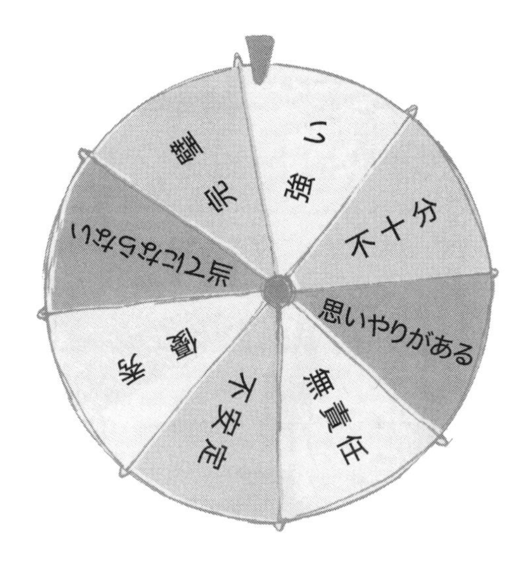

「人生の物語の回転盤」ワークシート

単　語	物語を書くのは簡単でしたか？	物語はお馴染みのものでしたか？	物語の信憑性は？

事後確認：たったひとつの単語に基づいた物語を，４つも５つも書けたでしょうか？　実はほとんどの人がそうなのですが，あなたにも難なくできたはずで，天性の語り手としての私たちの力がよくわかります。ひとつひとつの物語にはどれほどの信憑性があったでしょうか。明らかにとっさの思いつきでも，いかにも信頼できそうな物語をつくることができます。ネガティブな言葉に基づいてつくった物語のほうが，ポジティブな物語と比べて信じやすかったですか？　もしそうなら，あなたはたぶん反応性のマインドのフィッシング詐欺に引っかかっていたのでしょう。しかし困ったことに，反応性のマインドがないとこのゲームはできません。なぜなら，説明し，理由づけをし，物語を紡ぐのを担当する自己認識の形態とは，反応性のマインドだからです。

●ルースさんの話

子どもの頃に性的虐待を受けたルースさんは，その経験のせいで男性とのよい関係を築けなくなった，と感じていました。また，10代の頃に両親の離婚後まもなくしてレイプされたことで，問題はさらに深刻になっていました。大学時代には，ある男性と数年にわたって付き合い，１年近く同棲さえしましたが，彼との親密な関係を心から楽しむことはありませんでした。彼女は好意を伝え合う会話にあえて乗ることなく，ふたりは徐々に離れていきました。ルースさんは筋書きの予測に従い，自分はどうにも異性と交際するタイプではないのだと思うことにして，男性と交流する努力をやめてしまいました。他の社会的なつながりもほとんどなかったので，多くの時間をひとりで過ごして，性的虐待やレイプを思い出したり，そうした出来事が彼女に与えたダメージについて反芻したりしていました。同僚の男性とも女性とも接しなければならない職場では，不安を覚えるようになりました。同僚が善意ある人たちだとはわかっていましたが，また利用されるのではないかという考えが浮かんできて，安心できませんでした。うつはだんだん強まって，とうとう障害休暇をとって生活を立て直さなければならなくなってしまいました。

ルースさんが物語の回転盤の上にコインを落とすと，「不十分」，「完壁」，「優秀」，「当てにならない」の単語に当たりました。以下は，それぞれの単語に基づいてルースさんが書いた文章です。

《不十分》

私は不十分。親密な関係を築くのに必要なものを持っていない。幼い頃の経験が人生をすごくだめにしてしまった。長い間付き合っていたジムは，辛抱強くて，心配もしてくれて，私のことを愛してくれていたと思う。でも，私がほとんど台無しにしてしまった。過去を手放してふたりの関係の性的な側面を楽しむことがどうしてもできなかった。私は愉快な人間で，ジムは私と一緒に過ごすのが好きだったけれど，それだけでは十分じゃなかった。もっと頑張れなかったかとも考えるけれど，やっぱり無理だったと思う。どうにも不向きだったみたい。

私は不十分。恐怖に向き合えるほど強くない。私は不十分。両親にできなかったことを，どうして自分に期待できるだろう。私は不十分。街でチンピラにレイプされて，堕落させられた。私は傷物。誰が私を欲するだろう。

《完璧》

私は完璧。そう！　まあ，何かで完璧だったらとは思うけど。そう……私は潔癖症で，整理するのは大得意。遊びに来た人は誰でも，家がシンプルで清潔で快適だと褒めてくれる。だからそうに違いない。掃除と整理整頓が完璧な人としてなら，十分競争できる。でもその一方で，散らかっていると落ち着かないから，パートナーとしては煙たがられるかもしれない。

私は完璧。これは難しい。「私は完璧」というフレーズは，全然しっくりこない。まるでマインドが反射的に「いいえ，そんなことはない！」と言って，私がいかに完璧じゃないかについての物語をしゃべりたがっているみたい。

《優秀》

私は優秀。私には色彩の才能がある。引き受けたほとんどのプロジェクトで，上司やクライアントが色彩を使いこなす私の感性や創造性を褒めてくれる。私は優秀。仕事の段取りはよくて，プロジェクトのスケジュール管理もできている。これまでの業務評価もずっとよかった。優秀。とても強く響く言葉。平均より上を意味する――頂点を極めるような感じだけれど，自分が本当に頂点にいるのかは確信が持てない。色彩に関してさえも。これは難しい。自分についてポジティブなことを宣言するのはどうしてこんなに難しいのだろう？

私は優秀。以前，庭に小さな花壇をつくったことがあって，みんながとても気に入ってくれた。花について詳しかったわけではない。ただ，冬の間中，花に関するものを読んで，それから通販で花を注文した。優秀と言えば言えるだろう。でも，次の年にここに引っ越してきてからは，もう花壇をつくらなくなった。

《当てにならない》

私は当てにならない。なるほど，この単語はなかなかキツイ。花壇の件のように優秀なことができるのに，あるときただ放り出してしまうところは当てにならないのかもしれない。これは私について何を伝えているだろう？　何事においても本来できるところまでやらないという点では，たぶん当てにならないのかもしれない。でもその意味では，誰も当てにならない！

私は当てにならない。そう，その通り。つまりこういうこと――友人がよく男性を紹介してくれようとして，私は興味があるふりをする。でも，紹介される人と会うはずのパーティーやイベントには，言い訳をして行かないこともしょっちゅう。これは当てにならないと言えると思う。

ルースさんの「人生の物語の回転盤」ワークシート

単　語	物語を書くのは簡単でしたか？	物語はお馴染みのものでしたか？	物語の信憑性は？
不十分	はい。自然にわき出てきた。そして，いいえ。書いていると悲しくなり，続けるのがとてもつらかった。	とても馴染みがあった。	思ったほどではなかった。紙の上に書き出されたものを見ていると，少し疑わしくなる。
完璧	いいえ。自分を完璧だと思い描くのはとても難しい。	いいえ	そこそこ
優秀	どちらとも言えない。	いいえ	そこそこ
当てにならない	いいえ。自分を「当てにならない」と描写することはない。	いいえ	言い訳をするところは，当てにならないと言えるかもしれない。

概括：ルースさんが自分の回答を眺めてみると，ネガティブな意味合いの単語を使った物語のほうがマインドにとっては語りやすいことに気がつきました。それと同時に，ポジティブな物語も（心の中の対話ではめったに体験しないものですが）同じようにもっともらしく思えるという事実に興味を覚えました。

エクササイズ：自伝を書こう

あなたの筋書きに触れるための最善の方法は，時間をとって人生の要約，つまり一種の自伝を書いてみることです。完璧な自伝を書くとなると，おおごとになってしまうので，簡易版がよいでしょう。しかし，いい加減にはしないでください。少し時間をかけて，人生で起こったことすべてと，そうした出来事がどのようにあなたを形づくっていると感じるかについて考えてみましょう。それから30分ほどかけて，1，2ページ程度の自伝を書いてください。先に具体的な出来事を書き出してから実際の自伝にとりかかると書きやすいかもしれません。以下は，自伝に含めるとよい要素のリストです。

- 今のあなたを形づくるうえで大きな影響を及ぼした人生の出来事と，それがどんな影響だったのか
- 人生の頂点として際立つ出来事
- 人生の苦境として際立つ出来事
- 親，きょうだい，その他の家族との人間関係
- 大切で親密な人間関係や友情と，それがあなたにとって何を意味しているか
- あなたに大きな影響を与えた特定のトラウマや人生のネガティブな出来事

●ゲーリーさんの話

ゲーリーさんは42歳の男性で，半年前から失業しています。3年前に，6年間連れ添った妻との離婚手続きの最中に9年間勤めた仕事を解雇されました。ゲーリーさんは，解雇されたのは離婚によるストレスのためだと信じています。つらい親権争いを経て，娘の主たる保護者になることで決着しました。その後，上司や同僚に対する態度が原因で，ふたつの仕事を解雇されています。離婚を切り出したのは妻からで，それ以来，ゲーリーさんは深刻なうつに悩んでいます。以下は，彼が書いた自伝です。

私はひとりっ子です。父は軍人で，たくさん引越しをしました。同じ学校に一番長く通い続けたときでも2年間だったと思います。父は厳格で，一緒に過ごす時間をあまりとれませんでした。

すぐに引っ越すとわかっていたから，親しい友だちはほとんどいませんでした。クラスではいつも「新入り」だったので，何かとちょっかいを出されました。父からは，他人になめられるなと教えられていたので，喧嘩をたくさんしました。あるときなどは，自分から始めたわけでもない喧嘩で登校禁止になったこともあります。父に鞭で尻を叩かれたのを今でも覚えています。私はよい生徒でしたが，対人的にうまくやれている感じはまったくありませんでした。ひとりでいることがあまりにも多かったので，内気になり，自信を失いましたが，この問題は今でも抱えています。私が最も影響を受けたのは母からです。母は，彼女自身が孤独だったので，孤独に適応することを教えてくれました。何事も型通りに行い，あらゆる手順を踏んでいました。母からは，自制と，何事も正しいやり方で行うことへの愛着を受け継いだようです。私は何かを中途半端にすることには耐えられず，同じ基準を友人にも当てはめます。

18歳のときに大学に進学しましたが，苦しかったです。他の学生と親しくなれませんでした。惹かれた女性は誰ひとりとして私に興味を持ってくれなかったので，かなり孤独でした。たぶん経験がなかったので，どうしたら友人や恋人になれるのかがよくわからなかったのだと思います。人生の最大の山場は，はじめての職場である電話会社で妻と出会ったことです。私は26歳でしたが，初恋でした。彼女は私を理解してくれているようで，私の殻を破って外に連れ出してくれました。最大の打撃は3年前の離婚です。妻が出産してから，いろいろなことが変わったように思います。彼女はどんどん友人たちと外出するようになり，帰宅しない夜も何回かありました。私に対しては，やることなすことほとんどすべてに小言を言うようになりました。私は何事も正しくはできないようでした。彼女は私を怒らせるためにわざとあら探しをしているのだ，と思いました。

彼女から離婚届が送られてきたときは，完全に落ち込みました。娘の父親としてふさわしくないという申し立てをされたときには，まるで誰かにみぞおちを殴られたかのようでした。親しくなったたったひとりの人が，私を夫として，父親として不十分だと見なしたかのようでした。親権争いでは勝ちましたが，弱みを見せるような立場に自分を置いてはならないと学びました。離婚の経験全体からは，人を信用してはならないと教わりました。理由もなく突然牙をむくことがあるからです。私は父の姿勢を受け継いでいます――こんなふうになめられるようなことは二度としません。

ゲーリーさんの自伝でまず気づくのは，そのよどみのなさです。原因から結果へと継ぎ目なく流れていて，筋書きは非常にもっともらしく感じられます。読んでみると，出来事やその影響は必ずしもポジティブなことばかりではありませんが，論理的で理にかなっているように思われます。ゲーリーさんの現在の態度は，親密に感じていた，ただひとりの人から拒絶され軽んじられたことによるものです。彼はただ，父親から教えられた通りに，断固とした態度をとって，これ以上他人に利用されないようにしているだけなのです。

少し助けてもらいながら，ゲーリーさんは自伝を分解して，描写と因果関係の説明とを分けることができました。以下は，ゲーリーさんの「自伝を書こう」のエクササイズの成果の一例です。

ゲーリーさんの自伝を分解するためのワークシート

描　写	因果関係による影響
ひとりっ子だった。	何でも自分でするようになった。
一家は引越しが多かった。	すぐに引っ越すとわかっていたから，友人はたくさんいなかった。別れるときにつらくなるから，親密にならないようにした。
父は軍人で，一緒に過ごすことはなかった。	人になめられるなと教わり，また人と親密になりすぎない方法を教わった。
母は家にいて，私が一番模範とした人だ。	孤独に生きていく方法を教えてくれた。母は何事も型通りにこなす人で，私には物事を正確に処理して，自制することを教えてくれた。
あちこちでたくさんの学校に通い，友人は多くなかった。いつも新入りだったので，何かとトラブルに巻き込まれた。	しっくりくるような居心地のよさを感じたことはなかった。友情や恋愛の経験が乏しいから，内気で自信が持てない。
18歳で大学に進学したけれど，とても孤独だった。	経験がなかったから，友人や恋人としての振る舞い方がわからなかった。
妻との結婚は人生の最大の山場だった。	妻のおかげで，内気で自信のない私が殻を破って外に出ることができた。
3年前に離婚し，長引いた係争の末，娘の主たる親権者の立場を勝ち取った。	親密になれたただひとりの人が，私が夫として，また父親として不十分だと決めつけた。二度と人に弱みを握られたり，これ以上なめられたりしてはいけないと教わった。

概括：ゲーリーさんの自伝を読んで，因果関係による影響と比べたときに，出来事の描写がいかに少ないかに気づきましたか？　また，因果関係による影響の点で，ごく少ないテーマだけが何度も繰り返し現れることに気づきましたか？　メインテーマは，人には失望させられる，しっくりくる感じやどこかに所属しているという意識が持てない，そうしたことが原因で親密になるのを避ける，です。ここから明らかになるのは，ゲーリーさんの反応性のマインドが，一連のとても簡潔で力強い人生へのメッセージを伝えるような出来事を，選択的に思い出させているということです。ゲーリーさんは離婚を，彼の筋書き――誰かと親密になりすぎると深く傷つけられる――をまさに体現する出来事として思い出しています。

エクササイズ：自伝を分解しよう

では，いよいよあなたの筋書きを基本要素に分解してみましょう。ゲーリーさんの物語でしたように，あなたの物語についても，書いた文章をふたつのカテゴリー——描写と，因果関係による影響——に分けてください。次のエクササイズでも使いますので，とりかかる前に空白のワークシートをコピーしておきましょう（左の欄を書き込んでから，右の欄に記入する前にコピーしてもかまいません）。

左の欄には，実際の出来事についての描写——あなたがしたこと，あなたに起こったこと——を書きます。例えば，「12歳のときに父が亡くなった」，「2歳のときに両親が離婚した」，「14歳のときに，いとこから性的虐待を受けた」，「22歳のときに優秀な成績で大学を卒業した」といったものがあるでしょう。

右の欄には，描写した出来事があなたに及ぼした影響について書き出します。これは，人生上の客観的な出来事に対してあなたが与える因果関係の説明です。例えば，「父が亡くなった後，母が私を感情的に虐待して，そのため人を信用できなくなった」，「父のアルコールの問題をめぐる両親の争いに巻き込まれて，仲裁役として振る舞うことを覚えた」，「性的虐待を受けたのは私が悪い子だったからだと感じて，誰とでもセックスをすることが一番安全な方法だと思うようになった」などです。

私の自伝を分解するためのワークシート

描　写	因果関係による影響

事後確認：あなたの物語に含まれる描写の割合と，因果関係に関連した部分の割合を，それぞれ眺めてみましょう。分解されたあなたの物語とゲーリーさんのものとで，似たところはありますか？　おそらくゲーリーさんが書いたものとまったく同じように，あなたの書いた物語も２つか３つのメインテーマに焦点が絞られるのではないでしょうか。客観的事実は少なくて，要約されていて簡潔だけれども力強い（そして破壊的なことも多い）一連のメッセージに重点が置かれる——物語を紡ぐとは，そういったものなのです。

エクササイズ：自伝を書き直そう

筋書きのテーマは，描写された出来事に関連づけられた意味や因果関係による影響の中に含まれています。では，実験をしてみましょう。今から数分間だけ，あなたがこれまで抱いてきた筋書きの外へと意識的に踏み出してみるのです。ここでは，コピーしておいた先のエクササイズのワークシートを使います。実際に起こったことの描写はそのままにして，その出来事に対応する，因果関係による影響の部分をそれぞれ新しく書き直してみてください。新しい評価はどんなものになってもかまいません。出来事のネガティブな影響をいっそう強調してもかまいませんし，弱めてもかまいません。あるいは，まったく違った意味を持たせてもかまいません。例えば，性的虐待の経験から「私が悪い子だったからだと感じて，誰とでもセックスをすることが一番安全な方法だと思うようになった」という文章を，「どんな形であれ何かの犠牲になった人たちの気持ちがよくわかるようになり，社会的な活動に関心を持つようになった」，「専門分野で成功できた」，「映画ファンになった」などに変えてもよいかもしれません。

事後確認：同じ一連の事実に対して，それぞれ別な意味を思いつきましたか？　ほとんどの人にとってはわりと簡単なようですが，もし悪戦苦闘したのでしたら，反応性のマインドがあなたをフィッシング詐欺にあまりにもしっかりとかけていて，そのため別な意味を考え出すことがひどく妨げられたのかもしれません。その点にはただ注目だけしておいてください。あるいは，「もちろん他の意味も書き出して見せられる。でもそれは真実じゃない。オリジナルの物語こそが真実だ！」などと考えていませんでしたか？　その路線を行ったのでしたら，あなた自身にこう問いかけてみてください——「はじめに書いた物語が一番正確で真実だと，どうしてわかるのだろう？」。はじめの物語は，あなたが長年語ってきたものでしょう。しかしだからといって，それが一番正確だとは限りません。筋書きに含まれている「真実っぽさによる間違い」とはまさにこのことを指しています。馴染みがあって，何度も繰り返し語っていて，理屈が通っているからといって，正確だとは限らないのです。

物語をいくつ持っていますか？

そうしようと思えば，まったく同じ一連の客観的出来事を使って，ひとつひとつの出来事に毎回違った意味を与えながら，筋書きを何千回でも書き直すことができます。信じられないのでしたら，このエクササイズをあと5～10回ほど繰り返してみてください。物語を紡ぎ出す自分の力が実に創造性豊かだということがわかるはずです！　自伝を書き直すこのエクササイズに真剣に取り組んでみればわかることですが，物語については，次の重要な特徴に注目してください——どの物語も，恣意的であるにもかかわらず，それなりに合理的で論理的だということです。

反応性のマインドがあなたの筋書きをつくる際も，完全に正確というよりも，むしろ自伝と同じように恣意的だということは考えられないでしょうか？　例えば，あなたの筋書きが他者から利用されたり虐待されたりした話でいっぱいだとしたら，他の人があなたを尊重して親切にしてくれた出来事を，反応性のマインドがフィルターにかけて取り除いているということはないでしょうか？　筋書きの中で次から次へと失敗が起こっているのでしたら，成功した出来事を書き込むためのスペースを反応性のマインドがつくっていないということはないでしょうか？

物語は，ときにそれ自体の命を宿すかのようです。いつのまにか，物語が予言する失敗，裏切り，失望，個人的な欠点などを実際に披露する状況に陥っているかもしれません。筋書きに釘づけになりながら生きるのは，道路ではなくバックミラーだけを見て車を運転しようとすることに似ています。よくて無益，たいていはとても危険です。バックミラーはある種の情報を得るためには必要ですが，それだけを見続けていては目的地には決してたどり着けないでしょう。ACTでよく言われるように，過去についての物語の一番危険な点は，それが将来についての物語になりかねないということです。

4つの有害な筋書き

私たちは誰もが，それぞれにあつらえられた自分だけの反応性のマインドを連れているわけですが，うつに悩む人たちの筋書きには，ある種のテーマが繰り返し表れるようです。4つの有害な評価があるのとちょうど同じように，4つの有害な筋書きがあって，それに警戒しなければなりません。そして，有害な評価から脱フュージョンできるのと同じように，有害な筋書きもからも一歩離れ，それをありのままに――何千通りも考えられる物語の中のただのひとつとして――受け容れることができるのです。

◈犠　牲

幼い頃に性的虐待，言葉による虐待，身体的虐待，またはその他のひどいトラウマ的出来事の犠牲になっている場合，反応性のマインドは起こったことを意味づけるための物語を紡ぎ出すかもしれません。物語の中心となるのは，経験した虐待と，それが人間としてのあなたをどのように形づくったかについてです。虐待が人を深く傷つけるのは，それが信頼に対する大きな裏切りであり，たいていは傷つきやすくて無力な状況で起こるからです。子どもたちは大人を，弱みにつけ込んだりしないものと信用しています。その弱みが利用されると，とても基本的なメッセージが物語に刷り込まれます。最も傷つきやすい状態にあるときが最も危険だ，という筋書きです。そうなると，恋人か友人か援助者かによらず，どんな形にしても他者と親密で近しい関係を築こうとするときには必ず，筋書きが最大出力で駆動し始めるでしょう。反応性のマインドは，またもや犠牲にされる可能性はどれほどあるかという視点から，そうした状況にフィルターをかけようとするのです。

危険なのは，この筋書きとフュージョンしていると，健全な弱さを体験できる状況ではなく，犠牲になる恐れのある状況にかえって踏み込みやすくなるという点です。皮肉にも，弱いところを「さらけ出さないで済む」と思わせるような人々は，結局後になってからあなたを利用する人になることがあります。どうしてそうなるのでしょう？　あなたは，弱みをさらすことに関連づけられたつらい感情を避けるには，そうした不快な反応を引き出さない人間関係を持たなければならないと考えるでしょう。問題は，そうした意味で完全に安全な人間関係などないということです。なぜなら，健全な人間関係には信頼が必要で，信頼には進んで弱みをさらけ出すことも必要だからです。私たちは，トラウマを経験しているうつの人々にたくさん接してきましたが，痛ましいことに，その人たちの本当に多くが，パートナーと一緒にいても安全だと感じられる必要性を訴えながら，次から次へと虐待される人間関係へと足を踏み入れるのです。筋書きは，安全でなければならないと説きますが，それに従うと，さらに犠牲となるのです。犠牲になることから抜け出そうとするときに一番難しいのは，弱さは敵ではないと理解することです。弱いからこそ，愛し愛される人になり，本当の意味でバランスのとれた関係を築くにふさわしい人間となるのです。不安や過去のイメージを抱えていてもかまいません――そのまま，「今，この瞬間」に入ってきて，傷つきやすさをさらせばよいのです。

◈ 静かな殉教

なかには，家庭環境があまりにも機能不全に陥っていたために，きょうだいや親の世話役として振る舞わなければならなかった子どもたちもいます。そうした家庭は，ひとり親だったり，親のどちらかまたは両方が薬物やアルコールの依存症だったりする場合もよくあります。家族の日々の暮らしが成り立つかは，ともかく子どものうちの誰かひとりが代理親として機能できるかどうかにかかっていると言えます。その役をこなすには，自分に依存するすべての人の身体的，感情的ニーズを予測して対応できるようにならなければなりません。感情面で育んでくれる人はいないので，自分が提供する世話に対して見返りを期待しないことを学びます。黙って不満を言わずに，他者の世話をすることを身につけるのです。

筋書きに刷り込まれるメッセージは単純です——人間関係や人生上のあらゆる努力の中であなたがなすべきことは，他の人たちの世話をし，見返りは期待しないこと。するとあなたは，世話をしてもらいたいけれども必ずしも好意に報いたいわけではない人たちを引きつけるようになります。また，自分の仕事だけでなく他の人の仕事をもこなすような仕事環境にやりがいや魅力を感じるようになります。あなたの筋書きは，人知れず仕事をするようになると予言するものなので，人間関係が完全に一方通行ということも含めて，見返りがとても少ない状況にい続けます。物事を変えたり，その環境から離れたりするのではなく，あなたは静かに苦しみます。静かな殉教者にとって最も難しいのは，承認と感謝と気遣いを要求する振る舞いです。そうした行動は，当然期待していいはずの配慮を受けられる本当の人間関係の世界に入りたいのだと宣言するものです。

◈ 自ら課した追放

人生では誰もが，大きな感情的トラウマとなるような経験をするかもしれません。打ちのめされるような離婚，薬物依存のために親権を失う，子どもの死といったことも起こります。そうした状況では，赤ちゃんのマーサを乳幼児突然死症候群で失った後にマリアがそうなったように（第2章より），人生に主体的に参加しなくなってしまうことがあります。友人や家族から遠ざかったり，親密になるのを避けたり，仕事と遊びのどちらにも存分に力を発揮できなかったりするかもしれません。このような筋書きを実際に生きている人は，よく自分の生き方を，ただ身体が動いているだけと表現します。生きてはいますが，さまざまな日常の森羅万象の中にその人自身はいないのです。

筋書きに刷り込まれている基本的なメッセージは，愛着を持てば奪われるから，何かを特別大切に思わないほうがよい，です。本当に大切な何かを失ってしまう痛みを避けるには，最初から関わらないようにしなければならない，というわけです。皮肉にも，何かを気にかけないようにすることは，それ自体が，気にかけていることのひとつの形態です。身の周りで起こっていることを気にかけないようにして，自らを門外漢として追放し続けておくためには，莫大なエネルギーが必要です。それは大変な仕事で，生きている実感を奪い取ってしまうかもしれません。人生を何かに従事させないでいることに，非常に従事しなければならないのです。反応性のマインドは，そうして生きていれば，多くのさらなる損失を避けられるのだと説得してくるでしょう。しかし実際には，あなたは何よりも大きなものを失う方向――活き活きとした，目的のある人生を送る可能性を失うこと――へと惑わされています。この筋書きに沿って進んでいるときに最も難しいのは，何かを大切に感じたいと思っている事実に向き合うことです。苦痛から解放されるという約束も保証もない人生を受け止める健全な方法は，大切に思うことを大切にする以外にありません。

◈ 正義の怒り

人生には，どうにも不公平に思えて納得がいかない出来事があるものです。末期の病気の親を一番介護したのに，親の遺言から除外されるかもしれません。同僚のミスが原因であなたが職を失うとか，裁判官の考え方が相手方寄りであったために親権を失う，などといったことも考えられます。なかには，本質的に不当としか言えないうえに影響も甚大な出来事として，事故で腕や脚を失ったり，自分の子どもが親類から性的ないたずらをされていたと知ったりすることもあるかもしれません。人生を根幹から揺さぶるようなこうした出来事は，正しいか間違っているかの観点から，あなたの世界を書き換える筋書きを生み出すかもしれません。

そこに表れる人生の基本的なテーマは，身に起こった出来事のせいで人生は決してうまくいかない，です。状況や人間関係に従事するときには，間違いなく公平に扱われているかどうかを確認しようと考えがちになります。皮肉にも，公平に扱われているかどうかに注目すればするほど，何事も公平とは思えなくなってきます。不公平さのわずかな兆候も見逃さないようにしようとすると，ほとんどの状況を「正しいと間違っている」，「公平と不公平」の観点から見るようになります。ところが，私たちの日常の世界は白か黒かというよりも本質的にはグレーで，完全な公平さなどというものがそうそうあるものではありません。結局，あなたはいつでも不公平に扱われているかのように反応することになります。自己充足的で自己破壊的でもあるこの循環にはまり込んでいるとき，最も難しいのは，自分自身に次のように問いかけることです――「大切なのは，正しく扱われることだろうか，それとも現実的になることだろうか？」。人生は公平ではありません――ただし，不公平でもありません。行いの悪い人にもよい出来事は起こりますし，行いのよい人にも悪い出来事は起こります。それが人間というものです。

●ゲーリーさんの活き活きとした人生への旅

自伝のエクササイズをした後で，ゲーリーさんはいつにも増して落ち込みました。筋書きを書き出している間に，それとフュージョンしていたのです。すると，妙なことに気がつきました――まさに「今，ここ」で，物語が伝えるメッセージのままに，自分が孤独で，孤立していて，世間に対して警戒を怠らないでいるかと感じながら，筋書き通りに振る舞っていたのです。ゲーリーさんは，物語から得られるのはある種，自分は正当であるという感じだけだということと，結婚生活でも同じ方針をとり続けてきたことに気がつきました。これまで，妻からの批判を少しでも感じ取ると，攻撃的な言葉で過剰に反応して，妻が身を引く結果になっていました。そうした瞬間には，自分の筋書きとフュージョンして，妻の反応は自分を拒絶しようとしている証拠だと解釈してきました。そして彼は，自分の殻に閉じこもるか，最もあってほしくないこと――妻の彼への愛情が冷めること――について妻をとがめ始めるかのどちらかでした。ゲーリーさんは，妻との問題は最近の出来事にすぎず，彼の物語はこれまでも生涯を通じて彼に同じことをさせてきたのだ，と悟りました――彼は，新しい人間関係が始まるときには自分に価値がないと感じ，それを証明するかのような出来事に神経をとがらせ続け，そして批判や拒絶をほんのわずかでも感じ取ると，攻撃的になって，傷つくことから自分を守ってきたのです。

結婚生活が終わったことと，筋書きとのフュージョンがそのような結果を招いたということを受け容れると，ゲーリーさんは，外に出て新しい人間関係をつくることで，新しい前提――自分には愛される価値があって，誰かと親密になる力もある――を試してみようと決めました。デートのときには，何かのきっかけで筋書きが作動し始めることが，特にはじめのうちは頻繁にあって，筋書きから一歩離れる練習も必要でした。もちろん，いつも必ず価値に沿って対応できたわけではありません。それでもゲーリーさんは，努力をやめないで新しい方略を生み出しました。筋書きにニックネーム（怖がり屋さん）を付けて，恐怖の淵に沈みそうになっている自分に気づいたら，ニックネームで呼びかけながら筋書きを歓迎するようにしたのです。こうして，筋書きとフュージョンしないでいられるようになりました。人間関係では，特に信頼と誠実さと仲間との交流を大切にしていたので，「怖がり屋さん」のネガティブなアドバイスに従うよりも，そうした大切な価値に沿って振る舞うと決めて，実行しました。新しい人間関係の中では戸惑いや不快な反応も経験しましたが，時が経つにつれて，身体の面でも感情の面でも以前より健康だと感じられることに気がつきました。古い筋書きが消えたわけではありませんが，それとフュージョンしなくなり，また批判や拒絶を感じ取っても，以前ほど強く反応しなくなりました。離婚と向き合うことに伴う痛みもありましたが，今や守りの姿勢で生きる必要がなくなったので，将来に向けて，よりたくさんの希望を持つようになりました。ゲーリーさんは，うつから抜け出す道を歩み始めていたのです！

ACTへの秘訣

☞ 筋書きは，人生のテーマと将来についての予測からなる物語で，構成要素にはたくさんのフィルターがかかっています。したがって，あなたがどんな人間かについての正確な説明ではありません。

☞ 筋書きとフュージョンすると，現在の行動に非常に好ましくない影響が及ぶことがあります。

☞ ネガティブな記憶によるバイアスがかかっているということは，筋書きの正確さに自信を持つことはできないということです。

☞ うつにかかっていると，反応性のマインドがポジティブな情報をフィルターにかけて振るい落とし，ネガティブな情報だけに焦点を当てるので，ネガティブな自己像が不自然につくり出されます。

☞ 筋書きは主に社会的につくられるもので，科学的につくられるものではありません。

☞ 筋書きを一歩離れたところから単なる物語として眺めると，人生の中で活き活きとした感じを高めるように行動することができます。

コーチより

あなたの人生を司るのは，筋書きではなくあなたです！　筋書きに苦しむくらいなら，楽しんでしまいましょう。物語は単なる物語にすぎないのですから。楽しみつつ，こう考えてみてはいかがでしょう――物語がどれも紡ぎ出されるものなら，よりによって失敗に導くものを選ぶ必要はありません。どうせなら，うまく機能して，あなたのことを本質的に愛される価値があって，たった今からでも活き活きとした目的のある人生を生き始めるのに値する人物として描き上げる物語を選びませんか？

予　告

次の章では，筋書きを生きているときに万能の力を発揮する解毒剤――筋書きが描いてみせる未来予測とのフュージョンから自由になって，「今，この瞬間」に入り込むこと――をご紹介します。あなたが望む人生への扉が，マインドフルネスを実践することで開く様子をお見せしましょう。

第12章

ステップ7：「今，この瞬間」にいよう

昨日に今日を使い果たさせるな。

——チェロキー族のことわざ

第11章でご紹介した自己認識の形態は，ACTの視点から見ると，活き活きとした人生を送ろうとするときに最大の妨げとなるものでした。それは筋書きとのフュージョンであり，また，たいていはネガティブなバイアスとたくさんのフィルターがかかった過去の説明や未来予測とのフュージョンです。筋書きとフュージョンすればするほど，健康を促すような自己体験との接触が減っていきます。ACTの大きな目標のひとつでこの章の主題でもあるのは，健康を促す自己体験に日頃から接触していけるようになるための方法をお伝えすることです。

筋書きに執着しすぎないようにするための一番の解毒剤は，「今，この瞬間」の体験に立ち戻ることです。人として，あなたはいつでも「今，この瞬間」を体験できます。それは賢いマインドの領分で，より多くの時間をそこで過ごせるようになればなるほど，活力，目的，意義などを思う存分手に入れられるようになります。13人の先住グランマザーの国際会議の議長であり，シレッツ部族同盟の霊的長老でもあるアグネス・ベイカー・ピルグリムの知恵の言葉について考えてみましょう。

昨日は歴史，
明日はミステリー，
今日は授かりもので，これを賢く用いるべきである。
(Schaefer 2006, 16)

この第12章では，あまり知られていないけれども人として生きることのとても価値ある側面――「今，この瞬間」の中で人生を体験する力――に注目します。「今，この瞬間」の体験への扉は，しばしばマインドフルネスと呼ばれます。この章ではマインドフルネスの主な特徴を挙げて，それが健康面で確かに有効だということを，特にうつを乗り越えるのを助けるという点から見ていきます。また，人生の中で「今，この瞬間」に接触するためのさまざまな方法をご紹介しますが，そのときに，健康を促す自己認識の形態で，賢いマインドを構成しているとも言えるふたつのもの――観察者としての自己と静寂の自己――を使っていきます。エクササイズの中には，あなたの生活に取り入れて行えるマインドフルネスの実践の土台となるものもあるかもしれません。マインドフルネスは実践すればするほど，「今，この瞬間」にい続けるスキルを高められるので，私たちはこれをマインドフルネスの「練習」と呼びます。さらに，マインドフルネスからは，あなたが人生にどのような意義を持たせたいと思っているのかについてのビジョンや洞察が得られます。ですから，あなたの人生の4つの領域――健康，人間関係，仕事，娯楽――で，それぞれのゴールをマインドフルに思い描くためのエクササイズも行います。

一番長い旅

「今，この瞬間」と意識的に接触できるようになるまでのプロセスを，ひとつの旅と考えるとよいでしょう――頭からハートへ，また「どうあるべきか」から「ただありのままに」へと移行する旅です。仏教では，「今，この瞬間」の中に踏みとどまって，自分にも他者にも慈しみの心を持ち，幻想や執着を単にそうしたものとしてありのままに見られるようになるとき，活き活きとした人生への道を歩んでいるとされます。あなたがありのままを体験できていれば，「真北」——第6章で価値のコンパスに取り組んだときに見極めた，あなたの大切な価値——の方角へと進んでいける可能性がずっと高くなります。この旅は，「今，この瞬間」が次の「今，この瞬間」へと引き継がれて，生涯にわたり連なっていくなかで展開されます。そうした「今，この瞬間」のひとつひとつにしっかりと入り込めるようになると，人生の体験はこのうえなく豊かになるでしょう。とはいえ，そのような生き方を身につけるのは，それほど簡単ではありません。あなたの反応性のマインドはフィッシング詐欺を仕掛けたがっていて，不意打ちをかける機会を，道端に潜みながら虎視眈々と狙っているのです。自己評価と，生き方についての機能しないルールとでつくり上げた世界に，あなたを再び引き込みたがっています。そうした疑似餌に引っかかってしまうのも，ときには避けられないでしょう。しかし引っかかってしまっても，かまわずにただそのまま歩き続けることです。そして，この道を一度も間違えずに完璧に歩く人などいないのだと理解しておくことです。

マインドフルネス

マインドフルネスは，日々の心の活動のポジティブな側面もネガティブな側面もしっかりと体験しようとするウィリングネスを促すには理想的な姿勢と言えます。執着や評価を伴わないで，そこから心の活動をただ観察できるような一種の空間とも言えるでしょう。マインドフルネスは，私たちの毎日の生活の中で自然に起こってもいるのですが，使いたいときに意識的に使えるようになるためには練習が必要です。ジョン・カバットジンは，マインドフルネスを次のように定義しています——「マインドフルネスは，絶え間のない，判断を伴わない気づきであり，『今，この瞬間』の中でできるかぎり反発せず，判断せず，ありのままの開かれた姿勢で注意を向けることによって育まれる」(Kabat-Zinn 2005, 108)。

あなたがマインドフルになった瞬間の体験についてちょっと考えてみてください。人間は本来マインドフルになる力を持っているので，特に何の努力をしたわけでもないのに，気がついたらマインドフルになっていたという瞬間があったはずです。それは，心からの愛情と寛容な気持ちで子どもや孫たちの行動やおしゃべりを見ていたときだったかもしれません。ひょっとしたら，庭園や森や海辺にいたときに，突然穏やかで幸せな感じに包まれた瞬間があったかもしれません。瞑想や祈りをしているときに，それまでとても悩まされていた出来事や状況や人間関係についてのネガティブな評価といったものから，にわかに解放されたように感じたかもしれません。そうした出来事を振り返って，そのときの体験の性質を思い出してみてください。その体験には，どこか大きな気づきの感覚や，気づきの空間の中にある一切を完全にありのままに受け容れるという意味で,「徹底的なアクセプタンス」とよく呼ばれるような感覚が含まれていたのではないでしょうか。この瞬間的な体験は，幸福，目的，そして自己への信頼の深遠な感覚ももたらします。

◈ マインドフルネスの効能

ほとんどの科学者たちが，瞑想やマインドフルネスをニューエイジ風の妙な流行だと見なしていたのはそれほど昔ではありません。しかし今では，マインドフルネスのトレーニングには効果があることを示す，はっきりとした科学的根拠があります。今なら，マインドフルネスを育むことは活き活きとした人生を送るうえでとても重要な要素だと断言することができるのです。20 以上の研究が，マインドフルネスとうつの症状との関連を探っています。実際にイギリスの研究者たちは，うつの再発を繰り返してきた患者たちが抑うつ症状がそれほど見られなくなった時期にマインドフルネスのトレーニングを受けると，将来再びうつに悩まされる可能性が低くなることを発見しました（Teasdale et al. 2000）。また最近では，プライマリ・ケアの患者グループを対象にした研究から，今まさにうつの症状が見られる人たちにもマインドフルネスのトレーニングが有効であることが示されました（Finucane and Mercer 2006）。この研究では，マインドフルネスのトレーニングを受けたグループでは患者の72％にうつのレベルの軽減が見られました。この患者たちはマインドフルネスのエクササイズが楽しいと報告し，半数以上が，研究が終わってからも同じ方法を使い続けました。

最後に，最近行われた多くの研究からは，うつに限らず深刻な健康上の問題を抱える患者でも，マインドフルネスを実践すると，健康や幸福感に全般的にポジティブな効果が見られることがわかっています。マインドフルネスと健康に関する最近のレビューでは，マインドフルネスのトレーニングが，うつや不安だけでなく，心臓疾患，癌，痛みなどに苦しむ人々にも効果があったことが示されています（Grossman et al. 2003）。では，マインドフルネスの実践がなぜこうした効果を持つのかについて，いくつかの理論を簡単に見てみましょう。

《アクセプタンスが高まる》

評価や理由づけやより高いレベルでの意味づけの活動から一歩離れて，それらを疑う余地のない真実としてではなく心のプロセスとして眺められるようになると，うつに悩む人たちも人生の一瞬一瞬により深くかかわれるようになります（Fennell 2004）。反応性のマインドの働きには健康を促す活動を妨げるもの（バリア）が多いのですが，マインドフルネスの姿勢では，反応性のマインドのメッセージを絶対的真理としてではなく，単なる心の中のおしゃべりとして眺められるようになり，それと同時に健康を促す活動にも従事することができるようになります。この点をうまく伝えている言葉があります――「マインドフルネスは目的のための手段ではない。それは手段であると同時に目的でもある」。

《反芻が減る》

前章でお伝えしたように，反芻は，うつのときの最も有害な心のプロセスのひとつです。望まない内的体験や，それを抑制したり避けようとしたりする効果のない試みとフュージョンすると，反芻はますます激しくなります。マインドフルネスを使った方略を採用すると，うつの人が陥る反芻のネガティブなサイクルを断つことができます（Teasdale et al. 2000)。思考をありのままに思考として，感情をありのままに感情として，記憶をありのままに記憶としてそのままにしておけるようになると，評価し，コントロールし，抑制する必要がなくなるので，反芻がうつをますます強くする負のスパイラルを断ち切ることができるのです。

《心が柔軟になる》

コンピューター画像に基づく脳の研究からは，マインドフルネスを実践し始めると，わずか2カ月以内に脳の能率に永続的で好ましい構造上の変化が現れることが一貫して示されています。どうやら，マインドフルネスを実践すると，脳がより効率的に情報を処理できるようになるようです(Deshmukh 2006; Hankey 2006)。視空間的な問題解決の研究では，マインドフルネスのトレーニングを受けた人は，受けていない人と比べて，一貫してはるかに速くノイズの中から意味のあるシグナルを見分けるということが示されています。これは，人生が与えるシグナルに対して，反応性のマインドにとらわれずに素早く正確に対応できるということなので，心理的柔軟性を直接的に高めていると言えます。また，関係フレーム（第5章）の視点から見ると，マインドフルネスのトレーニングは，「私」と「私のマインド」の指示的フレームを強めて，この区別を自動的にできるようにします。基本的な「私」と「私のマインド」の関係を，マインドフルネスの実践の中で繰り返し学ぶうちに，そうしようと思えばほとんどどんな状況でも意識的にそれを使いこなせるようになります。これはポジティブ・フィードバック・ループです――使えば使うほど，人生を通じてますます強いネットワークができあがります。ありがたいことに，すべてのサイクルが悪いわけではなく，すべてのスパイラルが下向きなわけでもないのです！

《気づきが広がる》

マインドフルネスに関する多くの研究では，マインドフルネスを繰り返し実践するうちに「今，この瞬間」の体験が変わり始めることが示されています（Kabat-Zinn 2005）。反応性のマインドの領域よりも深いところへと漂っていけるようになると，これまでとは別の，さまざまな気づきへの道が開けます。広がった気づきの状態は，大いなる活力と，はっきりとしたビジョンをもたらす場合があります。瞑想する伝統を持つ宗教や文化では，正統派の瞑想，歩行瞑想，呼吸法，祭礼，詠唱，祈り，沈黙，幻覚剤などのいずれにしても，マインドフルネスの実践こそが，今までとは違った在り方への扉を開くのです。ACTの用語で言えば，マインドフルネスを実践することで，反応性のマインドの硬直的な先入観の世界を抜け出して，柔軟で健康を促すような自己体験の形態へと入っていけるようになるのです。

自己体験の健全な形態

あなたが人生の旅路を行くときには反応性のマインドと賢いマインドの両方を連れているのだということを，私たちは本書を通じて強調してきました。自己についての認識が生み出されるときには，両方のマインドがそれぞれの役割を果たします。とはいえ，必ずしもあらゆる状況で両者が共に健康を促すとは限りません。反応性のマインドは，頑なで感情を揺さぶるようなやり方で世界を浮き彫りにして見せ，健康的な生き方とはどうあるべきかについての実際には機能しないルールを持ち出しやすいので，場合によっては苦悩をもたらすかもしれません。ですからあなたは，賢いマインドと反応性のマインドがそれぞれのメッセージを発信する時間枠を，バランスよく配分しなければなりません。解毒剤は，賢いマインドが備えている，健康を促すふたつの側面――観察者としての自己と静寂の自己――を使うことです。

◆ 観察者としての自己

観察者としての自己と接触しているとき，あなたは人生の「今，この瞬間」に完全に気づいていて，しっかりそれと結びついています。自己認識のこの形態においては，まさに「今，この瞬間」に入り込んで，そのときに心の中で起こっている思考，感情，感覚，記憶，イメージといった私的出来事とはフュージョンしないで，それらにただ気づいています。観察者としての自己という呼び方からもわかるように，これは一種の目撃とも言えて，それぞれの瞬間に起こっていることが何であっても，判断をしないでただそれに気づいているのです。仏教では，「今，この瞬間」に直に接触しているこの状態は poornata と呼ばれます。それは，あなたが生きる「今，ここ」に全面的に積極的にかかわるための道筋であるとされ，とても深い個人的な幸福感を生むと考えられています。「今，ここ」に完全に入り込むと，ありありとした体験に満ちた豊かな世界を丸ごと味わえるようになります。まるで，あなた自身と，あなたの内外両方の世界との接点が一変したかのようになるのです。

◆ 静寂の自己

賢いマインドのもうひとつの形態は，より神秘的で，言葉による説明ではなかなか理解できないかもしれません。なぜなら，マインドのこの形態は，気づきの中のあらゆるものとは別なところに自己があるかのような意識的体験をつくり出す，言語的な概念やプロセスから解放されることにかかわるためです。これは純粋な意識の状態で，単純な気づき（simple awareness）と呼ばれることが多く，ACT では「静寂の自己」と呼んでいます。仏教では，shunyataと呼ばれるこの状態に至ることが瞑想や修行の頂点とされます。自己を周りのあらゆるものとは別ものと見なす考え方から完全に解放されるので，shunyataは悟りへの道筋です。Shunyataの状態のとき，あなたはすべてであると同時に無なのです。

自己認識にはさまざまな形態がありますが，なかでも「静寂の自己」は西洋文化にとっては最も馴染みが薄く，そのため接触しようにもそう簡単ではありません。西洋社会は言葉による知性をあまりにも重視するため，完全に非言語的な体験である静寂の自己を理解してこれに迫るのはなかなか難しいでしょう。本書では，静寂の自己とはどのようなものなのかをまずはイメージし，それから練習に取り組めるようお手伝いしますが，そのときにはやむを得ず言葉を使います。それでも，自己認識の最も深遠な形態が持つ真の意味を伝えるうえでは，本来決して十分ではありません。

マインドフルネスのトレーニングのイメージを次ページの図に示しました。目標は，あなたの気づきを，筋書きの小さな円の領域から観察者としての自己へ，またそれを超えてさらに静寂の自己へと広げていくことです。気づきを広げられるようになるにつれ，活力，目的，意義の感覚が劇的に変化していることに気づくはずです。この章の残りの部分では，自己認識の3つのレベルを自在に行き来するスキルを身につけるためのアドバイスやエクササイズをご紹介します。頑張ってエクササイズを続けていれば，数カ月もすると，人生の体験が今とはずいぶん違って感じられるようになるでしょう。ただ，練習はいくらか必要です。苛立ちを感じたときは，どんな内容の思考であったとしても，フィッシング詐欺を仕掛けてくれたことに対して反応性のマインドにお礼を言って，そしてエクササイズを続けましょう！

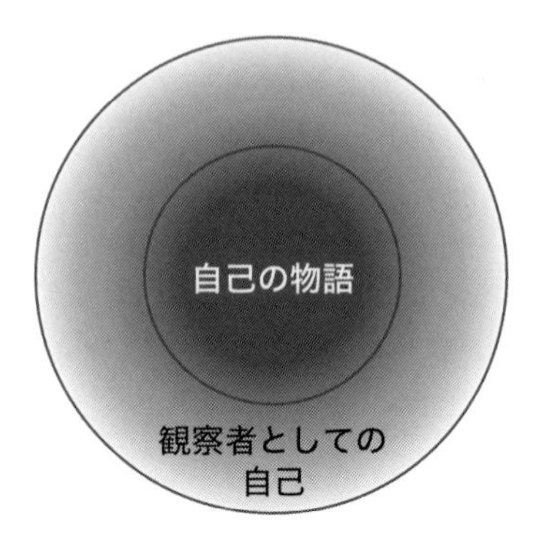

観察者としての自己を鍛える

観察者としての自己は，評価や葛藤や執着がない，気づきの一形態です。一般に，観察者としての自己を鍛えるのは，賢いマインドの力を強めるための第一歩になります。この気づきはさまざまな練習を通じて鍛えることができるので，ぜひいろいろと試して，あなたに合った練習法を見つけるとよいでしょう。座禅がよいと思うかもしれませんし，太極拳や祈りを好む人もいるでしょう。著者のひとり（パトリシア・J・ロビンソン）が気に入っているのは，心と身体がホットヨガをしている間に，反応性のマインドに注意しながら，観察者としての自己の気づきを鍛えることです。もうひとりの著者（カーク・D・ストローサル）が気に入っているのは，夕陽を眺めながら，自分を非難するお馴染みの物語から，思わず噴き出してしまう瞬間まで，内面の私的出来事が次から次へと通り過ぎていくのを観察して受け容れることです。以下では，観察者としての自己を鍛えるためのエクササイズをいくつかご紹介します。それを試してみた後で，友人や恋人をつかまえて，彼らの観察者としての自己の体験について話し合ってみましょう。ご紹介するエクササイズを全部組み合わせると，たくさんの選択肢が生まれるはずです。その中から，あなたの新しい活き活きとした人生に日常の活動として取り入れられるものがいくつか見つかるでしょう。

エクササイズ：どこにいますか？

「今，この瞬間」にしっかりと入り込んで，できるだけ長くそこにいられるようになるためには，まず，あなたが普段はどの時間領域に一番長くいるのかを確認しなければなりません。時間を，連続した帯のようなものとイメージして，その帯が，あなたの幼児期の最も遠い記憶から未来の死の瞬間まで——ひょっとしたらそれを越えてさらにどこまでも——延々と続くと考えましょう。何度かお伝えしていますが，反応性のマインドは「今，ここ」にいるようにはできていません。反応性のマインドの仕事は，過去を振り返って，起こったことを意味づける努力をして，それから未来に目を向けて予測することです。刻々という意味では，反応性のマインドが時間の帯に沿ってめまぐるしく動いていることに気がつくでしょう。人によって，反応性のマインドが主に未来の中を走り回ることもあれば，過去を走り回ることもあります。

このエクササイズでは，あなたの反応性のマインドがどこに一番いたがるのかを見極めます。最終的にどこになるかによし悪しはありません。エクササイズはただ単に，あなたが「今，この瞬間」の中にいようとしているときにも反応性のマインドがどこへ行きたがるかに注意を向ける機会をつくるものです。ほとんどの人と同じように，あなたも，「今，この瞬間」の中にただい続けるのが実はとても難しいことに気がつくはずです。なぜなら，反応性のマインドが他の領域へとあなたを誘い込むからです。下に示す時間の帯では，「今，この瞬間」はちょうど真ん中にあります。さあ，そこに人差し指を置いて，読み進めましょう。エクササイズの説明を読んだら，目を閉じて，「今，この瞬間」の中に5分間い続けるようにしてみてください。もしも「今，この瞬間」から引っぱり出されてしまったら，思考がどこへ行くのかにただ注意を向けて，それがあなたを連れていくままに，過去へなら左に，未来へなら右にと指を動かしてください。遠い子どもの頃の記憶をたどったのでしたら，指は一番左の端まで動くはずです。死の瞬間に想いを馳せたなら，一番右の端まで行くでしょう。5分経ったら，以下の質問に答えましょう。

時間の帯				
遠い過去	近い過去	今，この瞬間	近い未来	遠い未来

「今，この瞬間」には，どのくらいい続けられましたか？

「今，この瞬間」にいなかったときには，時間の帯上のどの位置に行きがちでしたか？

一度ならず，または絶えずあなたを「今，この瞬間」から誘い出すような特定の思考，感情，記憶，感覚はありましたか？　もしあったのでしたら，書き出してください。

事後確認：エクササイズをしていて，「今，この瞬間」にい続けるのが難しいと感じましたか？　ほとんどの人にとって，この5分間のエクササイズは10分にも20分にも感じられます！　現代社会では，ただ座って「今，この瞬間」の中にい続けられる，またはそうしようとする機会など，ほとんどなくなってしまいました。はっと気がつくと「今，この瞬間」にはまったくいなくて，まるで起きてみたらどこか別の場所にいたかのような体験をしませんでしたか？　それが，反応性のマインドとフュージョンするプロセスの感じです。気がつかないうちに，目的地とはまったく違う別の場所にたどり着いているのです。こうした性質があるので，反応性のマインドがあなたを「今，この瞬間」から誘い出そうとするのを観察するためのスペースをあなた自身と反応性のマインドとの間につくるときには，しっかりとした目的意識をもって練習しなければならないのです。しかし，そのスペースをつくり出せるようになれば，「今，この瞬間」の中にい続けるのか，それともあえてそこを出るのかについて，はるかに自由に選べるようになるでしょう。

エクササイズ：命の呼吸

もっと広がりのある気づきの形態を育むには，呼吸をコントロールして深められるようにならなければなりません。「息」はあなたの命の中心であり，酸素を取り込むための呼吸だけでなく，心拍，脳波，体温，その他にも生物としての基本的な機能を司っています。呼吸法は，マインドフルネスや瞑想のほとんどの実践法の土台となっています。仏教では深い呼吸のことをpranayamと呼びますが，これは字義的には「命の呼吸」を意味します。単なる身体の自動的な作用ではなく，意識的に注意を集中するための深い呼吸法です。注意を呼吸に向け，それだけに集中しているとき，あなたは何かひとつのことをとてもマインドフルに行う力を身につけつつあります。これは，反応性のマインドのあたふたとした世界で注意が数秒ごとに移り変わるのとはまったく異なる気づきの形態です。呼吸のような何かひとつの具体的なものに注意を集中させて，他のあらゆることを関心の外に置けるようになることは，気を散らせる反応性のマインドの活動から脱フュージョンするうえでとても重要なスキルです。以下のエクササイズでは，pranayamに関連する深い呼吸を簡単にご紹介します。

座り心地のよい場所を選びましょう。とても深い呼吸をしますので，服がきつくないかどうかも確かめてください。楽な姿勢をとったら，数分間目を閉じます。まず，自分の呼吸に注意を集中します。しばらくは特に何もしないで，今の呼吸にただ注意を向けてください。ゆっくりでかまいませんので，呼吸と一緒に「今，この瞬間」にしっかりと入り込んでください。これが，あなたの人生の「今，この瞬間」です。急いで駆け抜ける必要はありません。身体が心地よいままに，ただ息を吸って，吐きましょう。

では，お腹の中に風船があって，空気を吸ってそれを膨らませようとしていると想像しましょう。うんとゆっくり，そして深く息を吸い込みながら，お腹の風船をだんだん膨らませてください。風船を膨らませているときには，風船がお腹を外へ，下へと押し出しているのに気がつくでしょう。風船が息でいっぱいになったら，そのままちょっとだけ動きをとめて，それから今度は少しずつ風船から空気を吐き出します。風船が空になっていくときには，お腹が内へ，上へと少し引っぱられるのに気づくでしょう。息を吸ったり吐いたりするとき，胸や肩はほとんど動いていないはずです。もし胸や肩が上がったり下がったりするようなら，息をお腹に送り込むようにして，胸や肩は動かないで力が抜けたままになるようにしましょう。

次に，息を吸うときに，唇をすぼめて鼻から吸うようにします。空気が鼻を上がってきてお腹の中の風船へと落ちていく感じに注目してください。この空気の流れを，逆さにした傘の柄になぞらえましょう。息が，傘の持ち手の端の部分から入って，鼻の中を上り，そしてまた柄に沿って進んで風船の中へと下りていきます。息を吐くときは，唇を開いて，傘の柄を逆にたどります。息は，風船から出て，まっすぐな柄を上ってきて，アーチの部分を越えて，口から出ていきます。さて，呼吸だけを意識しながら，息が鼻を通って風船に戻っていくときの感覚に注意しましょう。空気を吸い込むときに，温度を感じますか？　鼻を通っていく息はどんな感じがしますか？　吐く息が唇を通るときに，温かかったり湿っていたりしますか？　もし注意が呼吸から逸れていっていることに気づいたら，本来の目的へとただそっと注意を向け直しましょう。風船を膨らませては空にするのを，10分間続けましょう。

事後確認：これは基本的な呼吸法の練習ですが，いかがでしたか？　お腹の中の風船を膨らませることができましたか？　これはときに腹式呼吸と呼ばれます。この方法で呼吸すると，ただ胸で呼吸しているときよりも酸素をたくさん脳に送ることができます。呼吸をしている間にもマインドがあちこち動き回っていませんでしたか？　取り組んでいるエクササイズに注意を戻して，改めて集中できましたか？　このエクササイズがはじめは難しく感じられたとしても，イライラしないでください。反応性のマインドが妨害しようとしているときには，呼吸のように一番簡単なことでも，大きな負担に思えてしまうのです。この深呼吸のエクササイズはぜひ練習してください。少なくとも1日1回，できればもっと多く，午前，午後，夜と練習するとさらによいでしょう。Pranayamを練習すればするほど，気づきの世界の中で，興味深い出来事がますますたくさん見えてくるでしょう。

エクササイズ：オレンジの皮をむく

暮らしの中の活動を使ってマインドフルネスを実践するのは，最も古くからある瞑想法のひとつです。仏教徒の間で古くから伝わる秘話が，その真髄をよく伝えています──「悟りを得る前は，木を切り，水を運べ。悟りを得た後も，木を切り，水を運べ」。こうした実践が意味するのは，「今，この瞬間」の感覚はごく平凡な活動，例えば，食べることを通じてでも体験できるということです。ですから，オレンジを用意しましょう。そして，静かな場所でテーブルに着き，しばらく目を閉じて，心の中にある懸念や執着をすべて忘れてください。オレンジを目の前のテーブルの上に置きます。

両手を膝の上に置いて，オレンジを観察しましょう。色と大きさを見ます。香りはしますか？　思考がさまよっていって，後でやろうと思っていることや，済ませておきたかったことなどを考え始めたら，それにただ気づいているだけにします。そうした思考は来ては去っていくままにして，オレンジに注意を戻します。たぶん，注意を何度でもオレンジに向け直すことになるでしょう。テーブルの上のオレンジの「今，この瞬間」に向かおうとすると，反応性のマインドがたくさんの指図や気がかりなことをよこしてくるからです。

用意ができたら，オレンジに手を添えます。そっと触れて，手触りを感じましょう。その感じを一番よく表すのはどんな言葉ですか？　ひんやり？　でこぼこ？　次に，もう少ししっかり持ってみます。硬いですか？　柔らかいですか？　では，オレンジの皮に爪を立てて，穴をあけます。皮の油を感じますか？　それはどんな感じですか？　指についた香りを嗅いで，味わいましょう。オレンジの油の香りを嗅いだときに現れる思考や感情に注意を向けましょう。それを観察して，そして漂い去るままにしましょう。

そして，皮を少しずつむいていきます。ゆっくりと皮をむきながら，早くしようとか，「正しくやろう」といった衝動が起こったら，ただそれに気づいているだけにしましょう。皮をむいたら，オレンジをもう一度手に持って，房と房の間の線を観察します。そこにあるパターンを眺めましょう。すべてのオレンジに，他のどのオレンジとも少しずつ違ったパターンがあります。それから，房の間の線に沿って，オレンジを開きましょう。真ん中を見てみます。オレンジの内部で，房のひとつひとつがどのようにつながっているでしょうか。

心の中にどんな評価的な思考が浮かんできても，ただ気づいているだけにしましょう。そこにあるままにして，そして漂っていくままにします。房を十分観察したら，その中からひとつを選んで切り離します。鼻先に持ってきて，香りを嗅いでみましょう。よければ口に入れてみます。しばらくそのままにして，その房の歴史――それがどのようにしてこの瞬間を迎えたのか――に思いを馳せます。それから，飲み込める状態になるまで噛みます。飲み込むときには，口から喉へ，食道へ，そして胃へと，それが動いていくのを感じましょう。房をひとつひとつ選びながら，何度でも香りを嗅ぎ，味わい，噛みしめ，飲み込み，そして胃に入っていくその動きをたどるのもいいでしょう。最後に，皮を手に取って，ただ座って観察する間，しばらくそれを持ったままでいましょう。

事後確認：エクササイズをしていて，何が起こりましたか？　ありありとした「オレンジらしさ」と一緒に，確かに「今，ここ」にいる感じがした瞬間はありましたか？　反応性のマインドがあなたをこのエクササイズから引っぱり出そうとしていることに気づきましたか？　どんな疑似餌に引っかかりましたか？　注意をそっと元に戻して，もう一度オレンジの体験に集中できましたか？　もしこのたぐいのマインドフルネスの練習がお好きでしたら，このエクササイズはほとんど何を使ってもできます――レーズン，お茶，小さな結晶，フラワーアレンジメントなど。肝心なのは，まさにここにいる感じを広げようとするときに，しっかりとした拠り所をつくることです。それは，香りを嗅ぐ力，手触りや感触を体験する力，色彩を味わう力，観察しているものに対するあなた自身の反応に気づいていられる力など，何でもかまいません。

エクササイズ：一歩ずつ選択しながら歩く

マインドフルに歩くこのエクササイズは，屋内でも屋外でもできます。始める前に，どこで，どのくらいの時間をかけて行うのかを決めましょう。10分から15分くらいかけることをお勧めしますが，たとえ5分であっても，「今，この瞬間」に触れて，観察者としての自己を体験できるでしょう。可能であれば裸足で行うとよいでしょう。そのほうが，足が地面に接触している感じがよくわかります。姿勢が最も安定するのは，足の裏に4つずつある点のすべてが地面に接しているときです。以下の図に，4つの点を示します。まず，左右の足の裏の4点を，ひとつずつ感じ取ることから始めます。

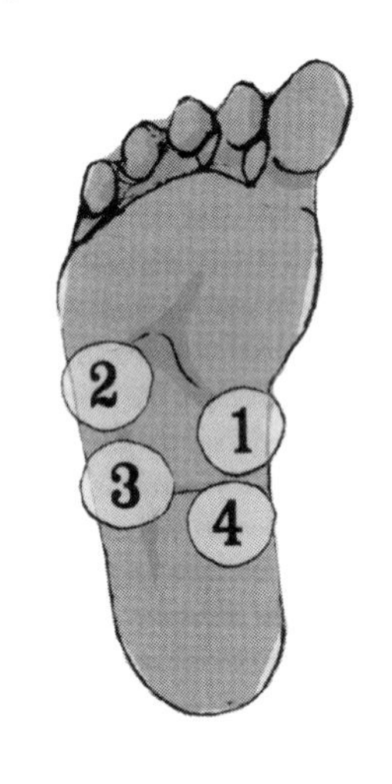

8つの点のすべてが地面にしっかりと接している状態で立ちましょう。課題は，一歩ずつどのように踏み出していくかの方針をまず選んで，それから実際に意識的に踏み出すことです。あなたの反応性のマインドは，作業をあっという間に終えたがるでしょう。じれったいあまりに，急いで一気に何歩も踏み出したい衝動をよこしてくるかもしれません。反応性のマインドは，自分が評価し，抵抗し，回避するのを許されずに，あなた，つまり人間が観察し，受け容れ，そして選んでいる状況には不慣れなのです！

どのように一歩を踏み出すかを選ぶ他に，踏み出さないという選択肢もあります。その場合，そこに立ったままでいることを，あなたはやはり選んでいることになります。それを選ぶのでしたら，ただ立ったままでい続けるのがどんな感じであるかに注意を向けてください。じっとしているのにも，絶えず意識的に選び続けることが必要なのです——マインドフルに歩くときに絶えず選び続けるのと同じことです。

左右それぞれの足に4つずつある点のうち，いくつを地面と接触させるのかを選びましょう。意図的に立っている感じ，歩くのか歩かないのかを決断する感じ，足と大地の接点が最大のときと，より少ないときのそれぞれの感じに注意を向けましょう。ひょっとしたら，左足のふたつの点を地面から離そうと選ぶかもしれません。どうなりますか？　右足に何か影響しますか？　今まさに一歩を踏み出そうとしていますか？　何に向かって？　何から離れて？

何らかの思考が浮かんでいるかもしれません。このエクササイズについて，そしてエクササイズが自分にとって価値があるとかないとか。そうした考えがないかどうか，注意してみましょう。反応性のマインドがいかにひっきりなしに提案や物語をよこし続けるかに気づいてください。反応性のマインドにとっては，立ったまま動かないでいる，ゆっくりと動く，大地を感じる，一歩一歩を選びながら踏み出す，などといったことはなかなか受け容れられません。緊張した感じがあるようでしたら，それをそのままにしておくためのスペースを心の中につくりましょう。身体の中に不快な感覚や心地よい感覚はありますか？　どこにありますか？　それは何でしょう？　どんな感じですか？　熱い，冷たい，流れるよう，つねられたよう，かゆい，それともこのどれでもないまた別な感じですか？　そうした感覚をそのままにしておくためのスペースを心の中につくったら，立ち続けるか踏み出すかの選択に戻って，エクササイズを続けましょう。

どの瞬間にも，両足裏の８つの点のうちのいくつが地面と接しているかに注意を向けていましょう。踏み出すときに，それぞれの点が地面を離れ，また着地するのが感じられますか？　どこかにたどり着かなければならないという考えが浮かびましたか？　もし浮かんだとしても，かまいません。ただちょっと注意を向けてから，「今，この瞬間」の中でする次の行動を選びましょう。

事後確認：いかがでしたか？　反応性のマインドが干渉してくると，簡単な選択でさえ途方もなく難しくなってしまうかもしれません。私たちはどこかに向かうために歩くのに慣れていますし，実際に日常生活では目的地を目指して歩いています。これは何かに取りつかれた，マインドレスな私たちの生活スタイルを反映していると言えるでしょう。結果がすべてで，本来の人生であるはずの，そこに至るまでのプロセスは無視されているのです。

エクササイズ：起床ラッパとまどろみのビジョン

眠りから覚めた瞬間から反応性のマインドは働いています。ちょうど，兵舎で朝５時半に鳴る起床ラッパのようです。安眠していると，突然ラッパの音ががなり立てるのです。まるで，他のどの気づきよりも先に反応性のマインドが起き出して活動を開始しているかのようです。もしそうなら，朝の挨拶をしつつも，起きたとたんに反応性のマインドがよこしてくるものに引っかからないようにしなければなりません。このエクササイズでは，「今，この瞬間」の体験と観察者としての自己の気づきを連れて，その日の生活に入っていく練習をします。毎朝，目を覚ましてもすぐには起き上がらないで，その日の活動を始める前に，観察者としての自己の気づきへと移行して，しばらくそこでまどろんでいるようにします。

目を覚ましたら，まず，深くゆっくりと10回呼吸し，そしてちょっと伸びをします。横になったままで，あなたとあなたの反応性のマインドの活動をただ観察しましょう。何が現れましたか？　ネガティブな考えはありますか？　ポジティブな考えは？　記憶は？　感情は？　ほとんどの人が，内面にネガティブな出来事とポジティブな出来事をだいたい半分ずつ持っていて，よい一日でもそうなのです！

次に，今日一日について，あなたが何をしようと思っているか，何が起こると予測しているかを考えます。もしかしたら今日は，反応性のマインドが３つか４つくらいのトピックを持ち込んできているのに気づくかもしれません。例えば，仕事に行こう，家を掃除しよう，集まりに参加しよう，などと計画しているかもしれません。どの活動についても，反応性のマインドが何と言っているかに注意を向けてみましょう。うまくいくと言っているでしょうか，それともあまりうまくいかないと言っているでしょうか？　あなたはそのビジョンとフュージョンしてしまっていますか？　フュージョンしないで，それにただ気づいているだけでいられますか？　ネガティブなビジョンがあるなら，何もしないで，それをただそのままにしておくことができますか？　どこかの時点で，もっとポジティブなビジョンが持てていますか？　それについても，何もしないで，あるがままにしておけますか？　この方法で，５分から10分くらいかけて，あなたの中にある思考を観察しましょう。

５分から10分くらいしたら，普段の気づきの状態に戻って，次のワークシートに記入しましょう。記入する前に何枚かコピーして，いつでも空白のワークシートがあるようにしておくとよいでしょう。左の欄には，反応性のマインドが今日一日の中で計画していた活動を書きます。中央の欄には，その活動に従事したときに何が起こると反応性のマインドが予測していたかを書きます。右の欄には，反応性のマインドのこのビジョンにあなたがどのように対応したかを，観察者としての自己の立場から見極めてください。その視点から見ると，反応性のマインドの予測はどの程度信頼できそうでしたか？　反応性のマインドがよこしてきた内容の信頼性について体験したり考えたりしたことを，何でもかまいませんので書き出してください。

「起床ラッパとまどろみのビジョン」のワークシート

観察した計画	起こるであろうことのビジョン	信頼性

事後確認：まどろみの中で反応性のマインドを迎えてみて，いかがでしたか？　反応性のマインドがよこしてきたものを吟味した後で，もう一度「今，この瞬間」の体験と観察者としての自己の立場に戻ってこられましたか？　今日一日について，反応性のマインドがしてみせる予測に対して，あなた自身の対応はいかがでしたか？　予測はどの程度信頼できそうでしたか？　もしもとても信頼できそうに思えたのでしたら，おそらくあなたは反応性のマインドがフィッシング詐欺にかけようとして投げてきている何かとフュージョンしていたのでしょう。何に引っかかったのでしょう？　信頼性が低いと感じたのでしたら，執着しないで批判的にもならずにいられたのはなぜでしょう？　このエクササイズを数週間は続けてみて，観察者としての自己と接触してから一日をスタートすることを習慣にしましょう。

静寂の自己を鍛える

観察者としての自己から静寂の自己へと気づきを広げるには，言語的な知識への執着を完全に手放さなければなりません。静寂の自己は，思考，言葉，描写の領域にはありません。それは，そこからこの世界に「私」がいることにただ気づいていられるような，ある種の漠とした空間とでも言えるでしょう。あなたは，「今，ここ」でしている体験に気づいていながら（観察者としての自己），その気づきをもたらしているさらに大きな自己が紛れもなく存在していることにも気がつくでしょう。この大きな自己こそが，物心ついたときからあなた自身だった「私」なのです。静寂の自己に接触するためのエクササイズをすると，この大きな自己が，たとえ反応性のマインドに非難されているときでさえ決して乱されることのない空間だということがわかるでしょう。

よく知られた仏教徒の話のほうが，静寂の自己をよく言い表しています。しかしその前に，背景を少しだけご紹介しましょう。菩提樹はブッダの象徴としてよく使われます。ブッダが悟りを開く前に，人々をさいなむ煩悩への問いを胸に40日間の瞑想に入ったのが菩提樹の下だったからです。ですから，仏教関連の書物の中で菩提樹について触れられている場合は，ブッダの心意気で物事に接することを意味します。

7世紀，死の床にあった和上弘忍（こうにん）は，弟子たちに，ブッダの教えをどれだけ身につけているかを示す詩をつくるように言いました。一番深い理解を示した者を，僧院の新たな長にするつもりでした。弘忍の第一弟子で，最高の修得を示すだろうと他の弟子たちからも期待されていた神秀（じんしゅう）は，次の詩を書きました。

　身体は菩提樹であり，
　心は清明な鏡のごとくである。
　常にこれを磨くよう心がけよ，
　ひとつの塵も許さぬように。

貧しい台所係の慧能（えのう）は，この悟りの境地の理解には間違いがあることを見抜きました。心を鏡と表現することで，心が物になっているのです。心に塵ひとつ許してはいけない（フュージョンを避けることの比喩）と主張する神秀の詩の主旨は，心を空にしておくように，ということのようでした。しかし，心を空にしておくには，空にされるべき心が存在しなければなりません。他の弟子たちが反対するなかで，慧能は，次の詩を提出しました。

　菩提という木はなく，
　清明な鏡などどこにもない。
　根本的に，存在というものはない。
　ならば，どこに塵などつけられよう？

悟りの境地の深い理解に基づいて，慧能は和上に任命されました（Merton 1961）。

エクササイズ：内側と外側

このエクササイズでは，視覚と運動感覚の体験を使って「単純な気づき」の練習をします。練習を通じて，内側から外側へ，そしてまた内側へと，注意や気づきを向け直していく力が鍛えられます。この力が身についてくると，身体の中で意識していることと外の世界で接しているものとの接点を，より感じ取れるようになります。この種のエクササイズでは，自分の声を聞くと特に効果が高まる場合がありますので，自分の声で録音して再生してもよいでしょう。

まず息を吸い，そして吐きます。ゆっくりと肺を空気で満たし，そしてまた空にしましょう。空気が鼻と喉を通って肺へと入っていく感覚に，ゆっくりと，自然に注意を向けましょう。息をゆっくり吸ったり吐いたりするたびに，胸やお腹が膨らんではしぼんで，決して止むことのない，寄せては引いていく波の感じが身体の中に生み出されるのを感じましょう。波が入ってきては出ていきます。そして，胸やお腹の肌のすぐ外側のエネルギーが，空気の出入りに沿った身体のリズミカルな流れに調和して，上の方へ，そして前の方へと動きます。

心臓に注意を向けてみましょう。鼓動する感じが伝わってきますか？　脈を感じますか？　よければ，首や手首の動脈に指を軽く当ててみましょう。それがあなたの脈です——吸い込まれた空気の中の酸素を，心臓が身体のすみずみまで送っていることを示すリズムであり，血液が無数の支流を持つ川のように流れていることを示すリズムです。すべてがなんと完璧に設計されているのでしょう。そして，あなたはすべてに気づいていて，すべてを受け容れています。

次に，意識を身体の縁に向けてみます。身体とそれが接している外側のものとの間にある縁です。肌にまとっている服や，履いている靴を感じましょう。横になっているのでしたら，身体が床やベッドやソファなどと接触している箇所を感じましょう。座っているのでしたら，身体と，椅子と，足や椅子を支えている床との間のそれぞれの接点を感じましょう。こうした接点でどんな感じがするかを描写してみましょう。

次に，今いる空間に注意を向けてみましょう。あなたがいる部屋，そしてこの瞬間にあなたを取り囲んでいるさまざまなことに注意を向けます。空間に響く小さな物音——ファンの回る音，窓の外の鳥のさえずりなど——に耳を傾けます。こうしたものに気づいたままで，それらを越えて，物理的にもっと大きな空間へと移っていきましょう。服を着たあなたを支える椅子やベッド，これを支える部屋，これを支える家や建物全体へと，意識を向けていきます。どんな感じの建物ですか？　どんな音や匂いがしますか？　脇を車が走っていますか？　もし走っていたら，注意を向けて，気づきの中で——音，匂い，乗っている人々を——そのまま抱いていましょう。あなたは，気づきの中にあるものや出来事とあなた自身との接点に注意を向けつつ，同時に，こうしたことや，はるかに多くのことにも気づいていられます。

さて，もしその気があれば，あなたがいる建物がある町，都市，または地理上の区域へと注意を移しましょう。鳥が高いところから見下ろすような感じで眺めます。ほら，眼下にあります。あなたがいる建物，他の建物，公園，犬，猫，人々――老いも若きも――が見えます。そうしたものがそこにあって，あなたは観察していて，体験の文脈をさらにどんどん大きく広げていきながら，すべてを気づきの中でありのままに受け容れています。さあ，今度は全世界が見えています。宇宙の深淵を覗いてみれば，たくさんの星々が見つめ返してきます。好きなだけそうしていて，意識の縁を眺めましょう。

もしも思考や身体の中の感覚のように，何かより小さいものに気づいたら，軽く挨拶をして，そのままにしておきましょう。それからもう一度，体験が包括的で受容的になる意識の縁まで，気づきを広げましょう。意識の縁を十分眺めたと感じたら，ゆっくりと時間をかけながら，気づきを広げてきた道筋を逆にたどります。銀河系から少しずつ，地球の美しい色彩を味わいながら，あなたが住む側の半球に迫り，あなたの都市または町，建物，そして部屋へと戻ってきましょう。注意が身体に戻ったら，再び鼓動とつながって，変わることのない身体のリズムを感じましょう。自らを維持するために必要な空気を取り入れるときの，身体の動きを感じましょう。

事後確認：単純な気づきをその赴くがままにすることがこのエクササイズのねらいでしたが，いかがでしたか？　たいていは，観察者としての自己の体験と静寂の自己の体験との間を行き来していたはずです。行き来するときの静けさ，そして，執着から離れることがいかに簡単かに注目してください。

エクササイズ：月の出山

アメリカ先住民の思想では，太陽は男性エネルギーの象徴で，何かに励む力とされています。そして月は女性エネルギーを表し，リラックスし，感じ取り，想像し，そして許す力を表します。太陽と月の両方のエネルギーがあって，人生のバランスがとれます。今日の世界では葛藤が絶えず，ついつい何とかしようと一生懸命に行動したくなります。しかし，人生が不条理なものを差し出してきたときには，ひとまずそれをありのままに持っていられるだけのスペースを心の中につくり，そこから次の行動を起こさなければなりません。

この瞑想の準備として，あなたが人生で不条理と感じる何かについて少し考えてみましょう。あなたが闘うか，または避けようとしているのは何ですか？　職場での不公平な扱いですか？　ある種の社会的不平等でしょうか？　健康上の問題，または地球環境の問題に立ち向かいたいのでしょうか？　それとも，そうしたことへの心配からしばらく解放されたいのでしょうか？　人間関係の問題があって，愛情と共に，たくさんの苦痛も生じているでしょうか？　静寂の自己は，こうした問題に乱されない静かな場所を見つけて，その中で新しい視点が生まれるのを可能にするので，とても役に立ちます。エクササイズを始める前に，あなたが抱いている疑問や気がかりなことを書きとめて，エクササイズを終えてから見られるところに置いておきましょう。

まず，呼吸に注意を向けましょう。自然に，力を抜いて，ゆっくりと深く呼吸してください。調子を合わせながら，動きのリズムと安らぎを感じましょう。入ってきては出ていき，膨らんではしぼむ。このリズムはいつも一定で，拠り所にできるもので，そこから旅に出たとしても，必ず戻ってこられる場所です。では，注意を集中して，夢を創っていきましょう。あなた自身をより深く理解するための夢です。自分をより深く理解すると，自分を慈しむ気持ちが強くなります。自分を気遣い，賢いマインドを信頼する力を身につけると，人生の中に新しい可能性を感じ取れるようになり，それを受け容れられるようにもなります。これこそが，「月の出山」の瞑想の真髄です。入ってきては出ていき，何もしなくても呼吸はいつも一定で，あなたは暖かな夏の日を想像し始めます。

そう，この時期の一日は長くて，友人たちと一緒にもうずいぶん歩いてきました。彼らは別の小道をたどって先に進み，あなたは小川のほとりにいることにしました。そこに立って息をしているのが，なんとも心地よく感じられます。歩くのに疲れたので，腰を下ろします。靴を脱いで，小川に入ってみます。ひんやりと気持ちのよい水に，生き返るようです。両手を伸ばして冷たい水をすくい，顔や首にかけます。それから，小川の脇にある，平らな温かい岩の上に身を横たえて，耳を澄まします。小川のせせらぎ，木々のざわめき，そして鳥たち。鳥たちはあなたに向かってさえずり，あなたは聞き入りながら呼吸しています。

この体験が束の間で終わってしまうことをあなたは知っていて，それだけにかけがえのないものに感じられます。鳥たち，木々，そして自分――すべてに始まりと終わりがあります。身を横たえている岩だけが，永久にあり続けるでしょう。温かい岩について，そしてその上に横たわるあなたを軽々と，しっかり，いつまでも支え続けるときに岩から伝わってくる力強さについて考えます。ひょっとしたら，少しうとうとするかもしれません。今は，自分を支える必要もありません。岩が支えてくれているのですから。

身体が休まったら，歩いてきた森にまた戻ろうと思います。新しいエネルギーで満たされて，感覚は研ぎ澄まされています。森の香りを吸い込みます――豊かな土壌と緑の香りです。やがて分かれ道に差しかかり，そこで車へ戻るほうの道を行かないことに決めます。新しい道，そう，「月の出山」への道を行こうと思うのです。日の入り前に着きたいので，足を早めます。足は軽やかに楽々と動いて，呼吸はゆっくりと深いままです。

ふと何かが目にとまって，一瞬歩みを止めます。森があなたに何かを授けようとしていることを理解します。この瞬間を覚えていられるように，そして自らの将来に対する信頼を覚えていられるようにしてくれる何かです。近づいていって，よく見てください。何でしょうか？　さあ，手に取ってください――あなたのものですので，持っていってよいのです。それは，この瞬間そのものと，「今，この瞬間」にしっかりと入り込んで――あなたの静寂の自己と，岩と，水と，そして今では，森とも――つながり合える力があなたにはあることを忘れないようにしてくれるものです。

日の入りのときに，山の麓へたどり着きます。急峻な道が見晴らしのよい場所まで続いているのが見えるので，それをたどることにします。ここでも，驚くほど楽々と歩くことができて，呼吸はゆっくりと深いまま，空気が入ってきては出ていき，あなたはどんどん登っていきます。やがて大きな赤い岩にたどり着きます。表面は滑らかで，温かく，あなたはそこに座ります。沈みゆく太陽を眺めながら，今までの人生を思い返します。してきたこと，したかったこと。自分の行動を妨げてきたものが何だったのかを知っています。恐れや，悲しみを受け容れています。日の入りは長く美しくて，雲のパターンが，複雑で予測できないからこその感動をもたらします。こうして考えているときに，コントロールしたり避けたりしなければならないもの，解決しなければならない問題など，何もありません。人生も，日の入りも，ただそこに在るだけです。

夜のとばりが下りてきたので，一夜を過ごせる場所がないか，あたりを探すことにします。たどってきた道をもう少し先まで進むと，山肌にほら穴があることに気づきます。入っていくと，松葉を集めた寝床があります。柔らかくて温かです。さっきまで誰かがここにいたようで，気持ちよく休めそうな場所です。守られているように感じて，もう寝ようと思います。横になる前に，ちょっと外へ出てみて，空を見上げます。すると，ありました――昇ってくる月です。まん丸で，巨大です。あなたは月を見て，月もあなたを見ます。あなたと月との間のどこかに，月を見ている領域から月が見えている領域へと移る境目があるはずですが，境界はぼやけています。あなたは月で，月はあなたです。どこからか，規則的な鼓動を感じます。そして，鼓動に合わせて，膨らんではしぼむ感じがします。あなたの静寂の自己が，大切な何かを授けようとしています。人生の今この時期に，あなたを悩ます葛藤や不条理を乗り越えていく助けとなる何かです。何でしょう？　意識を集中してください。それはイメージかもしれませんし，思考や，詩のようなものかもしれません。よく聞き取って，学びましょう。たった今，強い感情を体験しているのでしたら，そのまま受け容れます。森からの贈りものを思い出して，意識を集中し続けましょう。

もう十分だと感じたら，ほら穴に戻って，休みましょう。静寂の自己が授けてくれたものへの理解は，眠りに落ちるにつれて深まるかもしれません。ほら穴は，夢を見るには特別な場所です。そこで見る夢は，とりわけ示唆に富むかもしれません。ほどなくして，朝の光で，あなたはゆっくりと目を覚まします。短い睡眠でしたが，身体は休まり，日の出を見に行く準備はできています。ほら穴の入口まで歩いていくと，月の入りと日の出が見えます。近くの岩の間から生えている木に蝶がとまって羽を休めています。広げた羽の色彩が見事です。戻る用意ができたので，山道を下って，森を抜けていきます。あなたは，静寂の自己があなたに明かしてくれた秘密と，森から授かったものを覚えています。戻りたいときにはいつでもここに戻ってこられることを知っていて，それを可能にしてくれるマインドにお礼を言います。

事後確認：「月の出山」の瞑想をしている間に体験したことを書きとめておきましょう。この瞑想で何を体験するかは人によってとても幅があって，あなた自身がエクササイズを繰り返すだけでも，おそらく次回はまたかなり違った体験になるでしょう。「月の出日誌」などというものを付けてみてもよいかもしれません。静寂の自己と接触するこのエクササイズを続ける励みになるでしょう。

●レスリーさんの体験

レスリーさんは働き者の誇り高いシングルマザーで，元夫の助けを借りずに息子のサムさんを育て上げました。レスリーさんの人生の中心はサムさんでした。サムさんはよい大学に合格して奨学金もいくらか得ましたが，それでも学費はまだそれなりにかかりそうでした。そこでレスリーさんは，息子にできるかぎりよい学問の機会を与えようと，夜間にも仕事をすることにしました。そしてサムさんは，大学進学のために遠い街へ引っ越しました。レスリーさんは息子に会えないのが寂しくて，仕事の合間を見つけては毎日のように電話で話そうとしました。電話がつながらないと，うまく眠れませんでした。

サムさんは，母親からの頻繁な電話をどう受け止めてよいのかわからずにいました。母親に会いたいと感じていましたが，電話で話した後には気分がいっそう落ち込むのです。成績は平均を維持していましたが，週末になると酒を飲み明かす学生グループと付き合うようになりました。2学期も半ばに差しかかった頃，レスリーさんは救急病院から連絡を受けました。サムさんがアルコールの過剰摂取で治療を受けていたのです。落ち着くために，そしてこの困難な状況の中で方向性を見出すために，レスリーさんは，「もう一緒には住んでいない状況で，どうしたら息子を助け，支えられるだろうか？」と問いながら，「月の出山」の瞑想をしました。

森の中で，レスリーさんは珍しい青い蝶を見つけました。この種の蝶について本で読んだことはありましたが，実際に見たのははじめてです。そして月の出のときに，美しい馬が馬場を疾走しているイメージが浮かびました。馬は汗に濡れていて，荒い息遣いです。イメージの中でレスリーさんは馬にまたがり，疾走から小走りへ，早足へ，そして歩みへとペースを落としました。ついに馬はリラックスして足を止めました。レスリーさんは馬から降りて毛づくろいをしてやり，馬もそれに身を任せました。彼女は惜しみなく無条件に世話をし，馬はそれを愛情をもって受け容れたのです。レスリーさんは泣き出しました。

瞑想を終えると，レスリーさんは，どこか肩の荷が下りたような気がしました。何をどのように変えていくのかがはっきりとわかったわけではありませんが，彼女自身にとって必要なこと，そして息子が必要とすることを，以前よりもよく理解する準備が自分の中で整ったことを知っていました。彼女は，「今，この瞬間」にしっかりと入り込む体験は，珍しい蝶に出会うのと同じくらいつかみどころのないものだとわかりました。また，サムさんへの干渉を弱めることで彼が落ち着きを取り戻し，人生で進む道を自分で見つけていくであろうこともわかりました。彼をコントロールすることなどできないし，またする必要もないと理解しました。彼を愛していて，彼のためにいつでもここにいるという事実を表現しさえすれば，それで十分なのです。

賢いマインドと活き活きとした人生

毎日実践することで，観察者としての自己と静寂の自己が育まれてくると，反応性のマインドから賢いマインドへとより簡単に移れるようになります。すると，そのときどきで最適なマインドの側面を使えるようになります。賢いマインドが力をつけてくるにしたがって，反応性のマインドがそれほど優位ではなくなり，ギアの切り替えがしやすくなるのです。こうしたスキルを通じて，人生の重要な領域で，より創造的で意義深い体験をする道筋が整えられていきます。

ひとたび反応性のマインドから脱フュージョンして，賢いマインドが息づくスペースに入っていく方法を身につけると，身体の健康，人間関係，仕事，娯楽のそれぞれの領域で，健全さと活き活きとした感じを追求できるようになります。賢いマインドの「今，この瞬間」の体験と洞察のスペースからなら，あなたの歴史（ヒストリー）を変えたり無視したりしないでも，今までとは違った活動を始めたり，今までと同じ活動であってもそれを新しい方法で行ったりできるようになるのです。

エクササイズ：ミステリー，歴史，授かりもの

アメリカ先住民シレッツ族の長老アグネス・ベイカー・ピルグリムの精神によれば，昨日は歴史（ヒストリー）で，明日はミステリー，今日は賢く用いるべき授かりものです。このエクササイズでは，これまで考察してきたあなたの人生の4つの領域――健康，人間関係，仕事，娯楽――に賢いマインドの視点を取り入れる練習をします。

まず，ミステリーの質問から始めます。こうすると，心の中にスペースをつくりやすくなり，そこで何か新しいものが生まれたり，自分の歴史（ヒストリー）をゆるく持ったりできるようになるからです。過去に注目すると，人生が「今，ここ」で授けてくれようとしている何かを見落としてしまうかもしれません。ミステリーの質問は，人生でどの方向に進むのか，どのような方略を用いながら進むのかについての手がかりがいくらか得られるように工夫されています。質問に答えるときには，大いに戸惑い，不思議さに驚き，不確かに思い，目を見張り，そして思いがけない発見にも心を開いていられるようにしましょう。ミステリーの質問の心意気に入り込みやすくするために，人生の達人に弟子入りしたものと想像してみてください。あなたは，健康，人間関係，仕事，娯楽に関する最重要の問題について問うことが許されています。これまでのような形でではないかもしれませんが，何らかの答えが得られるでしょう。

歴史（ヒストリー）の質問は，あなたがこれまでにしてきた経験に関連するもので，そうした経験についてあなたがつくり出した筋書きを明らかにします。それほど詳しく答える必要はありません。その作業はこの本の他のエクササイズですでに行っているので，浮かび上がる筋書きもすぐにわかるでしょう。このエクササイズをするときのコツは，筋書きをゆるく持つことです。過去のその時期その時期のあなたの対応を，何巻もある長大な物語の一巻一巻くらいに考えましょう。どの巻も何度も読み返して，すっかりお馴染みです。

最後に，あなたの大切な価値を追求するときに持っていきたいと思う授かりものを，人生の4つの領域のそれぞれについて考えます。授かりものは親しい人からのプレゼントかもしれないし，思いがけず受け取った天からの恵みかもしれません。ひょっとしたら人生の達人が，今までとはまったく違った，戸惑いさえ覚えるような視点を，遠まわしな方法で授けてくれたのかもしれません。自分には何かを上手に行う才能，スキル，勘があることに気がつくかもしれません。実際に授かりものを受け取る用意ができてみると，何ということはない，それは今までもずっと持っていたけれども，ただ見えていなかっただけ，と気がつくかもしれません。エクササイズを通じて賢いマインドに触れると，今までの状況をまったく新しい視点から眺められるようになり，たくさんの授かりものが見えてくるでしょう。ですから，いつでも心を開いていてください。たとえ反応性のマインドや過去があなたには不可能だとささやきかけても，人生の中に新しい扉を開くような何かを授かる可能性は，どの瞬間にもあるのですから。

このエクササイズは，マインドフルネスのエクササイズの拡張版と考えるとよいでしょう。あなたの人生にどんな意義を持たせたいか，またそうした成果を達成する際にあなたがどんなスキルや才能を携えていくのかを見極めやすくしてくれます。ある意味で，このエクササイズは本書の核心とも言える部分で，次の章で行う取り組み――活き活きとした人生への道のりにしっかりと踏み出していくためのビジョンと計画をつくる――の土台ともなるものです。ですから，慌てずにじっくりと取り組みましょう。そうしないと本来の効果が得られなくなってしまいます。エクササイズはなるべく４日間かけて行いましょう。人生の４つの領域に，それぞれ日を分けて取り組みます。進め方は，朝にミステリーと歴史の質問に答えて，昼過ぎまたは夕方に賢いマインドを呼び起こすエクササイズ（観察者としての自己と静寂の自己を鍛えるエクササイズ）を行ってから，授かりものの質問に答えるとよいでしょう。賢いマインドを呼び起こしてから授かりものの質問に答えようとするときには，静かに座って待ちましょう。賢いマインドはいつでもすぐに意思表示してくれるとは限りません（ほら，誰かさんのように）。それに，言葉に縛られていないので，授かりものを示すイメージや象徴を人生のあらゆる領域で探すようにましょう。それは，活き活きと生きるためのあなたの努力の形を変えるほどの影響力を持つかもしれません。それぞれの質問への答えを別な紙または日誌にすべて書き出してから，要点をまとめたものを以下のワークシートに記入するとよいでしょう。難しいようでしたら，空白のワークシートの後にチャーリーさんの例を示しましたので，参考にしてください。

健　　康

健康に関するミステリーの質問

1. 将来，あなたは健康面でどうなっていると思いますか？
2. あなたは今，人生のどの位置まで生きてきたと思いますか？　または，死にどのくらい近づいていると思いますか？

健康に関する歴史の質問

1. 身体的な健康をこれまでどれくらい上手に維持してきましたか？　食生活，運動，喫煙や飲酒などの習慣，ストレス，精神性などの面でいかがでしたか？
2. 健康上の問題はありますか？　もしあるのでしたら，健康状態をできるかぎりよくするために必要なことをしていますか？

健康に関する授かりものの質問

1. 何でも可能な世界にいるとしたら，命あるものとしてここに生きているというこの授かりものを，心も身体も健康になるためにどのように用いますか？
2. 愛する人や職場の同僚といった他の人たちは，心と身体の健康状態をよくしようとし始めたあなたの行動にどんな変化を見るでしょうか？

健　　康

ミステリー	歴　史	授かりもの
1.	1.	1.
2.	2.	2.

人間関係

人間関係に関するミステリーの質問

1. 一番大切な人間関係で戸惑いを覚えることは何ですか？
2. 人生の目標を追求していくうえで人間関係が果たしうる役割について，最も関心があることは何ですか？

人間関係に関する歴史の質問

1. 今までで一番よかった人間関係上の経験はどのようなものでしたか？
2. 今までで一番よくなかった人間関係上の経験はどのようなものでしたか？

人間関係に関する授かりものの質問

1. 何でも可能な世界にいるとしたら，命あるものとして今日ここに生きているというこの授かりものを，よりよい人間関係を築くためにどのように用いますか？
2. 愛する人や職場の同僚といった他の人たちは，よりよい人間関係をつくろうとし始めたあなたの行動にどんな変化を見るでしょうか？

人間関係

ミステリー	歴　史	授かりもの
1.	1.	1.
2.	2.	2.

仕　　事

仕事に関するミステリーの質問

1. 仕事への取り組みや，日頃から人々の役に立つことをするという点で戸惑いを覚えることは何ですか？
2. 仕事の役割に関して，また仕事と他の活動との間でうまくバランスをとることに関して，今はどんなテーマがあなたの中に浮かんでいますか？

仕事に関する歴史の質問

1. これまでの人生でより取っつきやすかったのは仕事ですか，それともその他の活動ですか？
2. あなたの筋書きは，仕事への取り組みにどのように影響していますか？

仕事に関する授かりものの質問

1. 何でも可能な世界にいるとしたら，今日ここに生きているというこの授かりものを，仕事に喜びを見出すためにどのように用いますか？
2. 愛する人や職場の同僚といった他の人たちは，仕事に喜びを見出したり，仕事と娯楽とのバランスをとろうとし始めたあなたの行動にどんな変化を見るでしょうか？

仕　　事

ミステリー	歴　史	授かりもの
1.	1.	1.
2.	2.	2.

娯　楽

娯楽に関するミステリーの質問

1. 娯楽を人生の重要な一部として楽しもうとするときに，戸惑いを覚えることは何ですか？
2. 興味を持ちながらも，今まで試さずにきたのはどのような娯楽ですか？

娯楽に関する歴史の質問

1. 仕事と娯楽では，どちらが取っつきやすいですか？
2. あなたの筋書きは，娯楽への取り組みにどのように影響していますか？

娯楽に関する授かりものの質問

1. 何でも可能な世界にいるとしたら，今日ここに生きているというこの授かりものを，娯楽の中に喜びを見出すためにどのように用いますか？
2. 愛する人や職場の同僚といった他の人たちは，仕事と娯楽のバランスをとろうとし始めたあなたの行動にどんな変化を見るでしょうか？

娯　楽

ミステリー	歴　史	授かりもの
1.	1.	1.
2.	2.	2.

事後確認：いかがでしたか？　授かりものの質問への答えを考えながら，あなたの中の新しい可能性に気がついたでしょうか？　あなたの中にあるそうした可能性を思い描くうちに，より楽観的になったり，反応性のマインドのネガティブなおしゃべりに以前ほど執着しなくなったりしませんでしたか？　このエクササイズは，あなたが抱いている大切な価値をより深く理解して，しっかりと受け止められるようにするものです。ちょうど曲がり角を曲がったところで，コンパスの方角を改めて「真北」に設定し直すようなものと言えるでしょう。次の章では，真北へと旅を進めるための計画の立て方を見ていきましょう。

●チャーリーさんの話

チャーリーさんは20代と30代の大半を，さまざまな薬物の嗜癖（しへき）（アディクション）と数々の人間関係上の失敗で苦しみ続けました。両親からは愛されていると感じていましたが，幼少期はなかなか大変でした。注意欠如・多動性障害（ADHD）と診断され，学校では手順やルールががっちりと決められていないと何事もうまくできませんでした。軍人の家庭に育って，引っ越しが多かったため，仲間としっくりいった経験はありませんでした。父親は彼の生活に出たり入ったりしていて，チャーリーさんは若いときから，父親があるときふっといなくなり，そのまま戻ってこないのではないかと心配していました。20代はじめの頃，父親が海外遠征から重傷を負って帰還して，薬物を試し始めていたチャーリーさんは，そのときに完全に道を踏み外してしまいました。38歳になると，チャーリーさんは，節度ある真っ当な生活を取り戻そうとし始めました。才能ある音楽家で，ダンサーで，愛する家族もいましたが，乗り越えなければならない障害もたくさん抱えていました。特に，「注意散漫」になる傾向と，集中するために女性たちに頼る傾向が大きな問題でした。チャーリーさんは，人生の4つの領域のそれぞれに4日間かけて取り組み，夜には「月の出山」の瞑想を行ってから授かりものの質問に答えました。チャーリーさんの答えからいくつかを以下に示します。

健　康

ミステリー	歴　史	授かりもの
1．健康は授かりものだ。健康によい習慣を毎日のように続けるのは，私にはとても難しい。健康のことは後回しにしがちだ。どうしたら，つい人の助けを借りたくなる気持ちを抑えて，自分でできるようになるだろう？	1．心と身体を長いこと痛めつけてきたし，自分の身体にしてきたことに対しては罪悪感がある。肝炎があるので，他の人ほど長くは生きられないだろう。	1．もう少し自分のことを優先して，自分のための時間をつくって，リラックスしたり，よく眠ったりする方法を学ぶ。

人間関係

ミステリー	歴　史	授かりもの
1．女性たちとの関係が長続きしない。彼女たちは私に飽きてしまうようだ。どうしたらよいかわからない。	1．5回結婚したことがある。一番よかったのは4番目の妻といたときだ。	1．自分を許すこと，深く悲しむこと，そしてもう一度挑戦することができる。注意を向けて，学ぶことができる。
2．生涯を共に過ごす伴侶が欲しい。けれども現実は逆だ──関係はたくさんつくるけれど，どれも長続きしない。	2．一番よくなかったのは私たちが再び離婚したときだ。彼女は私のせいで疲れきったと言った。他の人を同じ目に遭わせたくない。	2．亀のイメージだ。殻の中に引っ込んで防衛態勢もとれるけれど，弱さをさらす──そしてゆっくり進む──こともできる。

仕　事

ミステリー	歴　史	授かりもの
1．私はドラマーで，演奏しているときは仕事と遊びを同時にしている気分だ。それほど大きな違いは感じられない――仕事のときにはお金がもらえるというくらいかな。私にとってのミステリーは，どうしたら休まるのか，どうしたらずっと「オン」のままじゃなくて，たまには仕事から離れて「オフ」になれるのかということだ。	1．妻たちは，私がワーカホリックだと言い，また私が助けを求めすぎるともよく言っていた。物事を整理するのに助けが必要なだけなのに。そうしないと音楽で成功できない。	1．美しい女性のイメージが思い浮かんだ。見ていると，彼女はどんどん服を重ね着していった。すぐに，自然に動くことができなくなって，彼女の美しさは消えてしまった。授かりものはたぶん，女性たちが私の仕事を手伝ってくれるかどうかにかかわらず，彼女たちの美しさを見ていられることだと思う。
2．簡単に言うと，こういうことだ――どうしたら働きすぎたり，休息が足りなかったりしないで済むのだろう？　今はバランスが崩れているように感じる。	2．人生の前半は失敗ばかりで時間が過ぎてしまった。取り戻すためには２倍のスピードを出さなければならない。	2．ステージの間中ずっと座ってフルートを吹いているイメージ。みんなは私をリラックスした演奏者と見るのではないかと思う――いつも緊張しているのではなく。

娯　楽

ミステリー	歴　史	授かりもの
1．遊び方をわかっていないと思う。子どもの頃は遊んだけれど，その後は薬物とアルコールだけが娯楽になってしまった。リラックスそのものを目的とするような活動は何もしていない――テレビを観るくらいだろうか。別の新しい楽しみ方を誰かに教えてもらわないと。	1．間違いなく，仕事だ！　私の反応性のマインドは，仕事をしているかぎり大丈夫，自分には値打ちがある，と言っている。	1．娯楽のための時間を――音楽やダンス以外の分野で――毎日つくり出す。他の人たちが娯楽として行っていることをいろいろと試してみて，自分は何が好きなのかを探す。

概括：チャーリーさんはこのエクササイズの一見非論理的なところで少し反応性のマインドの抵抗に遭いましたが，それでも有意義な体験をしました。直線的に考えたくなる衝動から自分を解放してみると，人生の４つの領域のすべてで，苦しみに対する新しい見方を発見しました。授かりものの質問への回答の中で示唆されている変化が気にかかり，また，ADHD に対処するための新しい方法を学ぶという考えに疑問を差し挟みたくなる衝動があることにも気がつきました。それまでチャーリーさんは ADHD を障害物と見なし，そのせいで絶対に成功できないし，いつまでも人に頼り続けなければならないと考えていました。けれども，エクササイズを通じて，筋書きから，また ADHD をめぐる因果関係のルールから自分を解放することこそが授かりものであり，それによって，人間関係の中で，またバランスのとれた人生を築こうとする努力の中で，新しい扉が開かれるのだと理解したのです。

●チャーリーさんの活き活きとした人生への旅

ADHD による制限はあったものの，自分の注意散漫な性質は音楽的創造性の源泉でもあることをチャーリーさんは理解しました。また，物事を整理するスキルを練習して思考を活用する努力を本気でしてこなかったことも認めました。チャーリーさんは ADHD と共に生きるためのセルフヘルプ本を買い，そこには日課を整理して目標へのコミットメントを続けるための実用的な方略がたくさん示されていました。また，日常的にジャズ音楽を作曲するようになり，バンドを立ち上げるために音楽家仲間を集めました。そのうちに，本業でもっと長い時間働かなければという切迫感が，音楽を楽しみたいという気持ちに置き換わっていくことに気がつきました。

ある夜，地元のクラブで演奏していたときにチャーリーさんはジャズに心酔する女性と知り合い，意気投合して一緒に出かけるようになりました。彼女への恋愛感情が芽生えると，チャーリーさんの反応性のマインドは暴走し始めましたが，今度はチャーリーさん自身も何が起こっているのかにちゃんと気づいていました。注意散漫な性格を言い訳したくなる衝動に抵抗して，以前の関係のように，自分の人生を整理してくれるようにと頼みはしませんでした。その代わりにチャーリーさんは，物事を整理するための新しいスキルを使って，人間関係上の目標にコミットメントをし続けられるようにしました。そして，それでも彼が何かを忘れたときには，それも彼の魅力の一部だと，ふたりで笑い合えるようになったのです。チャーリーさんは活き活きとした人生への旅を歩み始めていました！

ACTへの秘訣

☞ マインドフルネスは，反応性のマインドが支配的になることへの解毒剤です。

☞ マインドフルネスは心理的柔軟性と直接的に結びついていて，うつを和らげたり予防したりすることが知られています。

☞ 「今，この瞬間」に入り込んでそこにい続けられるようになれば，より活き活きとした人生への道が開かれます。

☞ 「今，この瞬間」の中にいられるようになると，気づきが広がります。

☞ 活き活きとした人生の体験の基盤となるのは，静寂の自己です。なぜなら，静寂の自己のスペースは，あらゆるものを理解と慈しみのまなざしで眺められる場所だからです。

☞ マインドフルな人生は，食事，散歩，呼吸といった日々の活動の中でも実践できます。

☞ マインドフルネスは習得可能なスキルなので，日頃から練習することでますます上達します。

☞ マインドフルネスを実践すると，大切な価値に沿った生き方を促すような授かりものや機会に気づきやすくなり，それを活用できるようになります。

コーチより

賢いマインドは，真の知識——この惑星上で一瞬一瞬展開していくあなたの命の豊かさ，そしてこの宇宙であなたが果たすより大きな役割についての知恵——をもたらします。賢いマインドのスペースに立てるようになると，生涯にわたって人生の采配を振れるようになっていきます。

予　告

次の章では，あなたの大切な価値や人生の夢に基づいたビジョンを，賢いマインドを使って構築するお手伝いをします。計画を立てて，それに基づいてこれまでに考察してきた人生の４つの領域——健康，人間関係，仕事，娯楽——のそれぞれで目標を設定しましょう。この計画を手にしたら，生きがいある人生へと旅立つための準備は万端です！

第13章

ステップ8：人生のビジョンと計画をつくろう

行動なきビジョンは白昼夢にすぎない。ビジョンなき行動は悪夢だ。
——日本のことわざ

前の章では，反応性のマインドとのフュージョンに代わるマインドフルネスについて紹介しました。人生の「今，この瞬間」にしっかり錨（いかり）を下ろすと，世界を，反応性のマインドが説明するものとしてではなく，ありのままに眺められるようになります。そうすると，何がうまくいっていて何がいっていないのかを，評価や理由づけの視点からではなくて，自分を慈しむ視点からはっきりと見極めることができます。また，自己の筋書きに支配されることなくただそれに気づいていながら，他方で，大切な価値を「今，ここ」で追求できるようにもなります。まさしく，マインドフルに生きる姿勢は，うつを抜け出して人生を取り戻していくうえでの強力な武器となるのです。

第13章では，マインドフルネスのもうひとつのとても重要な性質をご紹介します。マインドフルネスは，どうしてかは説明できないけれども何かをともかく知っているという，曖昧模糊とした性質としてよく体験されます。言葉によらないこのような知識は，直感，予感，前意識的な気づき，ビジョン，インスピレーションなどと呼ばれます。これらはどれもある種の気づきについて語っていて，それは，私たちが未来像を思い描くときに，反応性のマインドとその筋書きが得意とする凝り固まった評価の言葉を使わないで，むしろ理想主義的に，ポジティブに，関心をそそるようなやり方で描けるようにしてくれます。反応性のマインドの特徴とも言える，物事を変えないでおこうとする性質とは対照的に，賢いマインドの見通し，直感，予感は，好奇心や意欲で私たちを未来へといざなってくれるのです。

この章では，あなたが生きたいと思っている人生を，ビジョン（理想の未来像）として描けるようお手伝いします。はじめに，人生のとても基本的なレベルで，そして次に，計画された行動のレベルで描いていきます。ひとつ目のレベルでは，直感とインスピレーションに基づいて人生のビジョンを描き出します。これから生涯にわたって，人生の旅路で探求していくテーマを定めるのがねらいです。ふたつ目のレベルでは，ビジョンを実現するためにとろうと思う行動を計画します。こうした計画をつくっていくときには，筋書きをゆるく持ち，「今，この瞬間」に入り込み，価値に沿った目標を設定し，進み具合をしっかりと観察し，そして必要に応じて計画を練り直すことになります。ここでひとつ，しっかりと理解しておかなければならないのは，ビジョンに沿って生きようと具体的なステップを踏み始めると，まず間違いなく反応性のマインドがいつもの感情的な障害物をよこしてきて，あなたの前進を阻もうとする，という点です。そうしたときに人生が問いかけているのは，障害物をありのままに受け容れつつ，同時にあなたの「真北」に向かって歩み続ける意志があるかどうか，です。「二歩進んで一歩下がる」という言い回しを聞いたことがあるでしょう。人生はまさに，進んだと思ったら後退することの連続です。しかし，マインドフルネスと計画立てのスキルを磨くと，前進と後退の比率を改善することができるのです。

この章を読み進めるにあたって，重要なお願いがあります――ご紹介するビジョン・エクササイズをするときには，お馴染みの日常世界を離れて，この世界ではないところへと心を旅立たせてください。自由な心でこの比喩的な世界を訪れると，人生の旅路であなたを導いてくれる知恵のかけらを手にすることができるでしょう。そうした授かりものは，思いがけない誕生日プレゼントをもらったときのように受け容れましょう。宇宙からの贈りものに目を見張るとともに，喜び，感謝し，そして，それがあなたの旅でどのように助けになるかについて考えてみましょう。

人生のビジョンとは何だろう？

人生のビジョンは，はっきりとイメージされた人生全体の目的の周りをめぐっています。それは一歩一歩を指し示すわけではありませんが，ある種の連続性と方向性をライフステージ――誕生，幼少期，親離れ，自分の家庭を持つ時期，老年期，健康上の問題，死――ごとに与えてくれます。ところが現代社会では，人生のビジョンを構築できたとしても，行き当たりばったりなものになりがちです。人生のビジョンをこのように曇らせる要素は，身内や教師やその他の目上の人たちからの助言なども含め，さまざまです。成長する過程で，私たちは楽観と悲観の入り混じった予測を大勢の目上の人たちから聞かされてきますが，その人たちは得てして，そうしたメッセージを発信するときにはほとんど何の配慮もしていません。それぞれの個性に応じて，なかには，偏った意見を聞かされ，人生に対するネガティブな予測を伝えられる子どもも出てくるでしょう。するとたいていは，終わりのない悪循環が子どもの中に生まれます。例えば，注意を集中したり活動レベルをコントロールしたりするのが難しい子どもは，たいてい，周りの大人からポジティブなメッセージよりもネガティブなメッセージをより多く受け取ります。その子たちは，「話を聞かないから何もできないのよ」とか，「いつも質問ばかりするから，他のみんなは考える暇もない」などと言われ続けることになります。こうした不幸な体験は，その子自身が意義深い人生のビジョンを描くのを特に難しくします。

人生のビジョンには，どう生きるのが「よい人生」かをめぐる文化的な常識が影響するものですが，気分のよさ至上主義に根ざしたそうした常識的なメッセージは，実は危険でいっぱいです。子どもたちや10代の若者たちは，情報をメディアだけでなく身内や友人たちからも吸収します。しかしそうした常識的な考えは，たいてい，いかに生きるべきかについてのルールとして，またルールに従って生きるときに約束される見返りとして伝えられるのです。著者たちは最近，人生のビジョンについて大学生に質問をしてみました。以下は，彼らの回答からの抜粋です。

- どうしたらよいかわからない。家族のみんなが大学出だから，自分も行くべきだし，よい成績を取らなければとは思う。
- 学校へ行って，よい成績を収めて，それから就職して部下を持つ。
- ビジネスの学位を取って，高収入の職を得て，いい車を買う。

現代社会では，成功を象徴するものを手に入れるべきだというルールが一般的です。しかし，高級な車に乗って，素敵な家に住んで，給料の高い仕事に就いても，それがそのまま活き活きとした，目的に向かって進んでいるように感じられる人生とは限りません。「よい生活」をしているはずなのに，多くの若者が虚しさを感じて，どうして人生が充実しているようには思えないのか，なぜもっと深い意義や目的を感じられないのかと思い悩んでいます。

あなたも若い頃に人生のビジョンを抱いていたのなら，それについて少し考えてみましょう。今あなたの周りにいる人たちには，そのビジョンがあなたの日々の活動の中で実現されていることがわかるでしょうか？　若い頃に人生のビジョンを持っていなかったのなら，今はどうですか？　今持っているなら，それに沿って生きようと努力するあなたを，あなたの人生の中で誰が支えてくれますか？　人生のビジョンは時間とともに変わりましたか？　どのように？　なぜ？　とはいえ，ビジョンを探求して長い梯子を上ってみたら，頂上で手にしたものは上り始めたときに手に入れようと考えていたものではなかった，ということも珍しくありません。また，もしもあなたが人生のビジョンをまだ思い描けていなかったとしても大丈夫です。あなただけではありません。たくさんの人たちが人生のビジョンを模索中ですし，ビジョンをはっきりさせたり，改良したり，再検討したりしている最中の人たちもいます。人生には思いがけない展開や曲がり角があって，そのたびに私たちはビジョンを評価して改訂しなければなりません。実を言うと，人生のビジョンを模索するというのは，生涯にわたる毎日の作業です。そして，あなたが今この本を読んでいるということは，あなたが，もっと意義に満ちた，より深いところで体験されるビジョンに近づく準備ができているということです。つまり，生きたいと思う人生を生きる用意ができつつあるということです。

エクササイズ：ビジョンの高原

このエクササイズでは，想像力を使って，人生の今の時点であなたが抱いているビジョンをはっきりさせて，後で計画をつくっていくときに役立つヒントとなる情報も引き出します。静かな場所で横になって，以下の文章に導かれるままに視覚化を行いましょう。あなた自身の声で台本を録音するのもよいでしょう。

あなたは，たった今からビジョンの高原へと旅立とうとしています。深く息を吸い込み，そしてゆっくりと吐きながら，リラックスします。呼吸をしながら，重要な何かを受け取る心積もりをしてください。身体が必要とするままに空気を吸い，余分な空気は吐きます。身体が温まって，重く，柔らかくなるのを感じます。これがリラックスしているときの自然な状態で，必要な何かを受け取る準備ができるのです。息を吸い，そして吐き，呼吸をそれそのものとして知っています――それは，あなたの身体と心をつなぐ橋です。その橋を歩きながら，身体と心のつながりを強めましょう。しっかりと「今，ここ」にいてください。

用意ができたら，どこかの小路をたどって歩いているところを想像してください。道にあるのは目新しいものばかりなのに，この道はよく知っている気がします。以前にもここに来たことがあるようですが，確かな記憶はありません。小路は森を抜け，川のところに出ます。川幅は広く，流れは急です。川辺に腰を下ろし，水を眺めます。しばらくの間，眺めながら，ゆっくり呼吸をしています。陽は高く，暖かな日差しがあなたを包み込みます。光は水面に戯れ，流れは光をさらい，それらは折り重なって，さまざまな形をつくり出します。意味はわかりませんが，太陽と水が一緒になって，あなたに何かを贈ろうとしているのを感じます。あなたが携えていく何かを。何らかの形かもしれないし，手触り，音，または色合いかもしれません。見たときに，それとわかるでしょう。名前を付けて，持っていきましょう。それはあなたのものです。

十分そうしていたと思ったら，川辺から離れます。先へと歩いていきましょう。いよいよビジョンの高原に向かいます。そこで誰かが待っています――あなたのことを，あなたが生まれたときからずっと知っている特別な人です。その人は，あなたがこれまでにかけられてきた嬉しい言葉や勇気づけられる言葉をすべて聞いています。あなたの強さ，弱さ，そしてあなたが抱いている大切な価値を知っています。息を吸って，吐いて，そしてまもなく，あなたを理解し愛してくれている人と握手することになるのだと知ってください。

高原まではわずか数百メートルです。ゆっくりでかまいません。焦る必要はないので，落ち着いて目的地まで登っていきます。頂に着くと，他にも誰かがいる気配を感じます。あなたは高原に腰を下ろします。心地よく，固く，そして陽の光で温められています。身体を休めながら待つにはよい場所です。背筋は伸びて，リラックスして，まるで身体が浮いているかのようです。ビジョンの高原からは，すべての方角が遠くまで見渡せます。この広大な景色を堪能し，どの方角にも身体を向けられるように，あなたは立ち上がります。東を眺め，それから南，西，北を眺めます。

心ゆくまで景色を堪能して，あなたは再び腰を下ろし，今は北を向いています。目を閉じると，人生のいろいろな瞬間が，物心ついたときからたった「今，この瞬間」まで，簡単に思い浮かびます。楽しい思い出もあれば，そうでないものもあります。それらはすべて，瞬間，記憶，イメージにすぎません。受け容れて，そしてそのままにしましょう。息を吸って，吐きます。心と身体をつなぐ呼吸の橋を渡りましょう。

人生の絵巻を眺めながら呼吸をしていると，誰かが近づいてきます。友人がそこにいるのを感じますが，目を開けたり立ちあがったりしなければとは思いません。友人が触れてくるのを待っています。それが愛情あふれる優しい感触であることも知っています。柔らかでぬくもりのある指先が額に触れるのを感じ，この人がここにいるのは，人生のビジョンをはっきりと見定めようとしているあなたを助けてくれるためだとわかっています。

太陽と川がくれた贈りものを思い出して，知恵ある友人にそのことを伝えましょう。それは，今から一緒に行う作業をよりしっかりしたものにしてくれます。何度も話し合いましょう。息を吸って，吐きます。沈黙もそのまま受け止めます。よく注意していてください。友人は，あなたが贈られた形，音，またはイメージをどうするでしょう？　変えるでしょうか，それともそのままあなたに戻すでしょうか？　そのことは，あなたの人生のビジョンとどう関連しているでしょう？　マインドがあなたのビジョンについて何と言っても――よい，悪い，望ましい，望ましくない――すべて受け容れましょう。まずは心の活動として受け容れ，次にそうした心の活動についての評価の内容を受け容れます。そして，ビジョンの高原の「今，この瞬間」に，友人のところに，一緒にしていた作業のところに戻ってきましょう。

友人が帰るときがきたら，立ち上がって感謝の気持ちを伝えます。友人が去ったら，東を向いて，あなたの過去を含む未来を想像します。次に南を向いて，また未来を想像しますが，今度は，現在を含む，人生のビジョンを探求する勇気を持っている未来です。それから西を向いて，また未来を想像します。それは現在を含み，そして，たとえはっきりとした報いもなく，ひょっとしたら探求の苦しみに終わりがなくても，それでも人生のビジョンを実現するための活動を計画し続ける力を持っている未来です。最後に北を向いて，あなたの人生のビジョンを支えるために，知恵ある人たちがいつでもそこにいてくれるのを目にします。彼らの目を見て，感謝します。

では，そろそろ，ビジョンの高原を去ることにしましょう。ここへはいつでも戻ってこられます。来るたびに，違った体験をするでしょう。さようならを言い，来た道をたどり，川のところも過ぎて，森へと戻り，日々の暮らしの空間へ，そして，活き活きとした人生の計画を立てる前にひとまず身体を休めながら，想像力を使ってビジョンを描いているこの場所へと戻ってきます。息を吸って，吐いて，身体と心の間に架かる橋を渡り，そして用意ができたら，さあ，目を開きましょう。新しい世界が見えます。新しい目で見る，新しい世界です。

事後確認：「ビジョンの高原」の視覚化を終えたら，体験したことをすぐに書きとめて，それから以下の質問に答えましょう。答えを白い紙や日誌に記録しておいて，ときどき見返しましょう。人生の重要な領域で方向性を定めたり変化させたりする計画を練っているときには，あなたの理解がそのときどきで変わっていることに気がつくかもしれません。

- 川と太陽の光は何をくれましたか？　形ですか，イメージですか，一連の言葉でしょうか？　それとも他の何かでしたか？　それはあなたにとって何を意味しますか？
- ビジョンの高原で待つ間に，あなたの過去として何を見ましたか？
- ビジョンの高原で友人があなたの額に手を触れたとき，どんな感じがしましたか？
- 川と太陽からの贈りものについて友人と話をするうちに，人生のビジョンはどうなりましたか？
- 友人に感謝を伝えるときに，何と言いましたか？
- 南を向いて，人生のビジョンを探求する勇気を目にしたとき，何が見えましたか？
- 西を向いて，人生のビジョンに沿った活動を計画する力を目にしたとき，何が見えましたか？
- 北を向いて，あなたの人生のビジョンを支えてくれる知恵ある人たちを目にしたとき，そこには誰がいましたか？

●ルースさんの体験

第11章に登場したルースさんを覚えていますか？　幼少期に性的虐待を受けて，10代でレイプを経験したルースさんは，男性との親密な関係を続けられずに苦しんでいました。人生のパートナーが欲しいとは思っていましたが，とうとう自分はそうしたことにはどうにも不向きなのだと考えるようになりました。彼女の両親も，結局，夫婦でいる期間のほとんどを冷戦状態で過ごしたのちに，彼女が14歳のときに結婚生活に終止符を打ったのです。虐待やレイプのトラウマは克服できたとしても，親密な関係を長く続けていくのに必要なスキルなど，いつどこで身につけることができたでしょう？

ルースさんの人生のビジョンは，芸術家になることに関連していました。色や物をセンスよく美しく配置できる人になりたいと思っていました。子どもの頃からそうした才能を見せるとともに，絵を描いていると，無言のうちにもひしひしと伝わってくる両親の苦悩から逃れられることに気がつきました。成長して世界が広がるにつれて，芸術家が一般に大きな個人的問題――人間関係や健康上の問題など――を抱えている場合が少なくないことを知りました。そして，落ち込んだ夜にはちょっと飲みすぎることを重要視せず，週に数回運動のクラスに通っているから大丈夫だと正当化していました。ルースさんは，「ビジョンの高原」のエクササイズをすることに少し不安を感じましたが，人生のビジョンを深めて広げたいと心から願っていました。そこで，まず先に公園を散歩して心を落ち着かせ，自然と心を通わせてから，瞑想をして質問に答えることにしました。以下は，前のページの質問に対してルースさんが書いた答えです。

- 川と太陽の光は何をくれましたか？　形ですか，イメージですか，一連の言葉でしょうか？　それとも他の何かでしたか？　それはあなたにとって何を意味しますか？

虹を見ました。虹は，私にとっては幸運を意味します。また，多様性と絶えず変化していくことも意味します。

- ビジョンの高原で待つ間に，あなたの過去として何を見ましたか？

昔のボーイフレンドのジムが見えました。私がふざけているのを見て笑っていました。次に，セックスをしているときに私が突然凍りついたようになってしまったので，彼が泣いているのが見えました。

- ビジョンの高原で友人があなたの額に手を触れたとき，どんな感じがしましたか？

驚いて，怖いと思いました。でも，それから少し落ち着いてきて，その人の指先は温かくて，私のことをとても気にかけてくれている感じがしました。

- 川と太陽からの贈りものについて友人と話をするうちに，人生のビジョンはどうなりましたか？

自分がある男性と一緒に「今，この瞬間」にいる姿が見えました。心地よくて，その人に対して心から興味を持っていました。

- 友人に感謝を伝えるときに，何と言いましたか？

ナマステと言いました。これは，お互いに平和のうちにありますように，という気持ちのこもった言葉です。それから，また来ます，とも。

- 南を向いて，人生のビジョンを探求する勇気を目にしたとき，何が見えましたか？

とてもすてきな絵を描ける小さな女の子が見えました。その子は，自分や周りの人が悲しいときにも，そうした絵が描けるのです。

- 西を向いて，人生のビジョンに沿った活動を計画する力を目にしたとき，何が見えましたか？

友だちが紹介してくれようとしている男性に会うためのイベン

トに，約束通りに行った自分の姿が見えました。土壇場で言い訳して逃げたりしませんでした。また，自分ひとりで，好きな活動のグループ――ハイキングやディナークラブなど――に参加している姿が見えました。

- 北を向いて，あなたの人生のビジョンを支えてくれる知恵ある人たちを目にしたとき，そこには誰がいましたか？

　つらさから逃れるためにアルコールに頼る私を決して責めたりせず，自分の身体を神聖なものとしていたわってほしいと願ってくれる人々が見えました。その人たちは，トウモロコシのような黄金色のブランケットを身にまとっていて，私にも一枚くれました。

ルースさんは，エクササイズをした後で自分のビジョンが確かに広がり，またはっきりしたように感じました。前よりも楽観的になって，それからは毎朝数分，時間をとって，虹の絵を描きながら人生のビジョンをさらに深めることにしました。温かみのある黄色い布地で覆われた表紙の日記帳を買ってきて，「虹の日記帳」と名づけました。虹を描くだけでなく，人生のビジョンとその日の計画についてのメモも書き添えることにしました。

人生のビジョンから人生の計画へ

では次に，「ビジョンの高原」のエクササイズで得られた情報を用いて，あなたの人生のビジョンについての言明をいくつかつくっていきましょう。また，ビジョンを実現するための計画の土台となる根本的な価値も見極めていきます。始める前に，第6章で行った価値のコンパスの方角を定める取り組みと，第12章の「ミステリー，歴史，授かりもの」のエクササイズで書き出した答えを軽く見返しておくとよいでしょう。

人生のビジョンに含まれる要素は賢いマインドから生まれてくるものが多く，言葉だけではなくイメージや絵であったりもします。価値も同じように賢いマインドから生まれてきます。価値は論理的に生まれてくるのではなく，むしろ，人生でどこに向かいたいのか，人生にどんな意義を持たせたいのかなどを直感的に知る方法に近いと言えます。価値を言葉と結びつけると，たいがいは何らかの行動に関連した表現になります。例えば，愛情を注ぐパートナーになる，親身に耳を傾ける母親になる，不運な人のために哀れみからではなくその人たちの明るい未来を信じていると表現する人になる，のように。価値は，生きていくなかで動いていきたい方向を定めるもので，筋書きからは独立しています。また，価値づける行為は自ら生まれ出るものであり，つまり，たとえあなたの努力を支持してくれる人がいなくても，価値はあなたの原動力となり続けるということです。価値はあなたが最も大切にしていることを反映するので，価値に沿って行動するときには活き活きとした気持ちになり，人生により深い意義を感じられるでしょう。

エクササイズ：人生のビジョンから人生の計画へ

このエクササイズでは，先のエクササイズではっきりさせたビジョンを，健康，人間関係，仕事，娯楽のそれぞれの領域であなたが抱いている大切な価値に当てはめていきます。そのためにここでは，健康を広い意味で定義します。それは，身体，知能，社会生活，心が統合されていて，生活の中で絶えず発生するストレスに上手に対応し続けるスキルによって支えられている状態です。人間関係の領域には，他の人たちとのかかわり方や，誰かのそばに，誠意をもって，本当の意味でそこにいてあげられる力が含まれます。仕事への取り組みでは，高い集中力，忍耐力，同僚への敬意や協力，最善を尽くそうとする心構えなどの具体的な特性が問われます。娯楽では，余暇活動の中で発揮できる特性として，例えば活動に没頭できる，心から楽しめる，自発性，などが重要となります。

人生のビジョンや価値はとても個人的なもので，社会的な期待や規範などに左右されるものではなく，むしろあなたが生きる固有の生活空間を反映しています。その点を踏まえて，もしもこうした概念に取り組むのが難しいようでしたら，以下の例と，ワークシートの記入例を参考にしてください。見本は，あなたにとって何が適切かを示すものではなく，エクササイズの精神をつかみやすくするためのものです。

健　康

- ビジョンの中に現れた鳥の優美さを感じながら眠りに落ちて，もっと寛いだ，バランスのとれた人生を送る。
- 杖を使いながら，公園で孫と一緒に踊ったり遊んだりする。

人間関係

- ビジョンの高原で知恵ある友人がしてくれたように，全身全霊を傾けて話を聴く。
- 夫の苦しみをどうにもできないこと（ビジョンの中では手が届かなかった，ロープを持った男性）を受け容れ，その隔たりを愛で満たす。

仕　事

- いつでもマインドフルに仕事をする（ビジョンの中で，水面に踊る太陽が水と結びつく場所をいつでも見つけられたように）。
- 同僚たちと信頼関係を結んで，協力する（ビジョンの中に現れた王者のように，誰もがそうなれるわけではないことを受け容れて）。

娯　楽

- 遊びのときに苦しみから完全に解放されている必要はなくて（そうした苦しみは，ビジョンの中で差し出された焼きたてのビスケットのように，熱くて重いものとしてありのままに気づいていながら），それからも何かを学び取る。
- 今は亡くなったけれども，北を向いたときに見えた，知恵ある人々の中にいた大叔母のように，豪快に気兼ねなく笑う。

ワークシートを実際に記入する前に，あなた自身の答えについて，いくらか時間をかけてじっくり考えてみましょう。別な用紙に詳しい考えを書き出してから，それを簡潔にまとめてワークシートに記入するとやりやすいかもしれません。

1. 1つ目の「ビジョンの高原で受け取った贈りもの」の欄には，「ビジョンの高原」へ旅したときに見たり受け取ったりした何かで，人生の主な領域のそれぞれで，あなたのビジョンに広がりや深みをもたらしたものを書いてください。
2. 2つ目の「人生のビジョンを一言で言うと」の欄には，それぞれの領域での人生のビジョンを一行で書きます。
3. 3つ目の「価値」の欄には，それぞれの領域において，あなたが現在大切にしている価値を書きます。包括的なものでなくてもかまいません。今は何を重要と考えているかを，それぞれ簡潔に書いてください。
4. 4つ目の「ビジョンと価値の言明」の欄には，あなたのビジョンと価値を合わせて，目的と意図を含むような一行にまとめてください。

「ビジョンと価値の言明」のワークシート

主な領域	ビジョンの高原で受け取った贈りもの	人生のビジョンを一言で言うと	価　値	ビジョンと価値の言明
健康				
人間関係				
仕事				
娯楽				

ルースさんの体験

ルースさんはワークシートに以下のように記入しました。答えを見返してみたところ，「ビジョンの高原」のエクササイズの中で受け取った贈りものをより深く理解できました。

ルースさんの「ビジョンと価値の言明」のワークシート

主な領域	ビジョンの高原で受け取った贈りもの	人生のビジョンを一言で言うと	価　値	ビジョンと価値の言明
健康	知恵ある寛大な人々からの黄金色のブランケット	みんなが私を愛し，支えてくれている。	他の人たちが支えてくれていると気づいているのは大切なことだ。	他の人たちがしてくれたのと同じように，自分の心と身体をいたわろう。
人間関係	虹	私は人生の中でいろんな人たちと出会っている。一人ひとりの違いと，そうした違いが私にもたらす影響を尊重する。	勇気を持つことに価値を感じる。	結果がどうなるかわからないときでも，人と人との関係の中で勇気をもって果敢に行動することを大切にする。
仕事	虹	意義深い仕事をする機会はいつでもある。	創造性と敬意が大切。	自分の仕事も，他の人がした仕事も，尊重して創造的に受け止める。
娯楽	小さな女の子	美しいものを創る才能がある。	心の安らぎと自己表現に価値を感じる。	芸術家としての才能を発揮するなかで安らぎを感じることを大切にする。仕事と娯楽が重なってもかまわない。

概括：エクササイズへの答えを見返して，ルースさんは，健康と人間関係の領域の問題に取り組みたいと思いました。また，自分の物静かな性格と，ひとりで楽しむ形の娯楽が好きなことを，もっと受け容れられるように感じました。

ビジョンとミステリー：柔軟に計画していくウィリングネス

この節では，思い描くことと実行することとのバランス，また可能性を見出すことと実際にさまざまな行動を起こすこととのバランスを見極めるための方略（柔軟に計画していく方法）をご紹介します。人生の可能性が見えることは重要ですが，計画を立てることができてはじめて，有効に行動するのに必要なスキルや踏むべきステップを見定めることができます。逆に，本章の冒頭に載せた引用文が示唆するように，計画を持たずに行動すると，災いを招きかねません。ただし，どれほど価値があってよく考え抜かれた計画でも，実行する際には柔軟に対応していくことが重要です。

何らかの計画を実行しようとして頑張りすぎてしまった経験は，たぶん誰にでもあるでしょう。頑張ると，そして特に細かい部分に執着しすぎてしまうと，柔軟性を失って，外の世界からの重要なフィードバックを見落としてしまうかもしれません。例えば，計画がいくらよく練られていても，あなたの大切な価値に近づくという点ではちっとも役に立っていないことに気がつかないかもしれません。あるいは，視野がトンネルのように狭くなって，あなたの価値にもっと沿っている他の機会を見落としてしまうかもしれません。次のエクササイズでは，活き活きとした人生を計画して実現していくときに，より柔軟でマインドフルになるための方略をご紹介します。

エクササイズ：「はい，そして……」

このエクササイズでは，前のエクササイズで書いた「ビジョンと価値の言明」に沿った活動を計画します。難しいと思ったら，後にあるルースさんの例を参考にしてください。

1. ワークシートの１つ目の欄に，前のエクササイズで記入したあなたの「ビジョンと価値の言明」を書き写します。
2. 今週できる何かで「ビジョンと価値の言明」に沿った活動を，人生の主な領域のそれぞれで計画して，２つ目の欄に書き込みます。
3. 想像の中で，計画を実行してうまくいっている場面を思い描いてください。
4. 次に，想像の中で，計画に沿って行動しているうちにネガティブな何かが起こり，あなたががっかりしている場面を思い描いてください。細かいところまで視覚化して，それについてマインドが何と言うかを観察します。
5. さて，いよいよエクササイズの山場とも言える箇所です。もう一度想像してください。ネガティブな出来事の後に，今度はポジティブで，あなたの「ビジョンと価値の言明」と計画を助けるような何かが起こります。とても微妙で，もしかしたら，反応性のマインドのおしゃべりに耳を貸さないと決めてからでないと，その効力に気がつかないようなことかもしれません。それを見つけたら，「はい」と言って，「そして」，それがあなたのビジョンと価値をどのように手助けするかを探ってみましょう。

「はい，そして……」ワークシート

主な領域	ビジョンと価値の言明	計　画	ネガティブな出来事	ポジティブな出来事
健康				
人間関係				
仕事				
娯楽				

事後確認：あなたの計画を妨げるものと助けるものとを想像して，いかがでしたか？　どちらか一方がより想像しやすいということはありましたか？　反応性のマインドがさっそくネガティブな出来事に対策を講じ始めるのを観察できましたか？　お馴染みの疑似餌がたくさん現れてきましたか？　賢いマインドは，ポジティブで安心させてくれるようなイメージや直感を差し挟んできたでしょうか？　このエクササイズは日頃から行うとよいでしょう。そうすることで，大切な価値を拠り所とした計画を推し進めていく際に，ウィリングネスのレベルをますます高めていけるでしょう。

ルースさんの体験

ルースさんは，とても意欲的にこのエクササイズに取りかかりました。ビジョンと価値をはっきりさせたので，人生を変え始める準備はできていました。以下は，ルースさんが記入した内容です。

ルースさんの「はい，そして……」ワークシート

主な領域	ビジョンと価値の言明	計画	ネガティブな出来事	ポジティブな出来事
健康	他の人たちがしてくれたのと同じように，自分の心と身体をいたわろう。	土曜日の午前中に，初心者のためのヨガ教室に行く。	着くとすぐにパニックになり，帰りたくなる。	教室が終わると先生が午後からのピクニックに全員を誘ってくれて，私は，「はい，行きます」と答える。
人間関係	結果がどうなるかわからないときでも，人と人との関係の中で勇気をもって果敢に行動することを大切にする。	金曜日の夜にひとりでジャズのコンサートに行く。	休憩時間に男性が話しかけてきて，帰りたくなる。	日曜日にコーヒーでも飲みに行かないかと男性に誘われて，「はい」と答える。
仕事	自分の仕事も，他の人がした仕事も，尊重して創造的に受け止める。	仕事で助けになることをしてくれた人には，いつでもありがとうと言う。	誰かが「何かあったの？ いつになく覇気があるじゃない？」と言い，苛立つ。	上司から従業員表彰委員にならないかと言われ，「はい」と答える。
娯楽	芸術家としての才能を発揮するなかで安らぎを感じることを大切にする。仕事と娯楽が重なってもかまわない。	いつも行く教会で芸術に絡む催しがあるので，ボランティアとして参加する。	催し物の準備集会に行くが，参加者たちの意見がまとまらない。つまらなくて，欲求不満を感じる。	みんなの話を聞きながら，催しを視覚化して紙に描いてみた。みんなが描いたものを見せてと言うので，「はい」と答える。

概括：ルースさんにとってエクササイズは思ったよりも難しかったのですが，それでも，人生で重要な変化を起こそうとするときに現れやすいネガティブな思考への心積もりをするうえではとても役に立ちました。また，今までは予測できなかったところまで想像力を広げて，彼女の努力を支えてくれるかもしれないポジティブな出来事を見出す助けにもなりました。ルースさんは，このエクササイズは毎週日曜日の午後の活動に取り入れて，定期的に行う価値があると考えました。

活き活きと生きるために

人生の計画を立て，短く区切って実行していくことで，あなたは目的をもって生き始めるプロセスにいよいよ全身で取り組むことになります。本書でご紹介してきたスキルの多くが，目的を感じながら活き活きと生きることに役立ちますし，不可欠とさえ言えるものもあります。なかでも，価値をはっきりさせて，アクセプタンスとマインドフルネスを日頃から実践し，そして具体的な行動を起こして理想とする人生の方向へ自分を実際に押し出していく，というそれぞれのスキルは特に重要です。次のエクササイズでは，大切な価値に沿って生き始めようとするときに，あなたがどれほどうまく出発点に立てているかを確認します。これは，人生のビジョンに基づいて計画を立てていくときに見極めた，あなたの大切な価値に沿った人生の出発点です。人生のビジョンと，個人的な価値と，具体的な行為へのコミットメントとを組み合わせることができたとき，あなたは本当の意味で，生きたいと願う人生を生き始めています。

エクササイズ：活き活きと生きるための計画

計画を立てて実行するときには柔軟性がとても重要ですので，このエクササイズは３カ月ごとに繰り返すことをお勧めします。そうすることで，あなたの計画と行動の有効性を測りやすくなります。定期的な自己診断の結果に基づいて，あなたの「真北」を目指し，進路を絶えず修正していきましょう。自己診断をするときは，あなたの中の優先順位に従って，ひとつか，多くてもふたつの領域に焦点を絞って取り組むようにします。優先順位は時間とともに変わっていくはずです。それは，人生を柔軟に生きているときには自然なことです。ただ，４つの領域のいずれについても，年に少なくとも一度は焦点を当てるようにしてください。どの領域も，バランスのとれた活き活きとした人生を送るときには重要な役割を担っているからです。空白のワークシートをコピーして，いつでも使えるようにしておきましょう。

1. 今からの３カ月間に取り組みたいと思う人生の領域をひとつかふたつ選びましょう。
2. 選んだ領域のそれぞれについて，「ビジョンの言明」の欄に記入します。この章の先のエクササイズで書いた「ビジョンと価値の言明」をそのまま書き写してもかまいませんし，第６章で行った価値のコンパスのワークシートに立ち返ってもよいでしょう。もちろん，エクササイズを繰り返していくなかで，言明を見直したり修正したりしてもかまいません。
3. 「ビジョンの言明」に照らして，今のあなたの人生がどれほどビジョンに沿っているかを，１から７までの数値で評価しましょう。１はまったく沿っていない，７は完全に沿っている，を意味します。ひとまず，「今日」の欄に，ここ１カ月間の毎日の振る舞いがあなたのビジョンと価値にどれほど沿っていたかを評価して記録します。現在の評価が１や２でも，驚いたり動揺したりしないでください。低いからこそ，この領域に取り組もうと思ったのでしょう。低い評価は，自分のビジョンと価値をはっきりと思い描けていて，生き方に注意が向いていることを示しています。ですから，１や２の評価には誇りを持ってよいのです。これから３カ月間は，あなたの生活がどれほど価値に沿っているかを１カ月ごとに評価してワークシートに記入しましょう。ここでは，月ごとの評価の変化の傾向が，評価の数値よりも重要です（もちろん，高評価を目指してはならないということではありません！）。
4. さて，３カ月間の行動計画をつくる準備が整いました。「ビジョンにどれほど沿っていますか」の評価を上げるための活動を，４つ考えてみましょう。例えば，山歩きができるような身体にしたいと思うのでしたら，持久力をつけるために早足のウォーキングを毎日 30 分間行うと計画してもよいでしょう。行動は具体的に書いてください。それぞれの活動について，いつ，どこでするのかと，週に何回，もしくはどれくらいの間隔，頻度でするのかの目標をはっきりと定めてください。例えば，毎朝８時までには朝食を済ませるという計画は具体的ですが，もっとしっかり食べよう，は具体的ではありません。具体的に書けば書くほど，計画通りに行動できているかどうかを評価しやすくなります――そして，行動が生活の中の活き活きとした感じにどう影響しているのかも評価しやすくなります。

5. 1カ月ごとに計画を見返して，それまでの1カ月間，あなたの振る舞いがどれほどビジョンに沿っていたかを評価します。そして，この機会に計画の有効性も見直しましょう。スコアはわずかでも上がっていますか？ もしそうでしたら，計画を通じて価値に近づいていて，おそらく生活の中に活き活きとした感じが増えてきているのではないでしょうか。スコアが変わらないか下がっているとしたら，計画を変えるべきかどうか検討してみましょう。計画を立てている段階では，それがどのように効果を発揮するかは必ずしもわかっているわけではありません。しかし，心を開いていれば，うまくいっていないと体験が伝えてきたときに計画を変えることができます。この再評価の作業は重要ですので，忘れないように，他の大事な用事と同じようにスケジュール帳にメモしておきましょう。もしも取り組んでいる領域が特に難しいのでしたら，はじめのうちはもっと頻繁に――例えば週に1回――再検討してもよいでしょう。

活き活きと生きるための計画

健　康

ビジョンの言明：

ビジョンにどれほど沿っていますか（1＝まったく沿っていない；7＝完全に沿っている）

今日：______　1カ月後：______　2カ月後：______　3カ月後：______

行動計画

1.

2.

3.

4.

人間関係

ビジョンの言明：

ビジョンにどれほど沿っていますか（1＝まったく沿っていない；7＝完全に沿っている）

今日：＿＿＿ 1カ月後：＿＿＿ 2カ月後：＿＿＿ 3カ月後：＿＿＿

行動計画

1.

2.

3.

4.

仕　事

ビジョンの言明：

ビジョンにどれほど沿っていますか（1＝まったく沿っていない；7＝完全に沿っている）

今日：＿＿＿ 1カ月後：＿＿＿ 2カ月後：＿＿＿ 3カ月後：＿＿＿

行動計画

1.

2.

3.

4.

娯　楽

ビジョンの言明：

ビジョンにどれほど沿っていますか（1＝まったく沿っていない；7＝完全に沿っている）

今日：______ 1カ月後：______ 2カ月後：______ 3カ月後：______

行動計画

1.

2.

3.

4.

事後確認：計画を実行していくときには，信頼できる人に助けてもらうことをお勧めします（手伝ってくれる人を見つけるのが難しい場合は第16章を読んでください。社会的支援を得るための手法をご紹介しています）。その人と月に一度会って，その月の「ビジョンにどれほど沿っていますか」の評価を伝え，一緒に計画を再検討するとよいでしょう。うまくいったことについて，またうまくいかなかったことはなぜそうだったのかについて，助けてくれる人と話し合うと，プロセス全体がより実り多いものとなるでしょう。

3カ月が経ったら，プロセス全体を繰り返しましょう。人生の領域をひとつかふたつ選んで，ビジョンと価値を確認し，振る舞いがビジョンにどれほど沿っていたかを評価し，ビジョンと価値のための4つの行動を考えます。この作業を少なくとも1年間続けましょう。努力に見合うだけの効果がたっぷりとあるはずです――あまりにも効果的で，生涯にわたって続けたくなるかもしれません。

ACTへの秘訣

☞ 人生に再び主体的に参加するための旅は，どの方向へ進むのかのはっきりとしたビジョンを，大切な価値に基づいて思い描くことから始まります。

☞ 想像力を使ってあなたが望む人生を視覚的に思い描くと，賢いマインドが活発になり，反応性のマインドの支配力を弱め，新しい，思いもよらなかった機会が見えるようになります。

☞ 活き活きとした人生の計画を実行していくときには，頑なで習慣に縛られていては見逃すかもしれない可能性にも気づけるように，柔軟な姿勢でしっかりと眼を開いていましょう。

☞ 活き活きとした人生の計画は，定期的に見直しましょう。そうすることで，結果が評価でき，成果や優先順位の変化に合わせて方向を修正することができます。

☞ 活き活きとした人生の計画を実行していくときには，一度にひとつかふたつの領域に絞って取り組みましょう。そうすると，集中力もエネルギーも成功の可能性も高くなります！

コーチより

大いなる旅はすべて，ビジョンを描くことから始まります――どこへたどり着くのかと，たどり着くまでに何を体験するのかについてのビジョンです。そうした旅路では，賢いマインドこそが一番のガイドです。活き活きとした，目的に満ちた人生を探求する旅の案内を任せてみましょう。ガイドが送ってくるメッセージには，たとえそれがイメージ，直感，予感，夢，空想など，どんな形をしていても耳を傾けましょう。至福へといざなわれるなら，従いましょう！

予　告

次の章では，自分自身にコミットメントをして，それを続けていくためのスキルを学びます。コミットメントをする喜びと，反応性のマインドがよこす妨げの両方を正しく認識できるようお手伝いします。コミットメントを続けるときには，慈しみと寛容さが大切だということを学ぶでしょう。

第14章

ステップ9：コミットメントをし続けよう

人生なんて，つくっていけるものよ。ずっとそうだったし，
これからだってそうよ。

――グランマ・モーゼス

コミットメントをしてそれを続けていくことの意義を語る前に，ひとまず，ここまで読み進めてきたことについて，おめでとう！ よく諦めずについてきてくれました――そしてこのことは，たとえ状況が苦しくなっても，コミットメントをしてそれを続けていくために必要なものをあなたがすでに持っていることを示しています。これまでに紹介した方略はどれも，変化を起こし，目的をもって生きていくための力強い基盤になっています。つまり，自分が大切にしている価値を知ると，進むべき方角を差し示すコンパスを手にしたことになります。変えられないことを受け容れる方法がわかれば，変えられることを変えるのに労力をもっと注ぐことができます。しゃべり続ける反応性のマインドから自分自身を区別できるようになると，使い古されたルールが見分けられて，振り回されないで済むようになります。筋書きから一歩離れて立つと，人生の物語に支配されずに，大切な価値に沿って選択していけるようになります。マインドフルネスのスキルを使って，人生の「今，この瞬間」をしっかり体験すると，人生が日々投げかけてくる困難に柔軟に対応できるようになります。個人的な価

値と結びついた目標や活動が具体的に見えるようになると，人生の質を高められるよう行動したいと思うようになります。ここまできたら，活き活きとした人生を送るためにお伝えしたいスキルはあとひとつ――自分自身にコミットメントをして，それを続けていく方法――だけです。最後のひとつは，さまざまな意味で最も重要と言えるものです。

アクセプタンス&コミットメント・セラピーのC

つまるところ，ACTは行動を変えていくためのセラピーです。ACTが目指しているのは，うまく機能する行動を使って，活力，目的意識，幸福感を高めることです。これは頭の中だけでできることではありません。私たちが実際に生きている現場で，特に健康，人間関係，仕事，娯楽のそれぞれの領域――人生の満足度を最終的に決めるとも言える生活の領域――に関連した行動の中で展開されるプロセスです。コミットメントは，たとえ苦しい感情やそれを引き起こす状況から逃がれたいという衝動が絶えずつきまとっても，自分の大切な価値に沿った行為を選ぶということです。人生の重要な領域でそのようにコミットメントをし，それを続けていくにはなかなか勇気がいります。反応性のマインドがひっきりなしに止めにかかるでしょう。その悪魔たちをにらみ倒して，彼らが脇にいるのがまだ見えていても，あなたは人生がこうあってほしいと思う方向へと歩み続けなければなりません。望む人生はすぐそこにあるのです。あなたはそれが欲しいと主張できます。ただ，それは銀の大皿に載って運ばれてはきません。そこにたどり着くためには，あなた自身が難しい作業をいくらかはこなす必要があります。しかし，そうして得るものは，困難を補って余りあるでしょう。

●ルークさんの話

26歳で独身のルークさんは，ひとり暮らしをしています。子どもの頃から慢性のうつに悩まされ，思春期には習慣的に物質乱用をするようになりました。2年前に薬を使った治療を始めてから，何回かしくじりはしましたが，基本的に薬物とアルコールはやめています。薬物やアルコールから離れてからはうつの症状がますますひどくなり，ほとんど毎日自殺を考えるようになったとルークさん自身が認めています。パートタイムで夜の守衛の仕事をしていますが，時間通りに出勤したかどうかを見ている人がいないので，遅刻することもしょっちゅうです。地元の職業訓練校に通ってコンピューター修理技術を習っていましたが，単位が取れそうになかったので退学しました。授業は好きで，学力の面でも知識の面でも実技をこなす力はありましたが，要求された課題をこなさなかったのです。

ルークさんはもう何年もデートをしていませんし，そんな状況につながりそうな活動もことごとく避けてきました。親密な関係で求められるようなコミットメントは，たぶんどんな小さなことでも続けられないだろうと思い込んでいたからです。体力をつけようと思って3カ月前に入会したヘルスクラブへはまだ行っていません。薬物関連のリハビリテーション・プログラムで知り合った友だちが何人かいますが，それほど頻繁に会うわけでもありません。友だちの中には薬物をまた乱用し始めた人たちもいて，ルークさんは再発させたくないと思っています。タバコは1日に1箱分ほど吸い，運動はしていません。教会には通っていませんが，仏教に関心があります。ルークさんは自分にとって大切なことを続けたいと思ってはいるのですが，これまでに成功したのは，薬物を使わないでいられたことだけです。

コミットメントとは何だろう？

ルークさんはここ数年，自分に対するコミットメントをほとんど続けられていません。結果としてルークさんの人生は，こうあってほしいと思う意義を欠いていますし，ルークさん自身は，重要なコミットメントなんて続けられるはずがないという人生の筋書きといとも簡単にフュージョンしてしまっています。この種の筋書きは，活き活きとした感じを追求するときには必ず伴うリスクを排除するので，それとフュージョンすると，本質的にうつにつながります。ルークさんはこの悲しい敗北の筋書きに没頭するあまり，親しい人間関係の世界から引きこもってしまっています。これは第11章で紹介した，有害な筋書きの「自ら課した追放」です。人生は行き詰まっていて，よりよい人生を送れないのはうつのせいだとルークさんは信じていますが，実際は，コミットメントをできないこと，そしてそれを続けられないことこそが問題なのです。

ACTでは，自分自身に向けての約束――たとえどんな思考が浮かんでも，ある具体的な状況ではある具体的な仕方で行動するのだ，という約束――を「コミットされた行為」と呼びます。そうです，まず間違いなく反応性のマインドが現れて，持てる力を最大限に発揮して止めにかかるでしょう。ひょっとしたら，この文章を読んでいる今もすでに，こんな方法はうまくいくはずがないとか，自分は弱すぎるからそんなことができるはずはないとか，人生の失敗をまたひとつ重ねるだけだ，などとささやいてはいないでしょうか。あなたの反応性のマインドは今，相当怖い思いをしているはずです。なぜなら，反応性のマインドにとって，コミットされた行為はドラキュラにとっての陽の光と同じだからです。コミットされた行為は，反応性のマインドによる恐怖政治の終わりを告げ，新しい一日への扉を開きます。賢いマインドが覇者となる世界への扉です。コミットされた行為を通じて，あなたはルールに従うのをやめて，代わりに，人生においてうまく機能するやり方で振る舞えるようになるのです。ですから，この説明を読んでいるときに反応性のマインドがじたばたしていることに気づいたら，思考をよこしてくれたことに対してただお礼を言い，そして私たちがいる「今，この瞬間」に戻ってきて，これまであなたを干からびさせていた吸血鬼を追い払う取り組みを続けましょう。

◈ コミットされた行為とは，選ぶこと

まず，コミットされた行為とは**選択**——ともかくそのように行動するのだという，他に理由のない行為——です。選択は，周囲の期待や反応性のマインドのプログラミングなどに迫られてするわけではない自由な行為です。ですからそれは，人生をもう一度主体的に生き始めるための取り組みにおいて，とても力強いツールとなってくれます。選択は，理屈と決定の問題ではありません。実際，どんな振る舞い方についてもそうするもっともな理由がいくらでも挙げられるなかで，行為をどれかに絞るという自由な選択を私たちはたくさんしているのです。

これは，禁煙することを選ぶのに少し似ています。タバコを吸い続けるもっともな理由はたくさんありますし（緊張を和らげる，怒りが爆発するのを抑える，食べすぎを防ぐ，など），禁煙するもっともな理由もたくさんあります（健康のため，快適な呼吸のため，体臭を悪化させない，お金の節約，など）。こうした状況で理由を挙げて決定するのは危なっかしいと言えます。なぜなら，さまざまな理由の重要度は順位が変わるかもしれないからです。職場でストレスの多い一日を過ごせば，ストレスを和らげるためにタバコを吸うことの重要度は，天井を突き抜ける勢いで高まるかもしれません。そうするのだと選んでコミットメントをするのでなく，理由に基づいて決定して禁煙し，そしてすぐにまた喫煙し始める人たちはたくさんいます。つまり，やめる選択は，やめる決定とは違うのです。やめる選択は，タバコを吸うための（そして吸わないための）強い理由をマインドが何回でもよこしてくると十分に気づいていながら，そのたびに禁煙するのだと選び続けることなのです。

◈ コミットされた行為は，価値に沿っている

決定してする行為と比べた場合に見えてくる，コミットされた行為の重要な側面は，それが大切な価値に根ざすと同時に，その価値に命を吹き込むという点です。健康に価値を置いているなら，たとえ誘惑に駆られても

禁煙を続けることは，大切な価値を体現するものです。そして，健康を気遣い大切にすることで，その価値に沿った他の行為も促されます。例えば，スーザンさんがタバコを吸うのをやめたのは，健康に価値を置いていたのと，娘のサッカーチームのコーチをしたいと思ったからでした。この価値が，禁煙し，それを続けていくためのモチベーションとなりました。数年前に，夫の不満を抑えるためだけに禁煙したときにはうまくいきませんでしたが，今回は成功したのです。

健康を大切にする行為は，頭の中で健康を気遣っているのとは違います。例えばスーザンさんの場合，健康を大切にするという価値に沿って実際に行動し始めると，健康になり維持していこうとする熱意に沿ったその他の行動変容にもつながりました。かつて禁煙しようとしたときにはタバコの代わりに食べることに注意を向けたのとはとても対照的に，今回は毎日30分の散歩をするようになったのです。

エクササイズ：コミットされた行為の性質

コミットされた行為は，行為の大きさでは測れません。選択された（決定されたのではない）行為だという性質と，行為がその人の大切な価値にどれほど沿っているかによって測られます。英雄的な行為である必要はありません。人生をもう一度主体的に生き始めようとするときに，何も最大の困難から立ち向かっていく必要はありませんし，一晩で人生を変える必要もありません。行動するのだと選んだのであれば，どれほど小さな行為であってもそれはコミットメントです。あなたの人生に与える影響が大きいことも小さいこともあるかもしれませんが，コミットされた行為には必ず，大切な価値に沿って選ばれているという共通の性質があります。このエクササイズ（Hayes, Strosahl, and Wilson 1999, 241 に基づく）は，コミットされた行為にはスケールの大小とは関係なく，共通する性質がたくさんあることを示してくれます。紙を一枚，大きくて分厚い本を一冊，そして椅子を用意しましょう。

1. 何よりもまず，あなたはこのエクササイズをするのだとコミットメントをしなければなりません。このエクササイズはジャンプすることに関連しますが，コミットメントをしますか？（何らかの事情でジャンプが物理的にできない場合は，想像しながらエクササイズを進めるのだとコミットメントをしてください）
2. さて次に，紙の上に両足でしっかりと立ってください。よろしいですか？　では，紙の上から床へとジャンプしましょう！
3. それでは次の段階へ進みます。本を床に置いて，その上に両足で立ちます。そして，本の上から床へとジャンプしましょう！
4. 最後に椅子の上に両足で立ち，椅子から床へとジャンプします！

事後確認：簡単なエクササイズですが，どんなことに気づきましたか？　紙，本，椅子からジャンプするのには違いがあると気づいたのではないでしょうか。降りる高さが違っていて，椅子の上からジャンプするほうが，紙の上からジャンプするよりも大きな行為に思えます。屋根からジャンプしてくださいとお願いしたら，あなたはたぶん断るのではないでしょうか。しかし，別の考え方をしてみましょう――ジャンプする行為そのものは，飛び降りる高さが違ってもいつも同じです。ジャンプするときには必ず，膝を折り曲げ，筋力を使って，上へ前へと身体を押し出します。それがジャンプの本質です。紙，本，椅子の違いは，ジャンプするのだというコミットメントそのものではなく，むしろコミットメントの大きさや，実際によく見られるたぐいの反応性のマインドがよこしてくる思考（「注意しないと。怪我するかもしれない」，「こんなのくだらない」，「スポーツは昔から苦手だった」など）と，ひょっとしたら身体の準備状態などに関係しています。大きさが違っても，ジャンプはジャンプで，コミットされた行為はコミットされた行為，つまり反応性のマインドがしゃべり立てているときでも選択する行為です。行為の大きさは，行為の性質と比べると，それほど重要ではありません。

実際のところは，むしろ小規模なほうがコミットされた行為を練習しやすいと言えます。小さい行為に慣れてくると，段階を踏むようにして，より大きな行為に挑戦することができます。例えば，30代で独身のリサさんはひどく内気でしたが，恋人がほしいと思っていました。リサさんは最初のコミットされた行為として，男性も女性もいる読書クラブに参加しました。安全に感じられる（けれども寂しい）家にい続けることから読書クラブに参加することへとジャンプすることがジャンプであるのは，誰ともデートをしていない状態から男性の友人をお茶に誘うことへとジャンプすることがジャンプであるのとまったく同じです。「ジャンプする気になったらジャンプする」などということではありません。ただジャンプするのです——内面の思考，感情，感覚をコントロールしたり避けたりしようとしないで，ともかく上へ前へと身体を押し出すのです。ですから，紙切れの上からジャンプするのは，活き活きとした人生に向けてのとてつもなく大きな一歩ともなりうるのです！　選ぶか選ばないかしかなく，中途半端なことはできないこの性質をはるかにうまく伝えてくれる禅の言葉があります——「峡谷は二歩では飛び越えられない」。

◆ コミットされた行為は，結果ではなくプロセスである

コミットされた行為は，人生におけるひとつの到達点というよりもむしろ，絶えず進行しているプロセスです。大切な価値に沿って行動しようと努力するプロセスに終わりはありません。愛情あふれる献身的な親になることを大切な価値として抱いているときには，「愛情あふれる献身的な親」という地点にいつかたどり着くのではありません。宇宙が認定証を発行してくれて，あなたは確かにそれを達成したので，もはや愛情あふれる献身的な親になる努力をやめてもけっこうです，と宣言してくれるわけではないのです！　あなたはいつでも，もっと愛情深く，もっと献身的になれます。生きているかぎり，またその価値を抱いているかぎり，それに沿って行動するのはあなたの人生の重要な一部分です。親として愛情深く献身的でありたいという願いは，80歳になっても30歳のときと変わらないはずです。

人生における活力や生きる意義は，コミットメントをしてそれを続けていく行為そのものから生まれます。行為やコミットメントの結果からではありません。私たちが人生でする努力の多くについて言えることですが，

重要なのは，目指した結果が得られたかどうかではなく，その過程で何を学ぶかです。例えば，長年待ち望んだ昇進や禁煙などといったあなたの価値に沿った目標が達成目前になってくると，それまでのプロセスで自分が変わり，はじめに設定した目標がもはやちっとも最終到達点ではなくなっていることに気づくかもしれません。かつてのゴールは，今では自分の大切な価値へ向かう道筋の通過点にすぎなくなっているでしょう。

◈ コミットされた行為は，完璧にはならない

コミットされた行為は，絶えず進行しているプロセスなので，完璧に成しうるということはありません。途中で間違えるでしょうし，価値に沿わない振る舞い方をしてしまうこともあるでしょう。誰もがそうで，それが人間というものです。素晴らしいのは，行動するのだとひとたび選択した後には，必ず次の選択の機会があることです。コミットメントや価値に沿わない行為を選んでしまったときには，そのことにただ気づいて，そして次の選択に注意を向ければよいのです。第 12 章で行ったマインドフルに歩くエクササイズのように，あらゆる行為が選択で，あらゆる瞬間が新しい選択のための機会なのです。

エクササイズ：バリアがあってもコミットメントをし続ける

コミットされた行為のもうひとつの特徴は，プロセスには心理的なバリア（妨げ）がつきまとうということを前提にしている点です。だからこそ，アクセプタンスとマインドフルネスのスキルが必要になるのです。人生の旅には反応性のマインドが同行し，障害物をいくらでもよこしてきます。その中には，最初にあなたをうつの罠にとらえた例の使い古されたルールも含まれているでしょう。これまでにご紹介したたくさんのケースからは，うつから抜け出す道筋とも言えそうな，共通した一連の行動が見えてきます。そこには，価値に沿って実際に行動し，またそのプロセスで現れるかもしれないつらい私的体験に向き合う心積もりをしておくことが含まれます。その道筋をたどるためには，たとえ避けられない心理的な妨げがあっても行動するのだとコミットメントをしなければなりません。歩き続けるためには，進んで失敗し，責任を引き受けて，そしてコミットメントをし直していくことになります。妨げを避けられる楽な迂回路はありません。たとえ妨げがあっても，通り抜けるしかありません。この点がわかりやすくなる簡単なメンタルエクササイズをしてみましょう。録音した音源を聞きながら目を閉じて取り組むとさらに効果的です。

人生の川の流れに浮かぶ筏（いかだ）の上に降ろされて，川を最後まで漂っていくように言われたとしましょう。方法は詳しくは知らされませんが，ともかく川が大海原に流れ込んでいることだけは保証されます。旅を始めてまもなく，川が右へ左へと蛇行し始め，ときには淀んで流れがほぼなくなり，進めなくなってしまいます。あなたは川が本当に終点にたどり着くのだろうかと考え始めます。どこかへ向かっているふうでもなく，ただあちらへこちらへと弱々しく曲がりくねっているだけに見えます。欲求不満がたまってきて，必要だと思う分を進むためだけでも，川の中を歩かなければならないように感じます。

しばらくすると流れが速くなり，にわかに浅瀬の急流の中に出ます。川の流れに乗って，岩や石にぶつかりながら叩きつけられるようにして進みます。顔に水を浴び，それを何度も繰り返して，とうとうずぶぬれになってしまいます。速い流れはとどまるところを知らず，あなたは疲労困憊し，傷つき，意気消沈します。やがて，ひときわ大きな衝撃とともに乗っていた筏がひっくり返り，あなたは必死で川岸まで泳ぎ着くと，川に向かって呪いの言葉を吐き始めます。人生が理にかなったものなら，この川はまっすぐ海に――蛇行も急流もなく――流れ込むはずじゃないか。川の役目が水を海に戻すことなら，どうして岩や曲がりくねりがこんなに多いのだ？　水を海に運ぶのに，岩がどう関係するというのだ？　川という川が目の前のこの川のようにつくられているのは不当だ！　と。あなたは，川がすぐにもその性格を変えないかぎり，筏に乗って漂ってはいくまい，と決意します。けれども，うんざりしながら川を眺めているうちに，川の水は陸へ上がっていって，旅について不満を漏らしたりしていないことに気がつきます。水は，知っていることをやっているだけです。川がどういうものかを理解しています。岸に立って流れる水を眺めているだけで，どうして海にたどり着けるでしょう？

事後確認：エクササイズをしてみて，どんな考えが浮かびましたか？　このような川を漂っていくよう求められたときの怒りに共感できましたか？　あなたは石や岩など求めませんでした。人生でこれほど苦労したいなどと欲した覚えもありません。たとえそうでも，旅の終わりまで漂っていくためにはどんなコミットされた行為が必要でしょうか？　そう，もう一度川の流れに乗って漂い始めるのです。川がそういうものだということを受け容れなければなりません。川は，あなたのマインドがよこしてくる定義には従いません。川にはもとからの自然な性質があって，それは変えられないのです。あなたがしなければならないのは，人生の川の流れに乗って漂うことにもう一度コミットメントをして，流れに身を任せることです。

エクササイズ：アイコンタクト

このエクササイズ（Hayes, Strosahl, and Wilson 1999，244-45 に基づく）は，コミットされた行為が，簡単そうに見えるものでさえいかに難しいかを教えてくれます。エクササイズでは視線を合わせるアイコンタクトをしますので，一緒に手伝ってくれる友人かパートナーを見つけましょう。また，アラームがついた時計かタイマーも用意しましょう。

まず，顔を突き合わせるようにして，お互いからとても近い位置に座ります。60 cm 以内に近づいてください。5 分後にアラームが鳴るようにセットします。

次の行為にコミットメントをしてください――今から 5 分間，お互いの目をまっすぐに見つめ合いながら，どんな思考が浮かんできても心にスペースをつくって，そのままにします。目を逸らしてしまったと気づいたら，視線をもう一度相手の目に戻します。思い浮かぶことは何でも，ただそれに気づいて，心にスペースをつくって，あるがままにします。不安になったら，ただそれに気づいて，また相手の目に注意を戻します。にらめっこではありませんので，自由にまばたきしてください。思わず愛想笑いをしたくなったら，その衝動にただ注意を向けて，また相手の目を見つめましょう。目の前に生身の人間が座っていることを感じましょう。あなたと同じようにその人も，その人だけの歴史と命の力を持っています。その人と一緒に，まさに「今，この瞬間」にいるという単純な事実とつながってください。心に何が浮かんでも，ただ気づいて，そしてコミットされた行為に戻りましょう。

事後確認：エクササイズをしてみて，頭の中で何が起こりましたか？　さまざまな感情があふれてきましたか？　愛想笑いをしましたか？　マインドが何とかしてあなたをコミットメントから引き離そうとしていることに気がつきましたか？　引き離されても，もう一度コミットメントができましたか？　コミットされた行為を５分間続けられたでしょうか，それとも途中でやめてしまいましたか？　相手の顔を５分間かけてじっくりと眺めた後では，それまでと違った見え方になりましたか？　手伝ってくれた相手の人と一緒に，エクササイズとあなたの反応について話し合ってみましょう。

コミットされた行為への隠れたバリア

先のエクササイズが示唆するように，私たちは必ずや数々の妨げ（バリア）に遭うと理解しながらコミットメントをすることになります。本書を通じて，そうした妨げをいくつか見てきました――避け続けている人生上の問題，怖いと感じる思考・感情・記憶・感覚，反応性のマインドが仕掛けてくる心理的な罠，などです。ですから今では，いくつかの妨げについては，それがどんなものであるかをかなりよくご存じでしょう。しかし，価値に沿ってひとたび行動し始めたときに反応性のマインドがよこしてくる妨げをすべて予測できるわけではありません。そこで，人生の川を下る旅の途上で水面に現れるかもしれない隠れた危険をあらかじめいくつかお伝えしておきましょう。

◆ 自信と，自分に忠実な行動

反応性のマインドが仕掛けてくるたちの悪い罠のひとつは，行動すると選んでコミットメントをするのに十分な自信がはたしてあるのかどうかをめぐる自己対話に引きずり込むことです。反応性のマインドが言うには，自分を信じて行動するには自信がないとだめで，もし自信がないのなら行動するには早すぎるのです。とはいえ，あなたが自信を持っている範囲内で，反応性のマインドはその自信を弱めるためのあらゆる偽の情報をよこすことができます。反応性のマインドは，自分に約束しておきながら守らなかったときのことを思い出させてくれます。行動してみたけれども結果がよくなかったときのことも思い出させてくれます。自分にはやり通すだけの力がないのではないかと疑わせようとします。いつの間にかあなたは，「もっと大きな自信さえあったら，価値に沿ってそのように行動するのに」と考えるようになっているかもしれません。しかしそうすると，以前にうつで悩んだ経験があって自信を失いやすい傾向があるあなたは，いつまでたってもまったくコミットメントができなかったり，コミットメントをしても続けられなかったり，という状況に陥ってしまうのです。

「Confidence（自信）」という言葉はラテン語に由来し，字義どおりには「自分に忠実に行動する」ことを意味します。自分に忠実に振る舞うとき，私たちは自信がなくても価値に沿って行動します。何が起こるかはわからないし，反応性のマインドがネガティブな予想をよこしてくるかもしれません。つまり，自分に忠実に行動するとは，たとえ不確かな思考や感情があっても，大切な価値に沿って振る舞い続けるということです。皮肉にも，自信をつけるにはこれ以外に方法がありません――不確かな状況に身を置いて，信念に沿って自分に忠実に行動するのです。しかし，目標は自信をつけることではありません。目標は，自信がないときにも自分に忠実に行動できるようになることなのです。

◈ トラウマと許し

もしもあなたが子どもの頃に性的，身体的，または言葉による虐待を受けていてトラウマを負っているのでしたら，難しい問題に取り組むことになるかもしれません――あなたが活力と目的に満ちた，コミットされた人生を送り始めたら，かつてあなたに対して過ちを犯した人は，その責めを免れたままになるかもしれないのです。例えば，片方の親があなたを身体的に虐待したとして，あなたがその不正を乗り越えて主体的に生きるようになったら，その親は周囲に，あなたがとても頑固な子で，だからこそ他の子どもよりも余計に罰を与えなければならなかったのだと話して回るかもしれません。あるいは，あなたが今やいかに健やかに生きているかを指摘して，それは子どもの頃にあれだけ厳しく育てた結果だと主張するかもしれません。

子どもの頃に性的に虐待されたけれども，家族の誰ひとりとしてそんな過ちが起こったことを認めようとしなかったらどうでしょう？　もしも虐待をした人が親きょうだいの中にいるけれども，白状しなかったとしたら？　あなたの怒りに責任のある人が野放しになっていることを知っていても，人生をもう一度主体的に生き始める心積もりがありますか？「犠牲になる」の人生の筋書きには，秘密の一節が付きものです――あなたの身に起こったことに責任のある人が名指しされて罰を受けないかぎり，あなたは健やかになれないし，そのように振る舞えない。また，罪に対して何らかの仕返しが為されないうちは，あなたは犠牲者でい続けなければならない。つまり，あなたが失意のうちにあるのはあのときの虐待のせいだと指摘し続けるために，あなたの心は壊れたままであり続けなければならないのです。

反応性のマインドがインパクトのあるこの筋書きにしがみついてしまうと，活力と目的に満ちた在り方へと向かう旅では大きな妨げになります。しかし，幸いこの有害な筋書きに対しては，同じくらい強力な解毒剤があります――「許し」です。この言葉が今日使われるときの意味は，もともとの意味からは変わってきています。今日では，誰かを許すのは，言ってみればその人を無罪放免にするという意味でしょう。しかしACTでは，許す行為をそのようには考えません。これは，あなたを傷つけた人をその恐ろしい行為に対する責任から解放するのとは違います。その人はいずれ宇宙の摂理と向き合うことになりますし，おそらくそれは楽しいものではないでしょう。しかし，それはあなたの仕事ではありません。宇宙に任せておくことです。あなたの仕事は，最善を尽くしてあなたの人生を生きて，そして大切な価値を反映する生き方をすることです。例えば，あなたは子どもたちにとって愛情あふれる献身的な親になって，家族の中の虐待の連鎖を断ち切ることに価値を置いているかもしれません。その姿勢を採用してはいかがでしょう。その姿勢なら，ポジティブで，あなたの「真北」を指し示しています。あなたは壊れていて誰かが裁きを受けなければならないという姿勢よりもはるかによいのではないでしょうか。

「Forgiveness（許し）」の元の意味を考えてみると，無罪放免にするのとはまた違った行為があるということがすぐに見えてきます。「Give」のラテン語の語源は「grace（優雅さ，思いやり，神の愛）」で，接頭語の「for」は，「～よりも前にあった」を意味します。つまり，許す行為は，犠牲になる前にあった優雅さを自らにもう一度授けることとも考えられるのです。聖書の中には，右の頬を打たれたら左の頬を差し出しなさいと説く節がありますが，何度でも打たれるがままになりなさいという意味ではありません。これは，相手を許す，と選ぶことで，自らの罪を洗い清める行為を説いています。精神的に生きるなかで許しが発揮する力を比喩的に伝えているのです。許しは，コミットされた行為の最高の形態と言えます。それは，あなたが生まれながらにして持つ優雅さを回復してくれるもので，この本を読んでいるたった今も，あなたの中に息づいています。この簡単で力強い行為を通じて人生を取り戻し，主体的に優雅になれるのです！

◆「人生を無駄にしてしまった！」

こうしたことすべてになぜもっと早く気づかなかったのだろう，と自分を責めさせることも，実は反応性のマインドがあなたを罠にかけてコミットメントをやめさせるときのひとつの方法です。ACTのアプローチが軌道に乗り始めると，なかには，もっとずっと早くからこれを知っておくべきだったと，さらに落ち込んでしまう人たちもいます。確かに，あなたの人生は何年とまではいかなくても，何カ月も反応性のマインドの恐怖に支配されていたかもしれません。人生のビデオテープを巻き戻したり，まっさらなテープで十年前からもう一度始めたりすることはできません。あなたの人生は今ある通りです。そして，あなたはその人生と共に生きることができるのです。

この苦境を，こう考えることもできます。あなたは，人生の今この時点であなたにとって最善のポジションにいる，と。今までに経験してきたことは，苦悩も含めてすべてが，まさに「今，この瞬間」にうつの罠から抜け出して自由になるための足場となっているのです。さまざまな成り行きからあなたはこの本を手に取ったわけですが，あなたがこの本を手にするためには，そうした成り行きがやはり必要だったのです。人生で何を経験してきたかと，これからどこへ向かうのかを考えるときに，無駄にしてしまった人生や無駄に過ごした時間などというものはありません。困難なものも含めて，すべての要素が貴重なのです。人生は一度しかないのですから（生まれ変わりを信じるのでなければ），後ろを見ていないで，前を見ましょう！

コミットメントをしそびれたら

完璧にコミットメントをし続けられる人はいませんし，大切な価値をはっきりさせて，それに沿って生きるというのはひとつのプロセスです。そうしたことでしたら，何百回でもお伝えできます。しかし，どれほど伝えても，反応性のマインドが耳を貸してプログラムに参加してくれるわけではありません。あなたがコミットメントをしそびれると，反応性のマインドはここぞとばかりにずる賢いフィッシング疑似餌をいくらでも仕掛けてくるでしょう。エサに食いつくと，コミットメントから注意を逸らしたくなります。過去の失敗を反芻したり，失敗する運命なんだという思考を鵜呑みにしたりしないでください。そんなことをすると，コミットメントをしてもそれを続けられなくなったり，最後には失敗のサイクル全体を避けるために，そもそもコミットメントをやめたりしかねません。

◆「できない」と「しない」

自分に向けてのコミットメントをやっぱりやめようと思うときには，まず間違いなく，反応性のマインドが仕掛けた何らかのフィッシング詐欺に引っかかったと考えてよいでしょう。「私にはできない。難しすぎる」,「やりたいと思う方法でやるだけの時間がない」,「続けられなかったときに自分がだめな人間に思えるから，これ以上こんなコミットメントはできない」といった思考があることに気がつくかもしれません。そんなときは，反応性のマインドが，あなたにはコミットされた行為を続ける能力がないという印象をつくり上げているのです。

そうした状況で私たちがよく使う言葉――「できない」――に注目してみましょう。「できない（can't)」は，字義どおりには，そのように行動する力がないという意味です。コミットメントをし続けるスキルが本当にない場合もときにはあるかもしれませんが，通常は，それが問題の原因ではありません。むしろほとんどの場合，スキルはあっても，反応性のマインドが，コミットメントを続けるために必要な何かをあなたが持っていないかのような印象をつくり出しているのです。ひょっとしたら，第10章で紹介したような，理由を原因にしようとする反応性のマインドの見え透いた罠に気がつくかもしれません。ここで起こっていることは十中八九，何らかの妨げがあるとき，あなたはコミットされた行為を続ける心積もりがなくなっているということです。ここでは，「しない」という言葉が適当かもしれません。「しない（won't)」は「それをしない心積もりだ（will it not)」という意味ですが，ウィリングネスは選択を伴う自発的な行為ですので，実際にはコミットされた行為に従事しないのだとあなた自身が選んでいることになります。ですから，コミットメントをしそびれたときに，理由づけの中に「できない」という言葉が現れたら，それを「しない」に置き換えてみてください。そうするとそれは，何らかの妨げに突き当たっているけれども，あなたにはそれに向き合って乗り越えていく心積もりがないということを知らせてくれる合図になります。

しっかりとお伝えしたいのは，コミットメントをし続けられないのは，非難したり，失敗したと考えたりする問題ではないという点です。それは選択の問題です。ACT とは，主体的に選び，また選んでいるのだと意識することに尽きます。反応性のマインドが，あなたの能力についてつくり上げた不正確で自己否定的な印象であなたをフィッシング詐欺にかけるようなことを許してはいけません。

◆もう一度コミットメントをする

コミットメントをしそびれたとき，自分を責めてうつを強くするきっかけをまたひとつ増やす代わりに，別な方略を試してみましょう。まず，行動するのだとはじめにコミットメントをするときに，もうひとつのコミットメントを同時にしてほしいのです。つまり，もしもその行動にコミットメントをしそびれたら，それを批判的ではない言葉で取り上げるのだというコミットメントをしてほしいのです。本来あなたは，大切な価値に沿って具体的に行動するのだというコミットメントをしながらその日の活動を始めた人です。しかし，プロセスの途中で別な行動を選んでしまって，それが価値に沿っていなかっただけのことです。そうであれば次に，自分の言葉に忠実に振る舞うということに関連していれば何でもかまいませんので，あなたの大切な価値を，あなた自身と周りの人たちに向かって表現してほしいのです。例えば，次のようになるかもしれません――「私は，自分や他の人に向けてのコミットメントを続けていくことに価値を置いています。今日は，従事した行動が，コミットメントをしてそれを続けるという意味では自分の価値に沿っていませんでした」。

注目していただきたいのは，ここでは，「責任がある（responsible）」のではなくて「対応できる（response-able）」という立場をとっている点です。自分を責めるのではなく，自分がどのように対応するかは選べると考えているのです。ですから，次に来るステップは，はじめのコミットメントをもう一度し直すことです。なぜなら，どの瞬間もコミットメントを続けるための新しい機会となりうるからで，またそれだからこそ，コミットメントを続けるか続けないかを選ぶ機会は無限にあるとも言えるのです。選択が素晴らしいのは，数秒，数分，数時間のうちに，次の選択ができるということです。コミットメントをすると選ぶだけの価値が何かにあるとしたら，たぶん人生の次の瞬間にも，それにはコミットメントをし直すだけの価値があり続けているはずです。コミットメントをしそびれても，価値は変わらないのですから！

●ルークさんの活き活きとした人生への旅

ルークさんがたくさんの取り組みをして自分の大切な価値をはっきりさせてみたところ，結果は嬉しいものではありませんでした。価値と今の生き方とが大きくかけ離れていることがわかったのです。ルークさんは，自分には人生で価値を置いていることがいくつかあると気がつきました。面白くて満足のいく職業に就き，手応えを感じたいと思っていました。家族がほしくて，特に，献身的で愛情深い父親になりたいと思っていました。親密な関係を望んでいたのです。自分の健康を気遣うことにも価値を感じていました。つまり，ルークさんの問題は価値がないことではありませんでした。問題は，行動するという意味で，矢が同心円の的を大きく外れてしまっていることだったのです。ルークさんは，有意義な活動は何ひとつやり通せないという自分の筋書きがちっとも役に立っていなくて，むしろそれを鵜呑みにしてしまったことが，今までのほとんどの失敗の原因だったのではないかと認識しました。

ルークさんは，一見小さないくつかの行為へのコミットメントを通じて，活き活きとした人生を築いていく計画を立てました。はじめのステップは，入会したヘルスクラブへ実際に通って，週に１回運動をすることです。ジムへ行こうと予定を立てた日の朝，いまひとつやる気が起こらず，気分がよくなるまでは運動するのをやめておくべきだ，という思考が浮かびました。そのときルークさんは，その思考をよこしてくれたことに対して反応性のマインドにお礼を言って，ともかくヘルスクラブへと向かいました。行ってみると，運動は活力と気分をとても高めてくれました。次のステップは，以前に中退した職業訓練校への入学を申し込むことでした。反応性のマインドの予想に反して，入学は許可されました。次に，選択した学科のプロジェクト・ミーティングにはすべて出席するとコミットメントをしました。ところが，第一週目からすでにミーティングに出席できない日がありました。しかし，以前のように目標を投げ出すのではなく，今回は，出席しなかったのは自分の価値に沿った行動ではなかったとただ単に認めて，そしてすべてのプロジェクト・ミーティングに出席することにもう一度コミットメントをし直しました。

ほどなくして，ルークさんの才能に気づいた教官が，壁にぶつかっている他の学生の指導をしてくれないかと頼んできました。ルークさんは，指導をするのが楽しいことと，自分にはそのセンスがあることを発見しました。そこで，地元のコミュニティ・カレッジに入学して教員免許を取ることにしました。そのはじめての授業で，ルークさんはある女性に一目惚れをしてしまいました。反応性のマインドは大いに割り込んできて，いずれ彼女を失望させて自分のコミットメントも破ることになる，と念押ししてきました。しかし，ルークさんはすぐにそれを押し返して，そうした予想があるときにも彼女とデートし続けるのだと自分にコミットメントをし，じきに彼女との関係は真剣なものへと発展していきました。ルークさんは，たとえ気分が完全に乗らなくても社会的な活動に参加できるようにもなり，実際多くの場合にあまり乗り気ではありませんでした。けれども，それまでずいぶん長い間そうだったのとは違って，気分が日々の活動における大きな要素ではなくなっていることにも気がつきました。コミットされた行為にルークさんが従事すればするほど，その他の活動へのモチベーションも高まっていきました。ルークさんは，うつから抜け出す道を歩み始めていたのです！

ACTへの秘訣

☞ もう一度主体的に生き始めるための秘訣は，自分や周りの人たちに向かってコミットメントをして，それを続けていくことにあります。

☞ コミットメントは，たとえ反応性のマインドがどのようなアドバイスをよこしてきたとしても，それに左右されずに価値に沿って行動すると選ぶことです。

☞ コミットメントをするときは，価値に沿って行動するプロセスには必ず心理的な妨げがつきまとうと知っておきましょう。つまり，何が起こったとしても行動し続けるのだと自分に約束するのです。

☞ コミットメントは言わば対応の性質であり，行為の大きさでは決まりません。小さな行為でもコミットされていれば，コミットされた大きな行為と同じだけの影響力を持ちます。

☞ コミットメントは絶えず進行するプロセスで，コミットメントを続けることで人生の中に活き活きとした感じが生まれます。

☞ 「許し」は，何よりも力強いコミットされた行為です。

☞ 人生を無駄にする，などということはありえません。人生の中でどんな状況にいようと，やはり意味があってあなたはそこにいるのです。

コーチより

活力と目的に満ちた人生を生きるのに必要なツールをあなたはすでに持っています。あとはしっかりとコミットメントをしてそれを続けていけば，苦しくつらい出来事も健全なのだということがわかるでしょう。コミットメントをしそびれることがあっても，続ける姿勢をやめてはいけません！　そんなときは，反応性のマインドがどんなことをしてあなたを引っかけたのかにただ気づいて，それに対してお礼を言って，そしてもう一度コミットメントをし直しましょう。

予　告

第III部では，人生の４つの主な領域――健康，人間関係，仕事，娯楽――のそれぞれでコミットされた行為を続けるコツを見ていきます。本書の最後となるこの部分では，第II部で紹介したACT方略の日常での使い方を学びます。ACTに基づいた新しいライフスタイルを工夫して，それを続けていくための社会的支援のネットワークをつくりましょう。

第 III 部

活き活きと生きることにコミットメントをする

われわれはもろもろの行為の性質のいかんによって，それに応じた人となる。ゆえに，徳とは，ひとつの行為ではなく習慣である。

——アリストテレス

第 III 部では，人生という旅路を，価値のコンパスが指し示す方角へと向かって進み続けるための方法をご紹介します。これは簡単ではないでしょう。人生そのものと同じように，活き活きとした人生へとつながる道も，思いがけない紆余曲折だらけです。分かれ道がいくつもあるでしょうし，標識が紛らわしかったり，間違っていたり，そもそもなかったりするかもしれません。直感を頼りに，たとえ結果がどうなるかわからなくても，価値に沿って行動するのだと選択する力が必要です。一言で言えば，賢いマインドに旅のガイドを任せなければならないのです。価値に沿った人生を生きるときには不確かな感じがして，変化が絶えないので，不安になって思わず立ち止まってしまうかもしれません。そうした状況への解毒剤は，ACT〔受け容れ（Accept），選択し（Choose），行動する（Take action）〕を習慣として身につけてしまうことです。次の図は，この旅であなたが向かうところ——より健康になって，周りの人たちと気持ちが豊かに満たされるつながりをもって，仕事や遊びに心から楽しんで取り組む人生——を描いたものです。

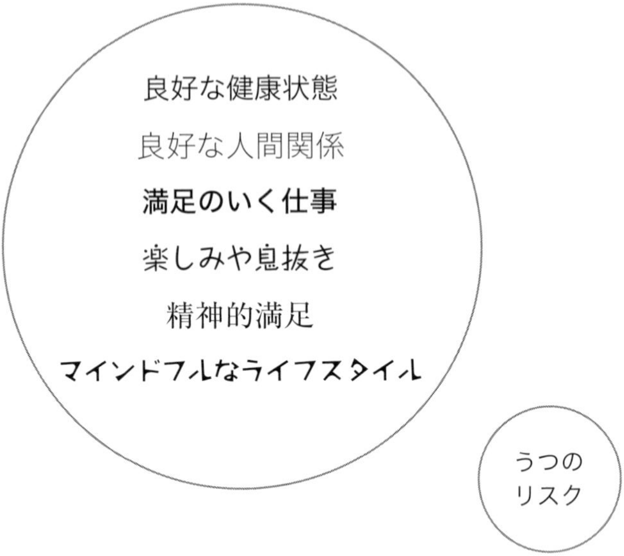

このプログラムに取り組み始めたときから，あなたには使命がありました——うつから抜け出して，生きがいのある人生に戻ることです。次のページに示したのは，続くふたつの章でご紹介する考え方を実行しようとするあなたの心積もりの強さを観察し続けるためのワークシートです。第15章と第16章をそれぞれ読んだ後でこのワークシートに戻ってきて，ご紹介した方略を生活の中で実際に練習しようとどれほど思うか，その心積もりの強さを1から10までの尺度で評価してください。「練習」という言葉を使っている点に注目してください。つまり，どの方略についても完璧を求めてはいないということです。偉大な哲学者，アリストテレスが言ったように，最も大切な行為（徳）は，単独の瞬間的な完璧さではありません。むしろ，繰り返し練習しながら身につけた習慣の結果なのです。私たちは，活き活きとした人生という地点にある日ついに到達するのではありません。そうではなく，活き活きとした人生という方角へと毎日歩き続けるのです。

第Ⅲ部　心積もりのワークシート

練習する見込みは少ない　　いくらか練習するだろう　　間違いなく練習する

1　2　3　4　5　6　7　8　9　10

	章	心積もりのレベル
15	人生の方向性を保とう	
16	支援のネットワークをつくろう	

事後確認：どちらの章も，読んだ後の心積もりのレベルが5以下でしたら，友人やパートナーと一緒にもう一度その章を読み返すとよいでしょう。相手の人にも読んでもらってから，話し合ってみましょう。他の人と意見を交換し合うと，ACTを日常的に練習していく方法について新しいアイディアが浮かぶかもしれません。ご紹介した方略を続けられないと感じたら，さらにたくさんの支援を求めることを考えましょう。例えば，医療の専門家，セラピスト，宗教関係者などに手伝ってもらってもよいでしょう。こうした方略を取り入れていく方法について具体的な質問がありましたら，私たちのウェブサイト――www.actondepression.com――を通じて，著者たちに直接尋ねていただいてもかまいません。

第15章

人生の方向性を保とう

誰も山につまずいたりはしない。私たちをつまずかせるのは，道の小石だ。だから，行く道の小石をすべて越えていこう。そうすると，気がつけば山を越えている。

――作者不詳

おめでとうございます！　いよいよ世界に踏み出して，思い描いている人生を実際に生き始められるところまで来ました。ここまで来るには，時間と忍耐力とエネルギーが必要でした。ちょっと立ち止まって，これだけのことを成し遂げたあなた自身を誇りに思ってください。今は，心に浮かんだどんなポジティブな考えや感情とも，思いっきりフュージョンしてください！

第II部では，うつによる抑圧をはね返して人生の空間を広げるためのスキルをご紹介しました。そのスキルを使って価値に沿った人生を生きることは，終わりのない旅と言えます。あなたが今どの地点にいるとしても，人生にはいつでも先があるのです。この第15章では，うつを引き起こす行動をどのようにして警戒し続けるか，新しく身につけた健康的な生活習慣をどのように定着させるか，そして，たまに後戻りしてしまったときに葛藤するのではなくどのようにしてそれを受け止めるか，についてご紹介します。

人生は短距離走ではなくマラソンである

うつから抜け出して人生を主体的に生き始める旅は，短距離走ではなくマラソンとして考えるとよいでしょう。マラソンではとても長い距離を走るので，エネルギーを温存しなければなりません。速さは問われません。重要なのはむしろ戦略と持久力です。経験豊富なマラソンランナーなら，レースのどこかで必ず壁に突き当たることを知っています。身体が苦しくて精神的にも疲れ果てる段階があるのですが，ゴールするためにはそこをどうしても越えなければなりません。ところが長距離ランナーに尋ねてみると，それは確かに苦しい段階だけれども，その壁を乗り越えていくことこそがマラソンの醍醐味だ，と語るでしょう。

人生もマラソンと似ていて，生きていれば何度も壁に突き当たります。失業，死別や離婚で生涯の伴侶を失う，慢性病の診断，大きな事故に遭うなど，個人的な苦境はいくらでも考えられます。そうしたことは，起こるかどうかではなく，いつ起こるかの問題です。そうした苦境は見越したうえで，さらに走る理由の一部とさえ見なさなければなりません。そのようにして進んできた道のりを振り返ったとき，人生が投げてよこした数々の障害物にどう対処してきたかに深い満足を感じられるのは，生きることの醍醐味と言えるでしょう。マラソンランナーがレースごとに作戦を練るように，人生の障害物によりうまく対処するためには，私たちにも旅全体の見通しが必要です。そこでまず，活き活きとした人生を目指す旅の途中にはどんな障害物がありそうかを見ておきましょう。

◆ 蜜月の罠

新しいパートナーとの関係が始まったときの蜜月期間をあなたもご存じでしょう——何もかもがうまくいっているようで，お互いに相手を完璧と思っているあの時期です。いかにも素晴らしいときなのですが，時間は限られていて，やがてふたりの関係はどうしたって実際的な段階へと進みます。物事が現実味を帯びてくるにつれて，日常生活はもう一頃ほど簡単でも楽しくもなくなります。洗濯物，汚れた食器，お金の使い方をめぐって争いが起こります。ふたりの関係が長く続くかどうかは，お互いが日常生活の中のこうした問題にどれだけ忍耐強く取り組んで解決しようとするかにかかっていると言えます。つまり，よい関係を長く続けていくためにはたくさんの努力が必要ですし，その努力に終わりはないのです。蜜月期間が終わると，ふたりの関係は壁にぶつかります。そこで問われるのは，壁を乗り越えていくのか，それともあきらめるのか，です。

ACTでも，似たような楽しい蜜月期間があることでしょう。方略は目新しく，ある意味では簡単ですから，今はこの上なくうまくいっているように思われるかもしれません。新しい人生をもらった！ とさえ感じているかもしれません。そうであれば，素晴らしいことです！ ただし，ACTも含めて，新しいものにはほとんど何にでも蜜月のオーラがあると知っておいてください。つまり，ACTの方略を用いて日常の問題に対処する段階になると，最初の頃に感じていたほどそれは簡単ではなくなってくるはずです。人生は変化球ばかりを投げてくるし，毎日アクセプタンス，コミットメント，価値に沿った行為を練習しなければならないことにうんざりしてくるでしょう。そのうち，「これは以前ほどうまくいかない」とか「この価値に沿って行動してみても，人生はどこにもつながっていきそうもない」などと考えていることにさえ気がつくかもしれません。

◆ 反応性のマインドは執拗な仕掛け人

忘れないでください，社会の中でトレーニングされて身についた常識的な考え方のルールは，私たちの中にとても深く根づいています。ですから，反応性のマインドが宗旨替えをして，あなたが生きたい人生を生きることに協力してくれると期待することはできません。むしろ，マインドは出しゃばってきて，あなたを支配しようとするでしょう。ACTの原理さえ巧みに取り込んで，使い古されたルール追従のシステムに組み込んでしまうことも，マインドの手法のひとつです。つまり，あなたの中でACTもまた新しい信念体系になってしまい，実践しているかぎりいつでも幸せな状態にしてくれなければならないものとなるのです。そこへ人生が避けられない苦境を突きつけてくると，反応性のマインドはそれを，ACTがよい人生を生きる助けにはならないことの証拠にしようとします。以下のような魅力的な新しい疑似餌をたくさん撒いてくるでしょう。新しいので，うっかりすると罠だとは気がつかないかもしれません。

- 価値に沿って生きた結果が，ほら，この通りではないか！
- 人生の「今，この瞬間」を生きることなんてできない。私はそういう性格じゃないから。
- この方略はただの目隠しにすぎない。内面が混乱していることのほうが本当の問題だ。
- ACTは他の人には効果があるかもしれないけれど，明らかに私の助けにはなっていない。
- 弱さを見せることに前向きになっても，また拒絶されるだけだ。

反応性のマインドは，このようなネガティブな思考をいつまでもよこし続けます。ですから，それとフュージョンしないように日頃から気をつけていましょう。

◆ 効果的な方略に背を向ける

うつはかかるものではなく行動によって引き起こされるものだと理解すると，うつ的な行動が再発のリスクを高めることは明らかですし，その行動が習慣になっているなら尚のことそうだとわかるでしょう。うつにかかったことのある人たちのほとんどは，再発のリスクについて理解していますが，うつの体験があまりに不快でみじめなために，それを丸ごと忘れてしまいたがります。ところが，完全に忘れたいと思うあまり，うつから抜け出すために最初に使った方略までをも投げ捨ててしまう場合があるのです！　すると，新しいACTの方略が習慣として定着していないうちに，うつを引き起こす昔からの行動がまた現れて，うつによる抑圧へと引き戻してしまいかねません。

これを説明するために私たちが使っている古いことわざがあります——「ダンスはエスコートしてきてくれた奴と踊らにゃならん（初志貫徹）」。つまり，うつから抜け出すのを助けてくれた方略は，忘れずに，人生を通じて同伴しなければならないのです。人生を前に進めるようにしてくれた事柄に背を向けてはいけません。そうした道具は袋に入れて，旅の途中でまた穴に落ちても抜け出せるように，持っていなければなりません——例の古びた役に立たないシャベルだけではどうにもならないのです。

活き活きと生きるための習慣を身につけよう

それでは，いよいよ作業に取りかかりましょう。時間をかけて練習していけば，やがて，うつによる抑圧に引き込まれやすい行動に代わる習慣が身につきます。ふたつのキーワード——「習慣を身につける」と「時間をかけて練習する」——に注目してください。つまり，ACTの方略を組み込んだ行動を，人生の中で習慣として身につけるのです。この練習を通じて目指しているのは完璧さではなく，取り入れた習慣をしっかりと定着させることだと理解して，自分自身を慈しみながら取り組んでいきましょう。

◈ ACTの習慣

行動を習慣化すると，考えなくても動けるようになり，心の中や周囲からの妨害があっても，それほど影響されずに済むようになります。心理学者たちは，習慣というものがどのように形づくられていくのかを50年近く研究していて，そのプロセスについては多くのことが知られています。

まず，習慣はさまざまな背景や環境の中で繰り返し実践されることによって形成されます。いろいろなACT方略をさまざまな背景や環境の中で実践すればするほど，考えなくても行動できるようになるのです。「習慣の力」という表現は，学習された行動が違った状況でも起こる，その起こりやすさの度合いを意味します。タバコへの嗜癖は，習慣の力がネガティブに働く例と言えます。喫煙者は，喫煙行動をあまりにも多くの状況であまりにも頻繁に繰り返してきたため，タバコに火をつけて煙をくゆらす行動をほとんど無意識に行うようになります。気がついたらそうしているのです。私たちのここでのねらいは，ACT方略を練習しながら，この習慣の力をポジティブな方向に活用することです。

習慣を身につけるときには，形成のプロセス――大きな習慣をいくつかの部分に分けて練習してから，部分をだんだんと組み合わせてもとの大きな習慣にしていく――も重要です。例えば，喫煙者がタバコをやめようとするときには，ある日ぱったりとやめるのではありません。むしろ，だんだん非喫煙者に変わっていくと言えるでしょう。ついに禁煙に成功したという人でも，たいていは4，5回ほど禁煙にチャレンジしています。少しずつ，タバコを吸う習慣とは反対の考え方や行動を身につけていくのです。食事の後に本能的にタバコに手を伸ばすのをやめて，代わりに5分間の散歩をしてリラックスするのかもしれません。これは，非喫煙者になるために身につけなければならないたくさんの行動のひとつにすぎません。それでも，こうした小さな行動を練習すればするほど，同じような状況で発揮される習慣の力は強くなります。同じように，ACT方略（受け容れ，選択し，行動する）の練習もたくさんの細かい方法に分けられれば，時間をかけて練習しているうちに，だんだんとつながり合ってACTの網ができてくるのがわかるでしょう。ACTの習慣づくりは，一歩一歩進めていけます。ちょうど，投資ファンドに毎週10ドルずつ積み立てるのに似ています。1回あたりの額はたいしたことがないように見えますが，10年も続けると，通常の利回りでも口座の金額は1万ドルを超えるのです！　ポイントは，ごく小さなステップや方略でも，積み重ねると予想以上に大きな結果を生むということです。時間をかけて続けていくと特にそうなります。

最後に，習慣を身につけるときには般化のプロセス――はじめて学習したときの状況とは違うけれども，共通点のある他の状況にその習慣を広げること――も大切です。特定の厄介な思考や感覚（例えば，パーティーのためにドレスアップしたときの自分の容姿についてなど）を受け容れるといった具体的な行動を練習すると，そこで身につけたアクセプタンスのスキルを，同じように困難な私的出来事（例えば，職場で難しい人間関係に対処するなど）を含む他の状況にも広げて使えるようになるのです。

◆ ACT のライフスタイルを築こう

私たちのこの取り組みを，今までとは違った新しいライフスタイルを ACT の原理に基づいてつくろうとしているのだ，と考えてみましょう。本書ではうつに焦点を当ててきましたが，アクセプタンス，マインドフルネス，コミットメント，そしてポジティブな行動を日頃から実践するのは，うつの人にかぎらず誰にとっても健康的です。もし，ACT の方略を毎日の活動に結びつけられれば，ACT の習慣の力を大いに強めて，日々の暮らしの中でも，この簡単ながら力強い一連の行動からメリットを引き出せるようになるでしょう。

ACT の習慣に結びつく心の中でのプロセスが多いほど，習慣はさらにしっかりと定着します。ACT の習慣を思い出す合図として利用できるそのようなプロセスをいくつか挙げてみましょう。

- お決まりのフレーズ：あらかじめ選んでおいた言い回しや引用句を使って，それを唱えるたびに ACT の習慣を思い出す。
- 心の中のリハーサル：特定の状況に対応する場面を心の中で練習するときに，アクセプタンスやコミットメントなどの ACT 方略を使う。
- 視覚化：例えば，学位を取得するなどといったポジティブな結果をイメージするときに，マインドフルネスなどの ACT 方略を使う。
- 追想：以前のポジティブな経験を思い返すときに ACT 方略を使う。
- ペアリング：昼食などのように日常的な出来事と組み合わせて，特定の ACT 方略を練習する。

こうした合図が便利なのは，どこにいても実践できて，それまで経験したことのない状況においても ACT による対応を引き出せる点です。一般に，より多くの方法で ACT 方略を練習しておけばおくほど，困った状況でも，より自然で自動的にそれを使いこなせるでしょう。そして，逆もまた然りです。ACT 方略をそれほど使わないでいると，感情が高ぶる状況でいざ使おうとしても，はるかに難しくなっているはずです。むしろ，より多く練習してきてしまったとも言える，回避，逃避，ルールとのフュージョンといった行動が，ACT に取って代わって結果を左右してしまうでしょう。

エクササイズ：お気に入りの ACT 習慣

ACT をライフスタイルにするためには，自分がどんな習慣を身につけたいのかをまず知っておかなければなりません。すべての ACT 方略がすべての人にうまく当てはまるわけではないからです。本書をここまで読んできて，あなたの個人的なスタイルに合っていて，特に使いやすそうに思える方略がいくつかあることに気がついたのではないでしょうか。そうした方略なら，習慣化しやすいでしょう。なかには，すでに日常生活で実践している行動をちょっと変えるだけでできるものもあるかもしれません。このエクササイズでは，本書を読み進めるなかで体験したことを振り返って，ライフスタイルとして習慣化すると役に立ちそうな具体的な方略を絞り込みます。少し時間をかけて，最も役に立ちそうだと感じた ACT 方略について考えて，それを以下のワークシートに書き出してください。第 II 部のエクササイズを見返すと，今までに学んだことを思い出せるでしょう。取り組みやすいように，ワークシートには，主だった ACT スキルの分野を第 II 部と同じ順番で並べてあります。

お気に入りの ACT 習慣

価値をはっきりさせる：

ウィリングネスとアクセプタンスを練習する：

反応性のマインドから一歩離れる：

思考を鵜呑みにするのではなく思考を持つ：

自分や他人の行動についての自分自身の説明を疑う：

筋書きをゆるく持つ：

「今，この瞬間」に入り込んで賢いマインドを広げる：

人生のビジョンを描いて計画を立てる：

コミットメントをしてそれを続ける：

事後確認：このエクササイズで何がわかりましたか？　具体的な方略を挙げるのが難しい分野がいくつかありましたか？　ばらつきがあるようでしたら，役立ちそうに思える方略がたくさんあった分野に注目して，その中でACTの習慣を身につけられるよう取り組むとよいでしょう。または，役立ちそうに思えた方略に関連する章に戻って，取り組んだことを見返してみると，新しいアイディアがさらに浮かぶかもしれません。もしも，特にたくさんのアイディアを書き出せた分野があるのでしたら，ACTの習慣を身につける努力をその分野に集中するのもよいでしょう。

エクササイズ：ACT のための練習計画をつくろう

先にも書きましたが，習慣を身につけるには，できるだけ多くの状況で練習することと，どこにいても練習を促してくれる合図を用意しておくことが必要です。これには，ACT 方略を日頃からどのように練習するかについての具体的な計画があると，ずっとやりやすくなるでしょう。このエクササイズでは，ACT 方略を練習する状況と，練習を促してくれる心の中の合図とをはっきりさせます。練習する習慣の内容は，例えば，毎日朝起きたら 10 分間は「今，この瞬間」の中にい続ける，というような簡単なものでかまいません。車での通勤途中に運転しながら ACT の呪文（「受け容れ，選択し，行動しよう」）を 10 回唱える，といったことでもよいでしょう。毎晩寝る前に，自分の健康についての価値を読み上げるのもよいでしょう。

ACT 方略を練習する時間と場所，そして練習して身につけたいと思っている具体的な習慣を記入してください。毎日練習するほうが，ACT の習慣の力がより早く効果的に高まります。練習する習慣は，いくつ挙げてもかまいません。3 つ以上なら素晴らしいですし，ひとつからでも十分によいスタートです。このワークシートをコピーして，いつでも新しい用紙があるようにしておくとよいでしょう。

私の ACT 練習計画

1. 身につけたい ACT 習慣：

....

時間，状況，合図：

....

....

2. 身につけたい ACT 習慣：

....

時間，状況，合図：

....

....

3. 身につけたい ACT 習慣：

....

時間，状況，合図：

....

....

エクササイズ：ご褒美を決めよう

習慣が身につくかどうかは，行動した後にもらえるご褒美で大きく変わります。人間の行動はあらゆる形態のものが，それに続いて与えられる報酬によって秩序づけられ，維持されるからです。タバコを吸っても報酬が何もなければ，タバコをやめられない人はいなくなるでしょう。タバコを吸う習慣が生まれるのは，吸った後に身体にも心にもたくさんの報酬が得られるからです。同じように（でももっと健康的に！），ACT 方略を練習したときに自分にご褒美を与えると，練習する習慣を強めることができます。もちろん，ACT 方略を練習すると，本来それだけでもたくさんの報酬が外の世界においても心の中においても得られます。しかしここでは，練習をそもそも忘れなかったということに対しても，自分にご褒美をあげてほしいのです！

このエクササイズでは，ACT の習慣を身につけるための練習をしたときに自分にご褒美を与えるさまざまな方法を具体的に考えます。ご褒美はささやかなものでかまいません。例えば，映画を観に行く，温かいお風呂につかる，好きなお菓子を食べる，友人と外出する，などでもよいでしょう。全般的にポジティブな体験になるようにしてください。そうすれば，ACT の習慣を練習して活き活きとした感じをもっと体験することに，ますます動機づけられるでしょう。また，ご褒美は，具体的な形で ACT の行動や習慣や目標と結びつけてください。例えば，ターゲット行動（習慣として身につけようとしている行動）が，きつい仕事をこなした一日の後にマインドフルに食事をして一息つくことでしたら，目標としては，毎週少なくとも 5 回はマインドフルに食事する，などがよいかもしれません。そして，目標を達成できたら，ご褒美はもちろんお好みのデザートでしょう！

ご褒美計画

ターゲット行動	目　標	ご褒美

エクササイズ：ACT の習慣を広げよう

先の ACT 練習計画で具体的にした状況で ACT の習慣が身につき始めたら，次は他の状況にも習慣を広げることになります。特定の ACT による対応を促す合図を工夫することに力を注いできたのは，ひとつにはこのためでした。私たちは，どこへ行くにも心を連れているので，いつでもどのような状況でも ACT による対応を促してくれる合図を使えるのです。ACT 方略を広げようと思う場面をあらかじめ決めておけば，実際にその状況になってから考えるよりもずっと効果的です。そこでこのエクササイズでは，これまで練習してきた ACT の習慣を応用してみようと思う新しい状況を，それぞれの習慣についてふたつずつ決めることにします。これはねばり強く行ってください。じっくり時間をかけて，毎日の生活を振り返りながら，どんな種類の状況がよく起こっているかを思い描いてみましょう。そうすると，日常生活の中で新しい習慣を広げていくのによさそうな状況を見つけやすくなるでしょう。

ACT の習慣を広げるための計画

価値をはっきりさせる練習を広げる：

1. ....

2. ....

ウィリングネスとアクセプタンスの練習を広げる：

1. ....

2. ....

反応性のマインドから一歩離れて「今，この瞬間」に入り込む練習を広げる：

1. ....

2. ....

思考を鵜呑みにするのではなく思考を持つ練習を広げる：

1. ....

2. ....

自分や他人の行動についての自分自身の説明を疑う練習を広げる：

1. ....

2. ....

筋書きをゆるく持つ練習を広げる：

1. ....

2. ....

「今，この瞬間」に入り込んで賢いマインドを広げる練習を広げる：

1. ....

2. ....

人生のビジョンを描いて計画を立てる練習を広げる：

1. ....

2. ....

コミットメントをしてそれを続ける練習を広げる：

1. ....

2. ....

事後確認：習慣を広げていくプロセスはネズミ講に似ています。計算式は 4＋4＝8 ではなく 4×4＝16 です。同じ習慣をさまざまな状況で練習すると，習慣の力がどんどん早く身につくようになるからです。使う状況を広げれば広げるほど，ACT 方略はあなたのライフスタイルの中でますます自動的な行動として定着するでしょう。

エクササイズ：結果を振り返る計画を立てよう

ライフスタイルを変えようと踏み出したら，ねらい通りの結果が実際に得られているかどうかをフォローアップして見ていく必要があります。そのためには，第 5 章でご紹介した「有効性のものさし」のエクササイズを定期的に行うのが一番です。少なくとも 3 カ月に一度は評価して，数値が上がったか下がったか，それともあまり変わらなかったかをチェックしましょう。

このとき，点数はもちろん重要ですが，あなたの今の人生に当てはまるものとして，どの言葉に丸を付けたかを確認することも同じくらい重要です。今回丸を付けた言葉は前回とは違っていましたか？　低い有効性の欄で丸を付けた言葉の数が前回よりも少ないなら，なかなか順調ですね。このエクササイズに取り組むたびに，それを，日々の活動から一歩離れて，今の人生が実際にどのくらいうまくいっているのかを見つめる機会と考えるとよいでしょう。こうした振り返りを心の習慣としてしっかり定着させられると，生きたいと思う人生を目指すうえでとても有利な位置に立てるようになります。

以下は振り返りの結果をまとめておくためのワークシートです。有効性を評価した日付，数値（前回と比べて上がったか下がったかも含めて），そして高い有効性と低い有効性のそれぞれの欄で丸を付けた言葉について，自分なりに思いつくことを記録しましょう。

有効性のものさしの評価記録

日　付	有効性の数値	高い有効性と低い有効性の傾向

うつによる抑圧の体験を観察してみよう

うつに悩まされたことが実際にあるのでしたら，これからの人生でもどこかでまたうつの罠にはまってしまう可能性は高いと言えます。このリスクには，コントロールできる側面とできない側面とがあります。第 7 章で見たように（そして「平安の祈り」が言うように），あなたは，コントロールできないことは受け容れ，コントロールできることにエネルギーを集中させる必要があります。

核心をつく古いことわざがあります──「まったく，人生というのは次から次へと起こる厄介事の連続だ。せいぜい，どれひとつとして同じ厄介事にしないことだ！」。人生の旅路では，必ず壁に突き当たります。それは生きている以上，避けられません。大切なのは，それが起こったときにどう行動するかです。ACT は壁をよけるための新しい方略ではなく，壁に突き当たったときにうまく乗り越えるための一連の方略と言えます。「今，この瞬間」に入り込んで，アクセプトして（受け容れ），価値に沿って行動し，コミットメントをし続けるからといって，苦境を免れるわけではないのです。ですから，もしも反応性のマインドが，苦しいということは ACT が機能していない証拠だという評価をよこしながらフィッシング詐欺を仕掛けてきたら，人生は次から次へと起こる厄介事の連続なのだということを思い出しましょう。ACT は，苦しい出来事があっても，それと共に生き，それを個人的な意義や活力を求めていく長い道のりの一部として受け容れる生き方です。ACT では，人生で最も苦しい出来事でさえ，価値を体現してコミットメントをしていく機会になります。実際に，ACT の方略がことのほか重要さを発揮するのは，まさに苦しい思いをしているときです。そうしたときこそ ACT の方略を使わないと，苦しい出来事が，うつの罠をまたもや生み出すような使い古された有効でない行動（機能しない行動）を引き起こしてしまうでしょう。次にご紹介するアンディさんのようにです。

●アンディさんの話

41歳の既婚男性で，3人の子の父でもあるアンディさんは，地方銀行の支店長をしています。25歳のとき，突然父親を心臓発作で亡くして以来，うつに悩まされるようになりました。アンディさんは父親っ子で，父を模範として尊敬していました。父親は野心的で，いつも仕事に没頭していて，アンディさんには競争相手より長く仕事をして抜きん出よと教えていました。そのためアンディさんは，誰よりも早く出社して誰よりも遅く帰るようにしていました。しかし，結婚生活ではこれが少なからず緊張を生み出しました。妻にとっては，彼がいつも仕事のことしか頭にないように感じられたからです。仕事のストレスが高まると，アンディさんはイライラを子どもたちにぶつけがちでした。そのうちタバコを吸う習慣がついてしまい，妻はとても嫌がりました。

ACTに取り組んでみて，アンディさんは，うつはシグナルなのだと理解しました。つまり，仕事の領域にエネルギーを使いすぎていて，人生の他の重要な領域がおろそかになっていることを示していたのです。健康な感じがしなくて，リラックスしたり余暇を楽しんだりできず，人間関係の面でもうまくいかなくなっていました。そこでアンディさんは，仕事の時間を制限して，週に少なくとも3回は妻や子どもたちと楽しく過ごす予定を立てるのだというコミットメントをしました。また，家族と過ごしている間は仕事のことを考えずに，「今，ここ」にしっかりとい続けるのだとのコミットメントもしました。6週間が過ぎた頃，アンディさんは，自分が確かに少しずつ活き活きとしてきたことに気づきました。妻とは，子どもたちも連れて陸路を遠くまで出かけてみようと相談し始めました。それには長期休暇をとる必要があります。それでもアンディさんはこの計画にはとても乗り気で，半年前には子どもたちの学校の休みに合わせて３週間の休暇を申請しました。また，妻に強く促されたこともあって，禁煙することにし，かかりつけ医の助けも借りてその日取りも決めました。アンディさんは，うつを抜け出して活き活きとした人生へと向かう道のりを歩み始めていました！

ところが４カ月後，アンディさんの銀行が地域のもっとずっと大きな銀行に買収され，たった１カ月分の退職手当だけで解雇されることを告げられました。アンディさんは打ちのめされました。裏切られたと感じて，受けた処遇に強い憤りを感じました。仕事についての父親のメッセージを鵜呑みにしてしまい，同程度の役職の仕事を見つけなければ決して成功とは言えない，と何時間でも反芻しました。けれども，アンディさんほどの役職の求人はとても限られています。同じような地位の仕事を見つけることはできませんでした。とうとうアンディさんは，妻や子どもたちと外出するのをやめて，タバコも再び吸い始めました。殻に閉じこもっている彼を妻や子どもたちがいたわろうとすると，噛みつくようにして怒るようになりました。就職の目途がつかないまま日が経つうちに，アンディさんのうつはどんどん深刻になっていきました。アンディさんは，私は落ちこぼれだ，家族をがっかりさせてしまった，人生は不公平だ，という思考とフュージョンしていました。アンディさんはまたもやうつの罠にかかってしまったのです！

エクササイズ：リスクが高まる条件を知っておこう

アンディさんの話からもわかるように，人生には後戻りがつきものです。そうなったときには重要な選択を迫られます——ACT 方略を練習するのだというコミットメントをさらに強めるのか，それともお馴染みだけれども機能しない回避や逃避の戦術を使うのか。アンディさんの場合は，父親が亡くなってから使い始めて最初のうつによる抑圧を招いたまさにその方略——価値についての機能しないルールを信じ，愛する人たちから距離を置き，身体をいたわらない——に戻ってしまいました。私たちは人生の出来事すべてを予測できるわけではありませんし，打ちのめされるような喪失に備えることもできません。しかし，うつのリスクの引き金となる条件を知っておくことならできます。

その条件を知る簡単な方法は，今までのうつの病歴を振り返って，うつを強めた出来事，状況，または人間関係をはっきりさせることです。この場合の出来事というのは，何か具体的に起こったことで，例えば解雇などです。状況は，絶えず続いていて心情的にもつらいプロセスで，例えば子どもが行動上の深刻な問題を抱えている，などといったことです。人間関係は，配偶者，家族のメンバー，または友人グループなどとの感情面での難しい関係です。少し振り返ってみて，うつの引き金になりかねない事柄をそれぞれの項目について書き出してみましょう。

私のうつのリスク

リスクが高まる出来事：

リスクが高まる状況：

リスクが高まる人間関係：

事後確認：うつのリスクを高める条件として何がありましたか？　あなたのうつのきっかけになりやすいのは特定の大きな出来事でしょうか，それとも難しい人間関係ですか？　リスクが高まったままになってしまう状況を何か思いつきましたか？　いずれにしても，リスクを高めるそうした条件に振り回されないためには，それが起こった後には必ず後戻りの段階が来るとあらかじめ心積もりしておくことです。

エクササイズ：抑うつ行動を観察しよう

仕事を失ったことは，アンディさんがうつによる抑圧に再び引き込まれるきっかけとなりましたが，それでも，一晩でそうなったわけではありません。アンディさんの抑うつ行動が定着するのには数週間ほどかかっています。ところが，だからこそかえって，うつのリスクを高める事態が進行していることがアンディさんにはわかりにくくなっていました。アンディさんは，妻や子どもたちと外出するのを急にやめてはいません。申し訳なさそうに少しずつ断ることから始めて，最終的にまったく出かけなくなりました。これは，うつによる抑圧に引き込まれるときの典型的な特徴です。抑うつ反応のひとつひとつは，ほんの少し抑圧を強めるだけです。しかしそうすると，何が起こっているのか気がつかないうちに，いつのまにかうつの罠にかかっているのです。

こうしたことが起こらないようにするために，第３章でご紹介した「健康，人間関係，仕事，娯楽に関する行動の一覧」を使って，人生の４つの主な領域――健康，人間関係，仕事，娯楽――でのあなたの抑うつ行動を定期的に振り返るとよいでしょう。あなたが以前に書いた内容を見返してから，また改めて書き込んで採点してみましょう。次ページのワークシートの１行目には，ベースラインとして，今日の日付と，健康，人間関係，仕事，娯楽のそれぞれの領域で得た今日のスコアを記入します。うつの再発リスクは１年目が最も高いので，これから１年間は毎月一覧表作りに取り組んで，ワークシートにスコアを記録しましょう。忘れないようにするために，ワークシートを家のどこかに貼っておくとよいでしょう。

抑うつ行動の観察のためのワークシート

記入日	健康のスコア	人間関係のスコア	仕事のスコア	娯楽のスコア
ベースライン				
1カ月目				
2カ月目				
3カ月目				
4カ月目				
5カ月目				
6カ月目				
7カ月目				
8カ月目				
9カ月目				
10カ月目				
11カ月目				
12カ月目				

エクササイズ：うつの予防計画を立てよう

アンディさんの話は，ごくありふれたものです――ACT 方略が最大の効果を発揮するまさにそのときに，使うのをやめてしまうのです。アンディさんのケースでは，妻や子どもたちと一緒に時間を過ごすことと，「今，この瞬間」に入り込むことにコミットメントをし続けていれば，仕事を失ったストレスが少しは和らいだはずです。また，禁煙を続けていれば，ストレスの多い人生の節目にあっても健康維持にコミットメントをしているのだという自覚を持ち続けていられたでしょう。アクセプタンスとマインドフルネスの姿勢を保っていれば，反応性のマインドが負け犬だなんだとおしゃべりしていても，この時期を乗り越える道案内を賢いマインドに任せることができたでしょう。しかし，アンディさんには，困難のさなかにそうした ACT 方略を作動させる予防計画がなかったのです。

この落とし穴を避けるには，うつの予防計画をつくっておく必要があります。これは，あらかじめ行動を書き出しておいて，うつが強くなっていると感じたり，抑うつ行動を毎月見直しているうちに人生の４つの領域のどれかでスコアがベースラインに対して３点以上高くなったりした場合に実行するものです。以下のワークシートに，うつが強くなってしまったときに使おうと思う具体的な ACT 方略を，人生のそれぞれの領域ごとに書き出しましょう。

私のうつ予防計画

人生の主な領域	使おうと思う具体的な ACT 方略
健康	
人間関係	
仕事	
娯楽	

事後確認：うつの予防計画は家の中の目立つところ，例えば，冷蔵庫，鏡，パソコンの脇，トイレなどに貼っておきましょう。毎日目に入る場所がお勧めです。この章の少し先のほうで記入した「私のうつのリスク」のワークシートと一緒に貼っておくのもよいでしょう。そうしておけば，リスクが高まる状況に用心して，そのような場面でACT方略を使う心の準備ができます。

ACTion――行動を起こそう！

先にもお伝えしましたが，気分の落ち込みはたくさんの人が経験しています。ただ，ほとんどの場合，数日でまた元気になるのです。ですから，短期の抑うつはそれほど心配しなくても大丈夫です。それはむしろ，日々生きていくことの本質的な部分とも言えるでしょう。そうしたときには，何が起こっているのかにただ注意し，一歩下がって，何らかの挑発的な思考，感情，記憶，感覚とのフュージョンを起こしていないか，うっかり回避行動に引き戻されていないかどうかを考えてみましょう。そして仮にそのようなことが起こっていることに気づいても，落ち込まないでください。落ち込むのではなくて，ありのままに受け容れ，賢いマインドに耳を傾け，自分の大切な価値を見つめ直し，そして価値に沿った方向へと行動しましょう。

私たちが本当に警戒しておきたいのは，もっと広範で長期的な抑うつ行動のパターンです。一覧表を使って毎月行動を見返すのは，長期的な視点から抑うつ行動を客観的に眺めるためです。いくつかの領域でスコアが上がり始めたら，うつによる抑圧に再び引き込まれるリスクが高まっているかもしれないというサインです。そこで，以下の質問に答えてみましょう。

- この高いスコアを招くような出来事が最近起こっていないだろうか？
- ここ数週間の気分はどうだったろうか？
- 今の生活の中で，取り組むのを避けていることはあるだろうか？

- たった今うつを経験しているのなら，生活の中でバランスが崩れているのは何だろう？
- 今の状況について，賢いマインドは何と言うだろう？
- この状況は，反応性のマインドがフィッシング詐欺を仕掛けてきているのだろうか？　そうだとすると，疑似餌は何だろう？

リスクが再び高まっていることに気づいたら，次のステップとして，予防計画に沿って行動を起こしましょう！　うつによる抑圧の影響を受け始めてからでは，解決策をなかなか思いつけなくなってしまいます。だからこそ，うつがまた強くなってきたと感じたときにする行動を，前もって計画して具体的に書き出しておくことが重要なのです。そして，最初にうつに対処したときとまったく同じように，今回も，元気があるかどうかやそのときの気分とは関係なく，ともかく方略を続けなければなりません。予防計画に沿って行動し続けていると，うつの負のスパイラルを逆転させることができます。兆候に気がついてすぐに行動を起こせば，うつの出る幕はありません！

心積もりをしておこう

「Intention（心積もり，意図）」という単語は，字義どおりには「傾く，または寄りかかる」を意味します。一般的に使われる際は，ある出来事，状況，または人間関係に対応する用意があることを意味します。先にもお伝えしましたが，うつのリスクが高まる特定の状況にどのように対応するかを心の中でリハーサルしておくと，その対応が心に刷り込まれて，実際に計画に沿って行動しやすくなります。つまりそうすることで，行動する心積もり――ある種の状況でどのように対応するつもりかについての心の中にある具体的なイメージ――をしやすくなるのです。これは，リスクが高まる状況，さらにはその状況で使おうと思う行動が具体的にイメージできていればいるほど，強くなります。また，対応を心の中でリハーサルしたり，あなた自身やあなたを支えてくれる人に向かって声に出して宣言したりすることによっても，強くすることができます。

エクササイズ：散歩に出かけよう！

このエクササイズは，誰の人生にも必ず訪れる時期，つまりうつのリスクを高める出来事や状況や人間関係に直面するときに備えるためのものです。そうしたときには，強い感情が掻き立てられる，過去の記憶が呼び覚まされる，反応性のマインドが執拗にフィッシング詐欺を仕掛けてくる，などといったことが起こるでしょう。

家から 15 分ないし 30 分くらいの場所まで散歩をします。出かける前に，この章の少し前のほうで記入した，うつのリスクが高まる出来事，状況，人間関係の写しをつくります。8 × 13 cm くらいのカードを用意して，それぞれのカードの片面にリスク項目をひとつずつ，なるべく具体的に書きます。カードの反対側の面には，その項目の条件が起こったときにとろうと思う行動を具体的に書きます。カードをすべて書き終わったら，ポケットや財布にしまって散歩に出かけましょう。

目標は，うつのリスク項目を連れた状態で，目的地まで一緒に歩くことです。歩いている途中でときどき立ち止まり，カードを一枚取り出して，そこに書かれたリスク項目を心の中ではっきりとイメージします。実際にその場面にいると想像しながら，感情，記憶，思考，身体感覚などをできるだけ細かいところまでイメージしてみましょう。それからカードを裏返して，とろうと思う行動を声に出して読み上げます。そして，その行動を実際にとっている場面を心の中ではっきりとイメージします。嫌な感情，記憶，思考があるなかでもそのように対応しているところを想像しましょう。また，そのように対応していると，状況があなたにとって困難であるにもかかわらず，健康的で活き活きとした感じが生まれてくるのを想像しましょう。そのカードをイメージし終えたら，心をまっさらにして数分間歩きます。それから立ち止まって，次のカードを取り出して，心のリハーサルを繰り返しましょう。すべてのカードをイメージし終えるまで，エクササイズを続けます。

事後確認：うつのリスク項目を連れて散歩してみて，いかがでしたか？　多くの人が，リスク項目によっては，それに対して使おうと思う方略が他より曖昧にしかイメージできないと気づくようです。あなたもそうでしたら，曖昧だった項目は，行動計画に書いた方略に立ち返って，さらに具体化してみましょう。そして，次の散歩の機会に，イメージが曖昧だったリスク項目のカードを取り出して，もう一度リハーサルしましょう。うつのリスクとそれへの対応の両方が心の中ではっきりイメージできているほど，実際にその状況になったときに行動する心積もりがより強くなります。

●アンディさんの活き活きとした人生への旅

アンディさんが自分の状況を振り返ってみたところ，応募した仕事に採用されないことに関する出来事がうつのリスクを大きく高めていて，職探しがうまくいかなくてがっかりしたときのためのうつ予防計画が必要だと気づきました。採用されなかった経験が何度かあったので，散歩に出かけるエクササイズのための具体的なシナリオをいくつかつくることができました。今回のうつによる抑圧を観察してみて気がついたのは，妻と子どもたちが感情面で支援しようとしてくれるのを拒んできたことと，価値を置いているはずの家族一緒の活動に参加していないことでした。そこでアンディさんは，落ち込んだときには妻をさがしにいってディナーと映画に誘う，といううつ予防計画を立てました。また，散歩に出かけたときには，応募した仕事に採用されないという出来事のさまざまなパターンを心の中でリハーサルし，そして，そうした出来事が起こったときにはすぐに妻のところへ行ってデートに誘うつもりだ，と声に出して表明しました。

その後の数週間にも面接を受けて何度か不採用になりましたが，今度は計画を持っていたので，それを実行しました。アンディさんは，自分は無能で落ちこぼれだという考えが，妻や子どもたちと一緒に活動しているときにはそれほど影響を及ぼさないことに気がつきました。経済面での心配は当然ありましたが，妻とは愛情に満ちた関係があり，子どもたちのそばでは楽しく過ごせていたので，それで補われているようでした。アンディさんは，仕事探しは続けるけれども，それほど競争が激しくなくて自分の時間も持てるような仕事にも目を向けてみようと決めました。すると，心がずいぶん軽くなって，今まで探してきた仕事は父親の基準に沿って自分の値打ちを証明するためのものにすぎなかったのだと悟りました。アンディさんは，自分の値打ちを証明する仕事にこだわることをやめて，楽しくてやりがいのある仕事を探そうと決めました。時間がかかるだろうし，自分を変える必要もあるかもしれませんが，それも受け容れることにしました。そうすることで大切な価値に沿った方向に人生を動かしていけると感じたのです。うつや苛立ちや孤立感は，もはや日々の生活の中で支配的ではなくなってきました。そして，それから数ヵ月間就職活動を続け，アンディさんは自分のライフスタイルに合った仕事を見つけました――それは銀行業ですらありませんでした。アンディさんは，生きがいのある人生に向かう道のりをもう一度歩み始めたのです！

感謝の気持ちを表そう

古いことわざにあるように，「死に損なうと強くなる」のです。こうしたことわざと見境なくフュージョンしないようにとお伝えしてきましたし，これをあまりにも字義どおりに受け止めてほしくはないのですが，それでも，このことわざが人生の困難を乗り越えていくための知恵をいくらか含んでいることは確かです。このことわざは，人生の困難な時期は実際に苦しく痛みを伴うけれども，同時に自分がいったいどんな人間なのかについて，とても多くのことを教えてくれると伝えています。こうした姿勢で人生の困難に向き合うには，自分について新しく知る機会をくれたことに対して，人生に感謝の気持ちを伝えるとよいでしょう。活き活きとした人生にとって，この姿勢は何よりも大切です――よいことも，悪いことも，醜いことも全部ひっくるめて，どの状況も，大切な価値を反映する，人として成長させてくれる行為を選ぶ機会にしてしまうのです。完璧にする必要はありません。間違ってもよいのです。そして，間違ったときの最もうまくいく対応とは，立ち上がって今まで通りに旅を続けることです。そこから――旅からこそ――私たちは人生について学ぶのですから。

感謝の気持ちを表すには，一日の始まりに，うれしいと感じる具体的な何かについて人生にお礼を言うのもよいでしょう。人生にありがとうの手紙を書くのもよいですし，毎日を喜びとともに迎えて，その日に起こるであろうあらゆることを歓迎する，ある種の儀式を行ってもよいでしょう。以下に挙げたのは，お礼の言葉の例です。

- 人生よ，ありがとう。持っているお金の範囲内で生活することを覚える機会をくれて。
- 配偶者と口喧嘩しても立ち直る方法を身につけさせてくれてありがとう。
- 友人の大切さを教えてくれてありがとう。
- 今日も活き活きとした人生を目指す機会を持てたことに感謝します。
- 今日も健康になるための機会を持てたことに感謝します。
- 人生よ，ありがとう。愛する人を失ったことを受け容れる術を教えてくれて。

感謝の気持ちを表すことは，日々の生活の中で「今，この瞬間」に入り込むうえでもとても効果的です。日々たどることになる旅路に向けての心の準備をさせてくれて，また自分について何か新しいことを学べる位置にい続けられるようにしてくれます。ACT では，その日その日の目標を設定しながら毎日新しい人間として生まれ変わって一日を終えることについてよく議論します。大切な価値に向かうプロセスとも言えるこうした継続的な成長は，人生の中で起こる結果と，そうした結果があなたが誰なのかについてのあなた自身の理解をどのように変えているのかに，直接接触したときにこそ起こるのです。

ACT への秘訣

☞ 人生は，短距離走ではなくマラソンです。人生が差し出してくる困難に上手に対処できるようになるためには，ACT の方略をライフスタイルとして日頃から使っていく必要があります。

☞ 使おうと思う ACT 方略は，具体的であればあるほど習慣化しやすくなります。

☞ 健康的なライフスタイルは，ACT の習慣を小さいことから練習し始めて，それをつなぎ合わせて日課にするという流れでも構築することができます。

☞ 将来的なうつの再発の可能性を減らすために，うつのリスクが高まる条件を見極めて，それぞれのリスクを抑えるために使おうと思っている具体的な ACT 方略をはっきりさせておきましょう。

☞ うつのリスクを高める状況とそうした状況にどう対応するのかを心の中でリハーサルしておくと，ACT！（行動！）しようという心積もりを強くすることができます。

コーチより

マラソンランナーは，レース途中で苦しい壁に突き当たるのを楽しみにしているわけではありませんが，それが必ず起こるということを知っています。人生には障害がつきものですが，そうしたときの舵取りを学ぶ過程で，私たちは人間としても成長します。障害物も，参加しているレースの一部として受け容れると，苦しい時期でさえも，健康と活力を高めることができるのです。

予　告

次の章では，ACT のライフスタイルを構築するという努力を実らせるために，社会的支援を探し，結集する方法をご紹介します。

第16章

支援のネットワークをつくろう

友の一人ひとりが，私たちの中に世界をひとつずつつくる——出会うまではなかった世界を。そして，こうした出会いによってのみ新しい世界が生まれる。

——アナイス・ニン

前章では，新しいうつのエピソードを防ぐだけでなく，ACT 方略を日常生活の中に習慣として組み入れる計画について考えました。人生を健康に過ごしながらうつを予防し続けるときに欠かせないのは，目の前で起こっていることを受け容れ，マインドフルで価値に基づいたビジョンをもって生活し，信念に沿った行動を選んでいくことです。ここではライフスタイルそのものを長期的に変えていくことになるので，要所要所で助けてくれる人たちをあらかじめ見つけておくと，旅はずっとうまくいくでしょう。そして，本書のプログラムを通じて学んだ内容をその人たちと分かち合うことで，やがて，あなたがその人たちを助けることもできるのです。

結局のところ，私たちは人と人との関係が織りなす世界の中で生きています。誰にも会わずにどこかへ行ったり何かをしたりすることなど，なかなかできるものではありません。エベレストの頂上に登りつめようとしているときでさえ，気がついてみると同じ目標を抱く人々の長い列の中にいたりするのです。そして，登頂に成功するには，登山家一人ひとりが目的を達成しようという意志を奮い立たせることも必要ですが，ほとんどの場合，チームワークと気の合う登山仲間の存在がとても重要になってきます。私たちは結局，社会的な生きものなのです。しかし，それだからこそ私たちは，そうした社会的なつながりを通じてライフスタイルの変化をしっかりと定着させることができます。本章では，生きがいのある人生を目指す旅の途中で，あなたが助けを求めることができる人たちを見つける方法をご紹介します。また，そうした人たちがあなたを助けたくなるような仕方で助けを求める方法についても考えていきましょう。

支援の輪をつくろう

うつによる抑圧に陥ると，周りの人たちとの社会的なつながりを失ってしまうかもしれません。うつに悩む人たちは，注意のほとんどが自分自身に向いて，気分を管理するだけで精いっぱいになりがちです。そうすると，孤立した感じがするだけでなく，孤立をさらに深めるようなやり方で振る舞うようにもなります。うつによる抑圧に引き込まれるにつれて，孤立感の範囲は文字通りどんどんと自宅に向かって狭まってきます。そして最後には，一番身近な人たちをも遠ざけることになります。

力強く活き活きとした社会的基盤を築いてうつの再発を防ぐには，まず，どんな人間関係の世界をつくりたいのかをイメージしなければなりません。思い出しましょう。価値のコンパスには，どんな人間関係を持ちたいかの価値に沿って行動することも含まれていました。起こすべき行動は，疎遠になっていた関係をあたため直すことかもしれないし，考え方が似た人たちと新しい関係を築くことかもしれません。あるいは，今ある人間関係の中からあなたの努力を後押ししてくれるような関係を見つけることかもしれませんし，助けになりそうな専門家の力を借りることかもしれません。本章のエクササイズに取り組むときには，社会的支援の基盤が広くて多様であればあるほど，メリットが大きいことを忘れないでください。目標は，あなたの新しいライフスタイルを支援してくれる，社会的つながりのネットワークをつくることです。支援してくれそうな人を探し始める前に，まず，社会的支援とは何か，また何ではないのか，そして，あなた自身のネットワークをつくっていくときにどんなことに注意しなければならないのかを考えてみましょう。

◈ 適切な社会的支援とは？

社会的支援はどれもが同じではありません。「適切な社会的支援」と言う場合，批判するのではなくむしろ共感する姿勢が特徴とも言える，健全な形の社会的つながりを意味します。批判，教示，アドバイス，似た問題に支援者自身（または別な誰か）がどう対処したかをあなたの対処と比較する，などといったことは含まれません。苦しんでいて，気持ちが落ち込んでいるときに，批判したり，教え諭したり，落ちこぼれのような気分にさせたりするような人は，まったく必要ありません。

●ケイさんの話

39歳の独身で同性愛者のケイさんは，10代の頃からうつに悩んできました。ケイさんの性的指向にひどくがっかりした頑固な母親とは，長い間感情面で不安定な関係にありました。一家は保守的な田舎の村に住んでいて，母親は，家族の不名誉になると思い，ケイさんに自分の性的指向を公言しないようにと言い渡していました。親子関係のそうした困難にもかかわらず，ケイさんは母親を尊敬していて，何とか認めてほしいと思っていました。しかし，いつも学校の成績や友人関係，身だしなみなど，次から次へと批判されるのでした。10代の頃にケイさんのうつが深刻になると，母親は，性的指向のせいだとしきりに言いました。背景にあるケイさんの性的指向の「問題」が何とかならないかと，一度ならず診察を受けさせられました。

実家を離れると，ケイさんは薬物乱用，大学中退，うまくいかない人間関係，うつの深刻化など，たくさんの問題を経験することになりました。そんなケイさんの世界の中にただひとり，いつでもい続けたのは母親です。ふたりは週に何度も電話で話し合いましたが，たいていはケイさんの失敗や性的指向のことで口論となって終わるのでした。自分の問題について母親と話をすると，ケイさんはだいたいにおいて気分がひどく落ち込みました。ケイさんがACTの視点を使い始めてみると，母親が適切な社会的支援を提供してくれていないことに気がつきました。母親はポジティブでも受容的でもありません。それどころか，要求が多く，独断的で批判的です。ケイさんが自分のうつの経過を記録し始めると，母親と話すことがうつの悪化の大きな引き金になっていることを発見しました。

ケイさんは，もっと完全で適切な社会的支援の輪をつくらなければならないと感じました。そこで，地域のハイキングクラブに参加するというコミットメントをしました。そうして出かけ始めたばかりの頃に，あるハイキングで一組の同性愛カップルと知り合い，意気投合しました。彼らはケイさんをありのままに受け容れてくれるようで，助けが必要になったり誰かと話をしたくなったりしたらいつでも連絡OKだと言ってくれました。彼らとは，お互いに実りの多い関係でした。彼らのほうも，運動が得意でユーモアのセンスがあるケイさんと一緒にハイキングするのを楽しんでいました。ケイさんと彼らは3人でのハイキングをたびたび計画し，ケイさんはカップルの友人たちとも会うようになりました。じきにケイさんは，自分の中の孤立感がずいぶん和らいで，以前ほど頻繁に母親と話したいとは思わなくなっていることに気がつきました。また，電話の時間をもっと短くして，母親が批判的になり始めたことに気づいたらすぐに話を終わらせよう，と決めました。

◈ 考え方が似ている人々

ケイさんの状況からもわかるように，最善の社会的支援は，世界観が似ていたり，関心のある事柄が共通していたりする人たちから得られる場合がよくあります。例えば，教会へ行けば，集会に参加している人たちはあなたとほぼ同じような宗教的または精神的なものの見方をしているでしょう。ヨガ教室に行ったり瞑想の会に参加したりすれば，アクセプタンスとマインドフルネスの生き方に関心がある人たちに囲まれることでしょう。読書クラブやガーデニングクラブのようなシンプルなものでさえ，考え方が似た人々とつながり合う機会になります。

エクササイズ：考え方が似ている人々を見つけよう

このエクササイズでは，さまざまな集まりでつくれそうな社会的つながりについて考えます。以下の表に分野をいくつか挙げましたので，その中からひとつ以上を選んで，そこでどんな人たちと出会えそうか，またその人たちがどんな関係や支援を提供してくれそうか，ちょっと考えてみましょう。教会やその他の組織立った精神的な活動の分野については説明するまでもないでしょう。趣味や特別な関心で集まるグループはいくらでも挙げられて，芸術や工芸からゲームや年代ものの車まで，あらゆるテーマが含まれます。健康関連の活動もとても幅広くて，ヨガや太極拳，エアロビクス，そしてヘルシー料理教室まで含まれるでしょう。ボランティア活動は，ひょっとしたらとてもよい選択となるかもしれません。というのは，ボランティアを通じて，自分にとって本当に重要な何かのための活動にかかわると，大切な価値に沿って行動すると同時に，他の人たちとの社会的つながりをつくっていけるからです。もちろん，社会的集まりの性質によっては，夕食会のようにどの分類にも当てはまらないものもありますし，逆に瞑想会やダンス教室などのように，複数の分類に当てはまるものもあるでしょう。ここで示した分類は，ただ単に参加できそうなグループを考え始めるためのものです。中央の欄に自分に向いていると思う活動やグループを書き，右の欄には，あなたがACTのライフスタイルにコミットメントをし続けるときに，それぞれの集まりがどのような助けになってくれそうかを書きましょう。

考え方が似ている人々の表

社会的集まり	参加できそうな活動やグループ	どのような支援が得られそうか
教会やその他の組織立った精神的な活動		
趣味や特別な関心で集まるクラブ		
健康関連の活動		
ボランティア活動		
その他		

事後確認：記入したら，答えを見返しましょう。社会的支援が得られそうな集まりの中に，すぐにも参加できそうなものはありますか？　そのグループまたは活動と接触するためには何が必要でしょう？　以前に参加して楽しかったり役に立ったりした活動やグループを挙げていますか？　もし挙げているのでしたら，手始めとしてはそれが最適かもしれません。リストに挙げる集まりが何も思い浮かばなかったものの，それでも何かをやってみたいと思う興味のある分野はありますか？　そうした分野での集まりを探すには，地元紙や地域の掲示板などを見るとよいでしょう。

活き活きさせてくれるパートナーを見つけよう

普段，私たちはプライバシーを大切にして，心の奥底にある秘密を他人に打ち明けたいとは思いません。しかし，そうした最も個人的な感情や願望を分かち合える人がいると，それは最も力強い社会的支援のひとつとなります。とても仲のよい友人，自助グループの主催者，配偶者や人生のパートナーかもしれません。いずれにしてもその人は，あなたが活き活きとした価値のある人生を生きるためにしっかりとACTにコミットメントをし続けられるよう助けてくれます。そこでその人を，「活き活きさせてくれるパートナー」と呼ぶことにしましょう。あなたがコミットメントを続けられるよう助けるには，その人は，あなたがうつと闘ってきたことや，あなたがACTのアプローチをどのように使って活き活きとした人生を築いていくつもりなのかを知っていなければなりません。活き活きさせてくれるパートナーの候補となる人なら，あなたがうつに苦しんできたことはたぶんすでに知っているでしょう。しかし，さすがにその人でも，ACTのアプローチを本当の意味で理解しているとは限りません。ACTモデルの本質については，あなたがその人に教える状況になるかもしれません。けれども，そうして教えていくプロセスで，パートナーも自然にACTを用いることに興味を持つかもしれません。これは素晴らしいことです。もしそうなれば，あなたとパートナーは，それぞれの新しいライフスタイルとそれにコミットメントをし続けることについて，お互いに支え合えるようになるからです。

活き活きさせてくれるパートナーに助けてもらうことの効果は明らかなのですが，それでもそこに反応性のマインドが感情的な妨げをよこしてきて，あなたをフィッシング詐欺にかけて助けを求めないよう仕向けてくるでしょう。助けを求めることを思いとどまらせるどんな考えも鵜呑みにしないでください。ここで，反応性のマインドがいかにもよこしてきそうな障害物をいくつか見ておきましょう。

◆ 重荷になりたくない

自分の問題で相手に負担をかけてしまう，という考えは，活き活きさせてくれるパートナーに助けを求めようとする気持ちを妨げるもの(バリア)の典型です。反応性のマインドは，そのうえさらに罪悪感まで抱かせようとするでしょう。一方，賢いマインドの視点から眺めるなら，次の古いことわざが社会的支援のポイントをうまく伝えています。「一方の手がもう一方の手を洗う」。活き活きさせてくれるパートナーの支援をあなたが必要とするときもありますし，パートナーのほうがあなたを必要とするときもあります。生きていくなかでは，いつでもギブ・アンド・テイクで，最後にはだいたい自然にバランスがとれるものです。

反応性のマインドがよこすこの疑似餌は，別の意味でも疑わしいと言えます。そもそも ACT のライフスタイルは，人生がいかにお粗末かや，あなたがどんなに嫌な気持ちかでいるかを哀れむものではありません。そうした振る舞いは，活き活きさせてくれるパートナーだけでなく，あなた自身にとっても重荷になります。ACT は本来，どこへ向かいたいのかに注目しながら，活力と幸福感を生み出す活動です。パートナーに重荷を負わせるようなことはありません。むしろあなたは，コミットメントをしっかりと続けられる人として扱ってくれるようにとお願いしているだけなのです。ACT 方略のポジティブな成果があなたの人生の中で見え始めると，活き活きさせてくれるパートナーも ACT 方略を使い始め，同じように成果を得るようになるでしょう。数カ月，数年，いや生涯にわたって一緒にいてくれる人への，なんと素晴らしい贈りものでしょうか！

◆ 屈辱と不名誉

うつになってしまったことそれ自体への恥ずかしさ，不名誉，屈辱といった感情も，活き活きさせてくれるパートナーに支援を求める際の妨げ（バリア）となります。反応性のマインドは，私は性格がよくないか，弱い，または精神的に病んでいるのだ，周囲の人たちもそのことに間違いなく気づくだろう，問題を自分の中にしまっておくべきだ，といった信念をよこしては，あなたを罠にかけようとするでしょう。こうした疑似餌はどれも，頼みさえすれば喜んで手を差し伸べてくれる人たちがそばにいるのに，あなたを押し黙らせてしまいます。実際に相談してみると，なんてことはない，活き活きさせてくれるパートナーもあなたが苦しんできたのと同じような問題で苦しんだことがあったのだ，とわかるかもしれません。こうしたことを賢いマインドの視点からまとめるなら，「ごった煮の中でみんな一緒」と言い表すことができるでしょう。人間として生きるのは，人生の困難とそれに伴う苦悩や葛藤に直面し続けることに他なりません。活き活きさせてくれるパートナーもまた人生の中で後戻りを経験しているでしょうから，あなたが何を経験してきたかをおそらく理解できるはずです。

◈ 求めすぎたくない

助けや支援を求めるのは，わがままで自己中心的でパートナーに対して求めすぎている証拠だ，という考えもまた疑似餌です。この疑似餌にかかってしまうと，今まであまりに多くを求めてきたのだから，と，肝心なときにパートナーに頼るのをやめてしまうかもしれません。ただ，覚えておいてください。活き活きさせてくれるパートナーはあなたの心を読み取れるわけではないので，語りかけて何が必要なのかを伝えないかぎり，どう助けたらよいのかはわかりません。賢いマインドなら，パートナーの力を信頼して，線引きを任せます。パートナーがしたいと思う以上の支援をあなたが求めたなら，パートナー自身がそうと知らせてくれるでしょう。けれども，そこでショックを受けないでください。ここでも，それはおそらくあなたに問題があるのではなくて，人間なら誰にでもその人なりの優先順位があるというだけのことです。活き活きさせてくれるパートナーも，次の日にはあなたが求める支援を提供する用意ができているかもしれません。

エクササイズ：候補を選んで，依頼しよう

このエクササイズでは，活き活きさせてくれるパートナーの候補をひとり以上選び，あなたの ACT での目標について話し合うための計画を立てます。思い出してください。活き活きさせてくれるパートナーとして好ましいのは，評価するのではなく支援してくれる人で，コミットメントをしそびれたことを批判するのではなく，改めてコミットメントをしてしっかり続けられる人としてあなたを扱ってくれる人です。あなたの味方だということが明らかで，動機づけてくれそうな人を探しましょう。ひとりまたはそれ以上見つけて，名前を書き出しましょう。

活き活きさせてくれるパートナー 1：＿＿＿＿＿＿＿＿

活き活きさせてくれるパートナー 2：＿＿＿＿＿＿＿＿

活き活きさせてくれるパートナー 3：＿＿＿＿＿＿＿＿

次に，それぞれのパートナーに依頼しようと思う支援の種類を書き出しましょう。できるだけ具体的に書いてください。例えば，「毎週声をかけて，私がその週に最低 3 回はアクセプタンスのイメージ・トレーニングをしたかどうか聞いてほしい」とか，「毎月はじめに，私が抑うつ行動の一覧表を記入したかどうか尋ねてほしい」のようにです。また，あなたの価値に沿った行為で，例えば定期的に水泳するといったことにパートナーを誘うことでも支援が得られるでしょう。価値に沿った活動を一緒にしないかとパートナーを誘うのは，何の問題もありません。どんな支援を求めているのかを具体的にできるほど，活き活きさせてくれるパートナーがあなたの要望をかなえられる可能性は高まります。求める支援を以下に挙げてみましょう。

1. ＿＿＿＿＿＿＿＿
2. ＿＿＿＿＿＿＿＿
3. ＿＿＿＿＿＿＿＿
4. ＿＿＿＿＿＿＿＿
5. ＿＿＿＿＿＿＿＿

では次に，活き活きさせてくれるパートナーの候補の一人ひとりについて，あなた自身に問いかけてみましょう。「この人は，批判しないで，心から支援をしてくれるだろうか？　動機づけてくれるだろうか？」。答えがイエスなら，とても好ましい候補者を見つけました。もしも決めかねるのなら，最初に戻って検討し直しましょう。そのためらいの原因は何ですか？　再検討の結果，また同じ人を選んでもかまいません。ここではただ，あとになって別の選択肢を探す必要がないようにしたいだけです。

さて今度は，求めようと思って書き出した支援をそれぞれ見てみましょう。はっきりとした，具体的な内容になっていますか？　それぞれの支援を，いつ，どのくらいの頻度で望んでいるのかを書きましたか？「ACTプログラムに取り組む私をポジティブに支援してほしい」といった書き方では，あまりにも曖昧です。どんなポジティブな支援でしょうか？　例えば，毎週土曜の朝に電話をかけてきて，朝10分間のマインドフルネスの練習はどんな調子か，そこから何を学んだかを尋ねてほしい，と頼むのはよいでしょう。求めようと思う内容が曖昧なものについては，より具体的に――何をしてほしいのか，いつ，どのくらいの頻度でそうしてほしいのかを含めて――書き直しましょう。

さあ，活き活きさせてくれるパートナーの候補が見つかり，求める具体的な支援のリストもつくりました。次は，実際にその人に会って，あなたがしてほしいことを相談する段階です。このステップにコミットメントをし続ける最善の方法は，第15章でお勧めした，行動する「心積もり」をすることでしょう。とても具体的に意図する何かとしてこの依頼を表明すると，依頼しやすくなるでしょう。あなた自身に向けたコミットメントとして，以下の簡潔な言明を完成させましょう。

私の意図：＿＿＿＿＿＿＿＿＿＿［日付］に，＿＿＿＿＿＿＿＿＿＿＿＿［場所］で

＿＿＿＿＿＿＿＿＿＿＿＿＿＿［活き活きさせてくれるパートナーの候補］と会う。

そして，私を活き活きさせてくれるパートナーになって，リストに挙げた具体的な支援をしてほしいとお願いする。

専門家の支援を得る

医療の専門家に相談するのも，支援の重要な一形態です。かかりつけ医，看護師，医療助手といった人たちがいます。彼らは，うつによる抑圧に悩む患者さんたちに日頃から医療を提供しています。あなたのかかりつけ医も，あなたの状況をすでに知っていて，抗うつ薬を処方してくれているかもしれません。医療の専門家たちは，抗うつ薬を用いた薬物療法についてはたいがいとても詳しいのですが，ACTのアプローチにはあまり馴染みがないかもしれません。いずれにしても，ACTプログラムにおけるあなたの目標について，主治医とおおまかにでも話し合っておくと役に立つでしょう。ただ，医療の専門家は通常とても忙しいので，あなたのうつ

やACTの経歴全体を聴き取るための時間がとれないかもしれません。そこで,「うつの予防計画」のコピーを渡してカルテに一緒に綴じておいてもらうと,対話を効率よく進められるでしょう。そうしておけば,仮にうつによる抑圧に再び引きずり込まれても,医療者が予防計画を見直し,あなたのコミットメントを支援することもできるでしょう。うつによる抑圧を進行させないようにするには,これだけでも十分な場合が多いのです。

その他の医療関係者も,もちろん重要な支援者となります。あなたもこれまで,うつを克服するためにセラピストと一緒に取り組んできているかもしれません。もしそうなら,セラピストに次回会うときに本書を持参して,ACTプログラムの構造を一緒に眺めてみるのもよいでしょう。著者たちがうつに悩む人々にこのプログラムを使うときには,セラピーの目標が本書の構造と対応するように工夫しています。例えば,次のセッションまでの目標を,本書の第6章の価値のコンパスのワークを完成させて,セッションで検討するためにその結果を持ってくる,のように設定します。今はセラピストと一緒に取り組んでいなくても,過去に取り組んで効果的だった経験があるのでしたら,そのセラピストにもう一度連絡して,うつによる抑圧の再発予防計画について今のうちに何回か話し合っておくのもよいでしょう。

インターネットを利用する

インターネットの発展はとどまるところを知りません。今日では,うつをよりよく理解してどう対処すべきかを知るためのあらゆる情報源にアクセスすることができます。ところが困ったことに,インターネットをこれほど便利にしてくれるまさにその特徴が,同時にそれを危険なものにしています。うつはあまりに一般的な問題であるため,それについて書かれたウェブサイト,ブログ,その他の情報源が,文字通り無数にあります。そして,そのすべてが正確で役立つ情報を提供しているわけではありません。

例えば，うつを餌にして特定のハーブ製品を買わせたり，何らかの宗教的な教義を信じさせようとするサイトもあります。また，そこで提供する治療効果を誇張して伝えるサイトもあります。数えきれないほどあるこうした情報源の中から役立つサイトを探すときには，以下の簡単な決まりごとが参考になるでしょう。

- うつをもっぱら医学的な病気，疾病として説明するサイトには注意しましょう。むしろ，生物学的役割と，心理学的および社会的要素とのバランスがとれた見方をしているサイトを探しましょう。
- うつは薬物療法によってしか治療できないとか，特定の薬しか効かないなどと謳っているようなサイトも要注意です。
- 製薬会社がスポンサーになっているウェブサイトは一般に避けたほうがよいでしょう。本質的に利害の対立があります。製薬会社が詳しく説明するねらいは，自社製品を買わせることです。
- うつを利用して，検証されていない治療法を試させたり，無関係な製品を買わせたりするサイトには気をつけましょう。何らかの新興宗教に入会しようとか，栄養補助剤を購入しようなどと謳うサイトです。
- 通常，最も信頼できるのは，うつとその治療について無料で情報を提供しているサイトです。
- 突拍子もない非現実的なことを主張するサイトには注意しましょう。例えば，一晩でうつを治す方法，科学者が話したがらない秘密の治療法，7日間で人生を大転換させる方法，などです。

自助グループ

考え方が似た人たちからの社会的支援を得るには，うつに悩む人々の自助グループに参加するのもとてもよい方法です。そうしたグループは，ほとんどのコミュニティにあります。地域の教会，病院，保健機関，または福祉センターなどが運営しているかもしれません。ほとんどの地方自治体が無料で情報を提供しているので，案内や紹介を行ってくれる番号に電話するか，地域の「暮らしのガイド」などをめくると見つけられるでしょう。以下は，うつのための自助グループを探すときのポイントです。

- うつの治療法として一般に認知されている，ACT，認知行動療法，対人関係療法，問題解決療法といったもののどれかに基づいている。
- うつのつらさをひたすら語り合って息抜きするのではなく，うつへの対策に焦点を当てている。
- すべてのメンバーが平等だという雰囲気がある。
- 適切な社会的支援（批判するのではなく，受容的で，ポジティブで，あなたをひとりの人間として肯定的に扱う）を実践している。

支援グループに参加するとのコミットメントをする前に，試しに何度か利用してみるとよいでしょう。ネガティブな側面ばかりを扱っている，一部の人だけが発言している，実質的なリーダー格の人がいてみんなに指図している，あるいはグループの雰囲気が支援的ではない，などと感じるようでしたら，他を探して自分に合ったグループを見つけましょう。

ACTへの秘訣

☞ 周囲からの支援を結集することも，目標を達成するための大切な要素です。

☞ 適切な社会的支援——批判するのではなく，受容的で，ポジティブで，動機づけてくれるような支援——を見つけましょう。

☞ 同じ地域にいる，考え方が似ていて，あなたを助けてくれそうな人たちとのつながりが持てる機会を探しましょう。

☞ あなたを活き活きさせてくれるパートナーを見つけて，ACTにコミットメントをしながら，ライフスタイルとして目指すところに向かって歩き続けられるよう，助けてもらいましょう。

☞ かかりつけ医や，セラピーを受けているのならセラピストからも支援を得ましょう。

☞ インターネット上のウェブサイトからも役立つ情報や案内が得られるかもしれません。ただし，不必要なものを買わせようとするサイトなどもあるので注意しなければなりません。

☞ 自助グループも，適切な社会的支援を提供するものであれば効果的です。

コーチより

殻を破って周りの人たちに支援を求めるのは決して簡単ではありませんし，うつによる抑圧に悩んできたのでしたらなおさらでしょう。けれども，知っておいてください——ずっと夢に描いてきた人間関係の世界を築くのに必要なものを，あなたはすでに持っているのです！　どうしたいのかのビジョンがはっきりしていれば，それを実現する道が人生には何かしらあるものだと，あなたも気づくことでしょう。

予　告

本書はここで終わりますが，あなたの旅は続きます。これから先，あなたが進むことになる道のりについて，ちょっとだけ予告しておきましょう。あなたは，人生の旅路を再び歩き始めるにあたって，とても役に立つ方略を本書からたくさん学びました。あなたは，人生には多くの困難が伴うことを理解し，受け容れています――よいときも悪いときもあります。両方を受け容れ，全身全霊で取り組むなかで，どちらも健康的に体験することができるでしょう。一日ごとに人生の「今，この瞬間」に入り込んで，そこにとどまれるでしょう。そして，マインドフルネスの姿勢を通じて，人生がもたらすこの上ない豊かさと活き活きとした感じを直に体験できるでしょう。あなたは，自分の大切な価値をしっかりと理解しています。ですから，物事がうまくいかなかったり迷ったりしたときにも，コンパスがたどるべき道筋を示してくれるでしょう。たとえ途中にどんな障害が立ちはだかっても，夢に向かって歩き続けるでしょう。十分柔軟なので，機能していない方略を見直したり手放したりできるでしょうし，以前には目に入らなかった新しい機会に気づくこともできるでしょう。一言で言うと，あなたは，自己破壊的な執着に煩わされずに，一番大切なことに集中して，この世界の中で生きる力そのものとなれるでしょう。同じ道を行く旅仲間として，心をこめて――あなたにぴったりの，喜びと豊かさに満ちあふれた人生が訪れますように。

文　献

Alloy, L. B., L. Y. Abramson, W. G. Whitehouse, M. E. Hogan, C. Panzarella, and D. T. Rose. 2006. Prospective incidence of first onsets and recurrences of depression in individuals at high and low cognitive risk for depression. *Journal of Abnormal Psychology* 115(4):145-56.

Bargh, J. A., M. Chen, and L. Burrows. 1996. Automaticity of social behavior: Direct effects of trait construct and stereotype activation on action. *Journal of Personality and Social Psychology* 71(2):230-44.

Campbell-Sills, L., D. H. Barlow, T. A. Brown, and S. G. Hofmann. 2006. Acceptability and suppression of negative emotion in anxiety and mood disorders. *Emotion* 6(4):587-95.

Dalgleish, T., and J. Yiend. 2006. The effects of suppressing a negative autobiographical memory on concurrent intrusions and subsequent autobiographical recall in dysphoria. *Journal of Abnormal Psychology* 115(3):467-73.

Demyttenaere, K., R. Bruffaerts, J. Posada-Villa, I. Gasquet, V. Kovess, J. P. Lepine, et al. 2004. Prevalence, severity, and unmet need for treatment of mental disorders in the World Health Organization World Mental Health surveys. *Journal of the American Medical Association* 291(21):2581-90.

Deshmukh, V. D. 2006. Neuroscience of meditation. *Scientific World Journal* 16:2239-53.

Ekman, P. 1992. An argument for basic emotions. *Cognition and Emotion* 6:169-200.

Fennell, M. J. V. 2004. Depression, low self-esteem, and mindfulness. *Behaviour Research and Therapy* 42(9):1053-67.

Finucane, A., and S. W. Mercer. 2006. An exploratory mixed methods study of the acceptability and effectiveness of mindfulness-based cognitive therapy for patients with active depression and anxiety in primary care. *BMC Psychiatry* 6:14.

Franck, E., R. de Raedt, and J. de Houwer. 2007. Implicit but not explicit self-esteem predicts future depressive symptomatology. *Behaviour Research and Therapy* 45(70):2448-55.

Grant, B. F., D. A. Dawson, F. S. Stinson, S. P. Chou, M. C. Dufour, and R. P. Pickering. 2004. The 12-month prevalence and trends in DSM-IV alcohol abuse and dependence: United States, 1991-92 and 2001. *Drug and Alcohol Dependence* 74(3):223-34.

Greenwald, A. G., D. E. McGhee, and J. L. Schwartz. 1998. Measuring individual differences in implicit cognition: The implicit association test. *Journal of Personality and Social Psychology* 74(6):1464-80.

Grossman, P., L. Neimann, S. Schmidt, and H. Walach. 2003. Mindfulness-based stress reduction and health benefits: A meta-analysis. *Journal of Psychosomatic Research* 57(l):35-43.

Hankey, A. 2006. Studies of advanced stages of meditation in the Tibetan Buddhist and Vedic traditions I: A comparison of general changes. *Complementary and Alternative Medicine* 3(4):513-21.

Hayes, S., D. Barnes-Holmes, and B. Roche, eds. 2001. *Relational Frame Theory: A Post-Skinnerian Account of Human Language and Cognition.* New York: Plenum Press.

Hayes, S., K. D. Strosahl, and K. G. Wilson. 1999. *Acceptance and Commitment Therapy: An Experiential Approach to Behavior Change.* New York: Guilford Press.

Hayes, S., K. G. Wilson, E. V. Gifford, V. M. Follette, and K. Strosahl. 1996. Emotional avoidance and behavioral disorders; A functional dimensional approach to diagnosis and treatment. *Journal of Consulting and Clinical Psychology* 64(6):1152-68.

Kabat-Zinn, J. 2005. *Coming to Our Senses: Healing Ourselves and the World Through Mindfulness.* New York: Hyperion.

Kelly, M. A. R., J. E. Roberts, and J. A. Ciesla. 2005. Sudden gains in cognitive behavioral treatment for depression: When do they occur and do they matter? *Behaviour Research and Therapy* 43(6):703-14.

Kessler, R. C., P. Berglund, O. Demler, R. Jin, K. R. Merikangas, and E. E. Walters. 2005. Lifetime prevalence and age-of-onset distributions of DSM-IV disorders in the National Comorbidity Survey Replication. *Archives of General Psychiatry* 62(6):593-602.

Last, J. M. 1988. *Dictionary of Epidemiology*. Oxford: Oxford University Press.

Lundgren, T. March 2006. Personal communication.

Marcks, B. A., and D. W. Woods. 2005. A comparison of thought suppression to an acceptance-based technique in the management of personal intrusive thoughts: A controlled evaluation. *Behaviour Research and Therapy* 43(4):433-45.

Merton, T. 1961. Mystics and Zen Masters. New York: Dell.

Mynors-Wallis, L. M., D. H. Gath, A. Day, and F. Baker. 2000. Randomised controlled trial of problem solving treatment, antidepressant medication, and combined treatment for major depression in primary care. *BMJ* 320(7226):26-30.

Nisbett, R. E., and T. D. Wilson. 1977. Telling more than we can know: Verbal reports on mental processes. *Psychological Review* 84(3):237-59.

Nolen-Hoeksema, S. 2000. The role of rumination in depressive disorders and mixed anxiety/depressive symptoms. *Journal of Abnormal Psychology* 109(3):504-11.

Paykel, E. S. 2006. Cognitive therapy in relapse prevention in depression. *International Journal of Neuropsychopharmacology* 10(1):131-36.

Robinson, P. 1996. *Living Life Well: New Strategies for Hard Times.* Reno, NV: Context Press.

Schaefer, C. 2006. *Grandmothers Counsel the World: Women Elders Offer Their Vision for Our Planet.* Boston: Trumpeter.

Segal, Z. V., J. M. G. Williams, and J. D. Teasdale. 2002. *Mindfulness-Based Cognitive Therapy for Depression: A New Approach to Preventing Relapse.* New York: Guilford Press.

Schotte, C. K., B. van den Bossche, D. de Doncker, S. Claes, and P. Cosyns. 2006. A biopsychosocial model as a guide for psychoeducation and treatment of depression. *Depression and Anxiety* 23(5):312-24.

Teasdale, J. D., Z. V. Segal, J. M. Williams, V. A. Ridgeway, J. M. Soulsby, and M. A. Lau. 2000. Prevention of relapse/recurrence in major depression by mindfulness-based cognitive therapy. *Journal of Consulting and Clinical Psychology* 68(4):615-23.

Wakefield, J. C., M. F. Schmitz, M. B. First, and A. V. Horwitz. 2007. Extending the bereavement exclusion for major depression to other losses: Evidence from the National Comorbidity Survey. *Archives of General Psychiatry* 64(4):433-40.

Williams, J. M. G. 1996. Depression and the specificity of autobiographical memory. In *Remembering Our Past: Studies in Autobiographical Memory*, ed. D. C. Rubin, 244-267. Cambridge: Cambridge University Press.

Williams, J. M. G., J. D. Teasdale, Z. V. Segal, and J. Soulsby. 2000. Mindfulness-based cognitive therapy reduces overgeneral autobiographical memory in formerly depressed patients. *Journal of Abnormal Psychology* 109(1):150-55.

Williams, M. G., J. D. Teasdale, Z. V. Segal, and J. Kabat-Zinn. 2007. *The Mindful Way Through Depression: Freeing Yourself from Chronic Unhappiness.* New York: Guilford Press.

Zettle, R. D., and S. C. Hayes. 1987. Component and process analysis of cognitive therapy. *Psychological Reports* 61(3):939-53.

Zettle, R. D., and J. Rains. 1989. Group cognitive and contextual therapies in treatment of depression. *Journal of Clinical Psychology* 45(3):438-45.

訳者あとがき

筆者は，精神科診療に携わるなかで，どのようにすればクライアント自身が，抑うつ，不安，焦り，落ち込み，悲しみ等のネガティブな気分から解放され自由になれるのか考えていた。そんな折，本書の翻訳の話をいただいた。

マインドフルネスは，もともとは東洋の禅に由来する心理療法で，自分を客観的に観察する眼と囚われのない心を養う技術である。一方，ACTは，認知行動療法の流れを汲む心理療法で，自分を受け容れ（アクセプト），自分の意思で価値に沿った人生を歩むこと（コミットメント）を促す技術である。本書は，これらの技術が，自由と成長と人生全体の充実につながることを教えてくれる。

「こういう状況だからできない」「この出来事さえなければ」といった，ネガティブな囚われを手放すには，自分の内的・外的状況がどのようであっても，あるがままを受け容れること，そして自分を客観的に観察する眼を持つこと，自分にとっての価値を明確にし，その価値に沿った人生を送ることだ。価値に沿った人生を送ることは，言い換えれば，自分自身とつながった人生を送ることだ。それは，人生の幸福にも直結する。

誰にとっても，マインドフルネスとACTは，人生を幸福で豊かなものに変えうる技術だと筆者は確信している。本書から多くを学び取ってほしい。そうすれば，人生を充実させる力は格段に向上するだろう。

●著者紹介

カーク・D・ストローサル（Kirk D. Strosahl, Ph.D.）

アクセプタンス&コミットメント・セラピーの創案者のひとりで，うつや自殺行動への対応の専門家として国際的にも知られている。心理学者として長年の経験を有し，メンタルヘルスの専門診療およびプライマリ・ケアの両面からうつ病患者にかかわってきた。アクセプタンス&コミットメント・セラピーを含む数々の本の共著者である。現在はアメリカ，ワシントン州中部のブドウ畑内に居を構える。

パトリシア・J・ロビンソン（Patricia J. Robinson, Ph.D.）

臨床家としてアクセプタンス&コミットメント・セラピーに長年かかわってきて，慢性疼痛患者を含む患者の治療における ACT についての著作がある。長年にわたる臨床実践の中では, ACT と認知行動療法をプライマリ・ケアの場面で用いることに関する研究を行い，うつの治療についての本を2冊書いている。

スティーブン・C・ヘイズ（Steven C. Hayes, Ph.D.）（序文著者）

ネバダ大学リノ校心理学部教授。現代の行動主義および臨床心理学の分野では最も影響力を持つ人物のひとりで，大好評の『ACT をはじめる――セルフヘルプのためのワークブック』（星和書店，2010）をはじめ，数多くの著書，論文の執筆者である。

●訳者紹介
種 市 摂 子（たねいち せつこ）
香川医科大学（現：香川大学）卒業。
同大学脳神経外科・麻酔救急科にて臨床研修，国立岩国病院，名古屋大学医学部大学院修了（医学博士），早稲田大学専属産業医，東京大学保健センター精神神経科助教を経て，現在，東京大学大学院教育学研究科特任助教。
和楽会赤坂クリニック・六番町メンタルクリニック医師。
日本精神神経学会認定精神科専門医。日本医師会認定産業医。

うつのためのマインドフルネス&アクセプタンス・ワークブック
ACT（アクセプタンス&コミットメント・セラピー）でうつを抜け出し活き活きとした人生を送るために

2018年3月26日　初版第1刷発行

著　者　カーク・D・ストローサル
　　　　パトリシア・J・ロビンソン
訳　者　種 市 摂 子
発行者　石 澤 雄 司
発行所　株式会社 星 和 書 店
　　　　〒168-0074　東京都杉並区上高井戸1-2-5
　　　　電話　03（3329）0031（営業部）／03（3329）0033（編集部）
　　　　FAX　03（5374）7186（営業部）／03（5374）7185（編集部）
　　　　URL　http://www.seiwa-pb.co.jp

印刷・製本　中央精版印刷株式会社

Printed in Japan　　ISBN978-4-7911-0977-7